Dr. Nicole Schaenzler | Prof. Dr. med. Eugen Faist

Versteckte ENTZÜNDUNGEN

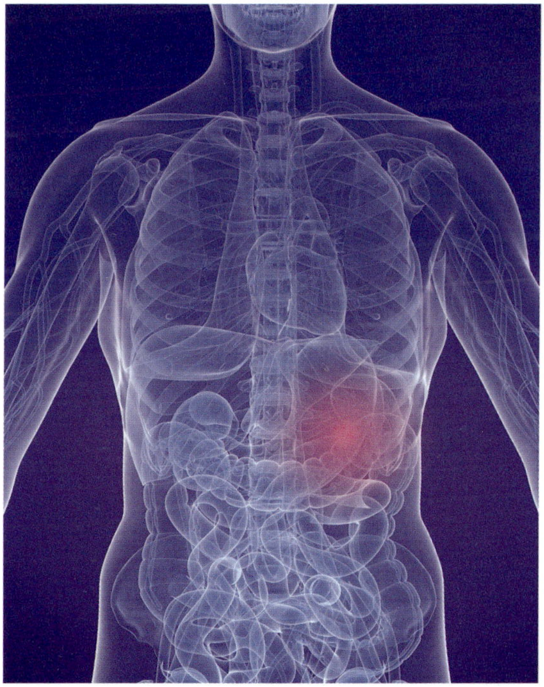

Wie Sie die gefährlichen Krankmacher aufspüren und entschärfen

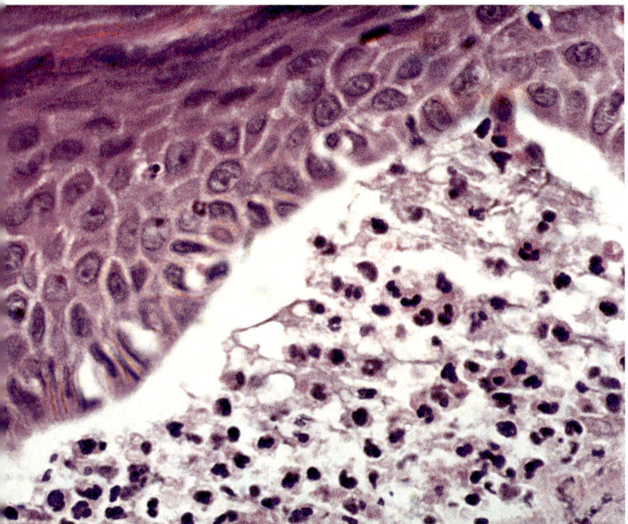

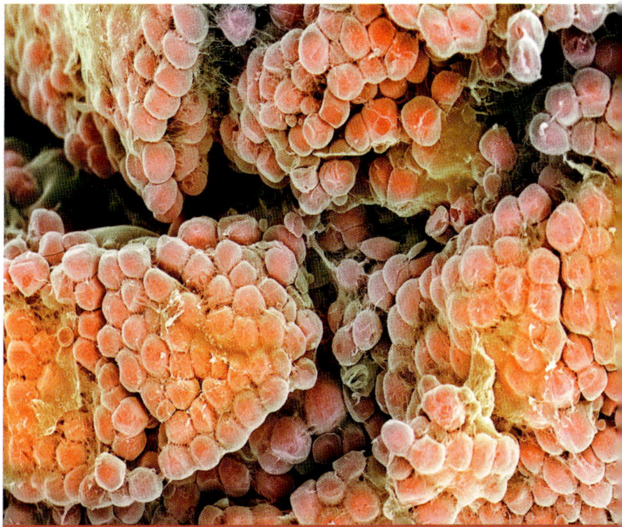

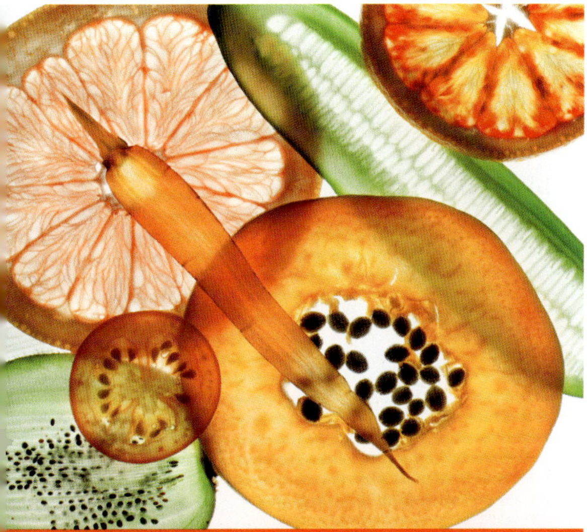

Zum Nachschlagen

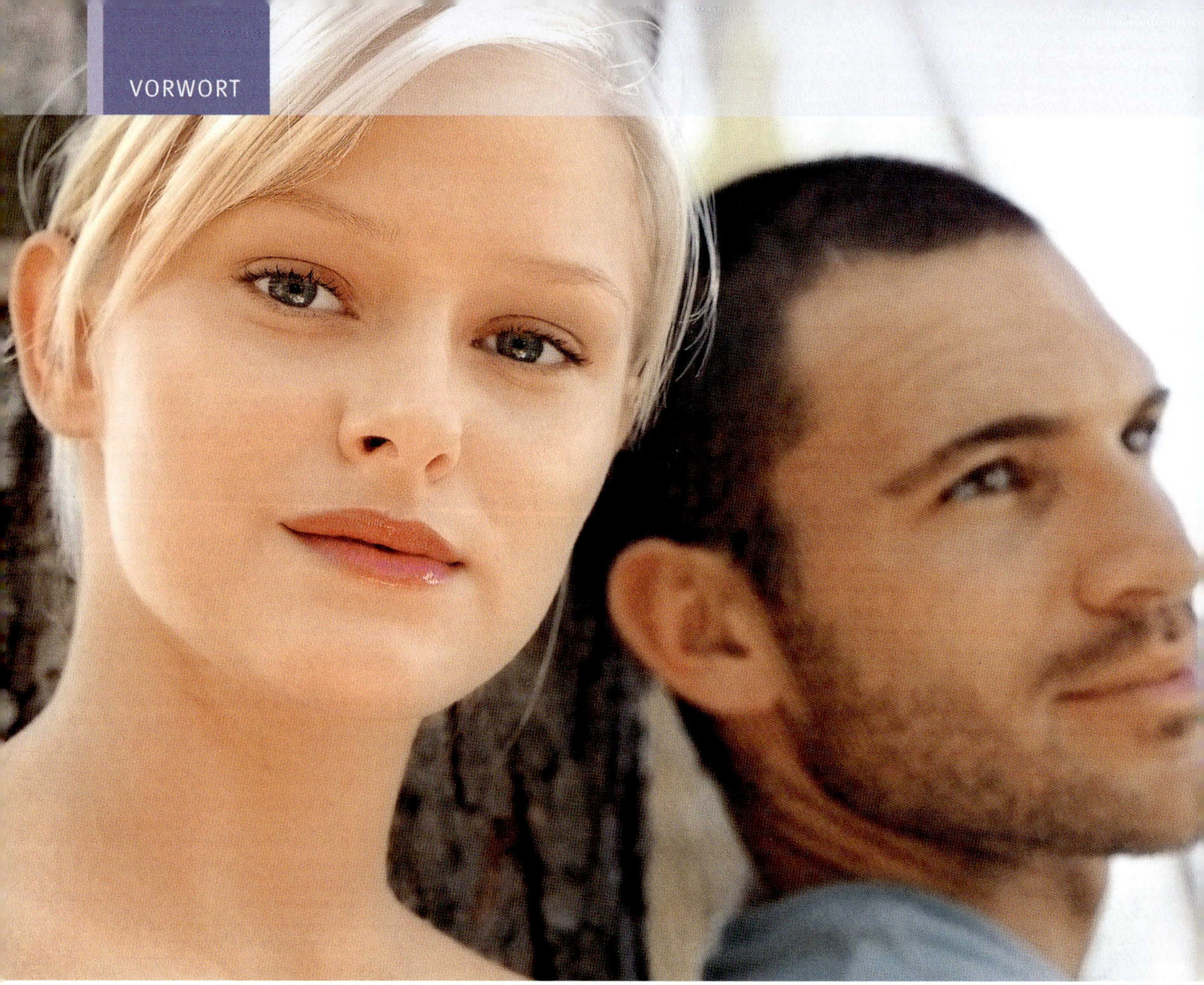

Der entzündete Mensch

WAS FÜR EINE ÜBERTREIBUNG, werden Sie jetzt möglicherweise denken. Mit Entzündungen hat doch jeder von uns hin und wieder zu tun. Das ist lästig, manchmal vielleicht sogar gefährlich. Aber von Schnupfen und Husten, von geschwollenen Mandeln, einer eiternden Wunde oder einem verdorbenen Magen gleich den verbalen Sprung zum »entzündeten Menschen« zu machen – das finden Sie nun doch etwas zu gewagt.

Vielleicht verhält es sich aber auch ganz anders. Und Sie leiden schon seit Jahren – wie 300 000 andere Menschen in Deutschland auch – schlimmste Qualen, weil Ihr Darm chronisch entzündet ist. Oder es ist Ihre Haut, die immer wieder entzündet ist. Sie haben mit heftigem Juckreiz zu kämpfen und fühlen sich auch sonst ziemlich elend – ein Schicksal, das Sie mit etwa vier Millionen Leidensgenossen teilen, die ebenfalls an Neurodermitis erkrankt sind. Denkbar auch, dass Sie zu den über fünf Millionen Allergikern in Deutschland gehören, die sofort Atemnot bekommen, wenn ihnen eine Katze über den Weg läuft oder mit Frühlingsbeginn die Polleninvasion einsetzt. Möglicherweise sind Sie aber auch einer von rund 800 000 Rheumakranken, bei denen sich eine chronische Entzündung an den Gelenken abspielt, sodass jede Bewegung schmerzt. Anders gesagt: Sie wissen leider nur allzu gut Bescheid, was es heißt, ein »entzündeter Mensch« zu sein.

IM FOKUS DER WISSENSCHAFT

Aktuelle internationale Zahlen belegen: Chronische Entzündungskrankheiten nehmen seit einigen Jahren in erschreckendem Ausmaß zu. Weltweit. Bei Jung und Alt. Bei Frauen etwas stärker als bei Männern. Deshalb sprechen Mediziner inzwischen von einem »Phänomen der modernen Zivilisation«. Oder von der »Epidemie der Moderne«. Oder eben auch vom »entzündeten Menschen«. Wie ernst die Lage ist, zeigen die Bemühungen zahlreicher Staaten, möglichst bald möglichst umfassende Erkenntnisse zu erhalten, um zu verstehen, warum sich die Organe und Gewebe des Menschen immer öfter entzünden – und vor allem wie man den einmal entfachten Entzündungsprozess wieder stoppen kann. Um die Qualen der Betroffenen zu lindern, aber auch, um Leben zu retten. Dabei geht es, wie man inzwischen weiß, nicht nur darum, den Entstehungsmechanismen und Auslösern von »klassischen« Entzündungskrankheiten wie Colitis ulcerosa, Crohn-Krankheit, Neurodermitis, Schuppenflechte (Psoriasis), rheumatoide Arthritis oder allergische Erkrankungen, zum Beispiel Asthma, auf die Spur zu kommen. Auch so weit verbreitete Krankheiten wie Diabetes, Arteriosklerose, Herzinfarkt oder Schlaganfall hängen enger mit Entzündungen zusammen als bislang gedacht. Und ebenso können entzündliche Erkrankungen die Vorstufe von Krebs sein. Auch Deutschland hat die Entzündungsforschung im neuen Jahrtausend zum nationalen Forschungsschwerpunkt erklärt und dafür einen Etat in Millionenhöhe bereitgestellt. Die neuesten Forschungsergebnisse haben wir in diesem Buch für Sie zusammengetragen. Wer die Entstehungsmechanismen versteht und die Auslöser kennt, die uns zu einem entzündeten Menschen machen können, besitzt bereits den Schlüssel für seine Gesundheit. Und wer sich dann noch von den Empfehlungen in diesem Ratgeber – allen voran von unseren Vorschlägen für eine schmackhafte anti-entzündliche Ernährung – überzeugen lässt und diese Schritt für Schritt umsetzt, hat sich den Erfolg hin zu einem entzündungsfreien Leben praktisch schon gesichert.

BLEIBEN SIE GESUND!

Und wenn Sie weder zu den Skeptikern noch zu den direkt Betroffenen gehören? Wenn Sie sich brennend dafür interessieren, was Entzündungen mit (Ihren?) Fettpolstern am Bauch oder ein Herzinfarkt mit Entzündungen zu tun haben? Wenn Sie sich also einfach nur fachkundig informieren möchten, wie Sie sich davor schützen können, selbst ein entzündeter Mensch zu werden? Dann halten auch Sie das richtige Buch in Ihren Händen. Denn das wirksamste Mittel zur Vorbeugung wie auch für eine dauerhafte Verbesserung der Lebensqualität von Entzündungskranken heißt Wissen.

Dr. Nicole Schaenzler
Prof. Dr. med. Eugen Faist

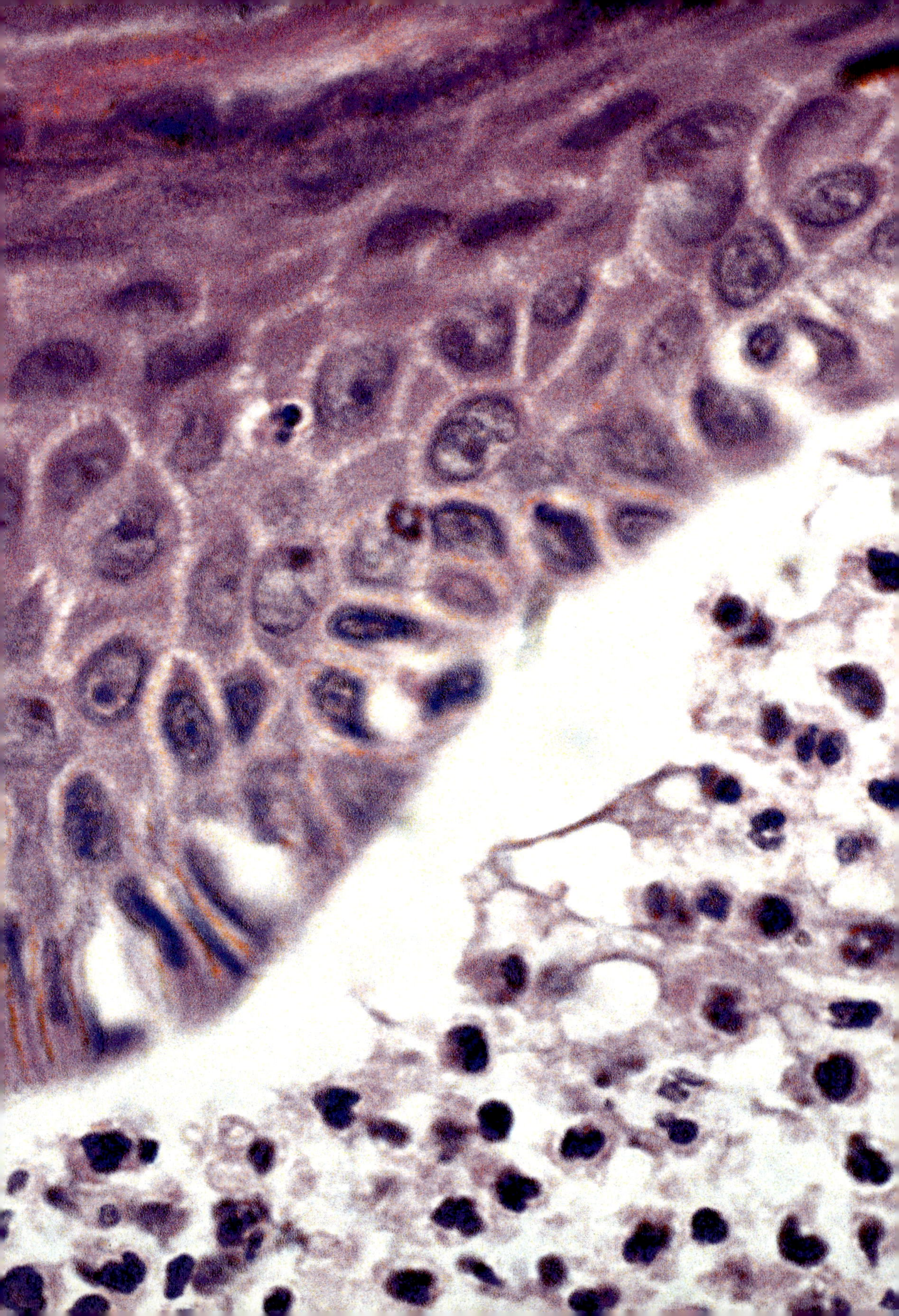

Diagnose Entzündung

- Warum Entzündungen helfen, die Gesundheit zu erhalten
- Wie das Immunsystem Tag für Tag Leben rettet
- Was das Blut über Entzündungen verrät
- Hilfe aus der Natur
- Autoimmunkrankheiten – der Kampf des Körpers gegen sich selbst
- Etablierte und neue Medikamente gegen Entzündungen
- Wenn Entzündungen »wandern«

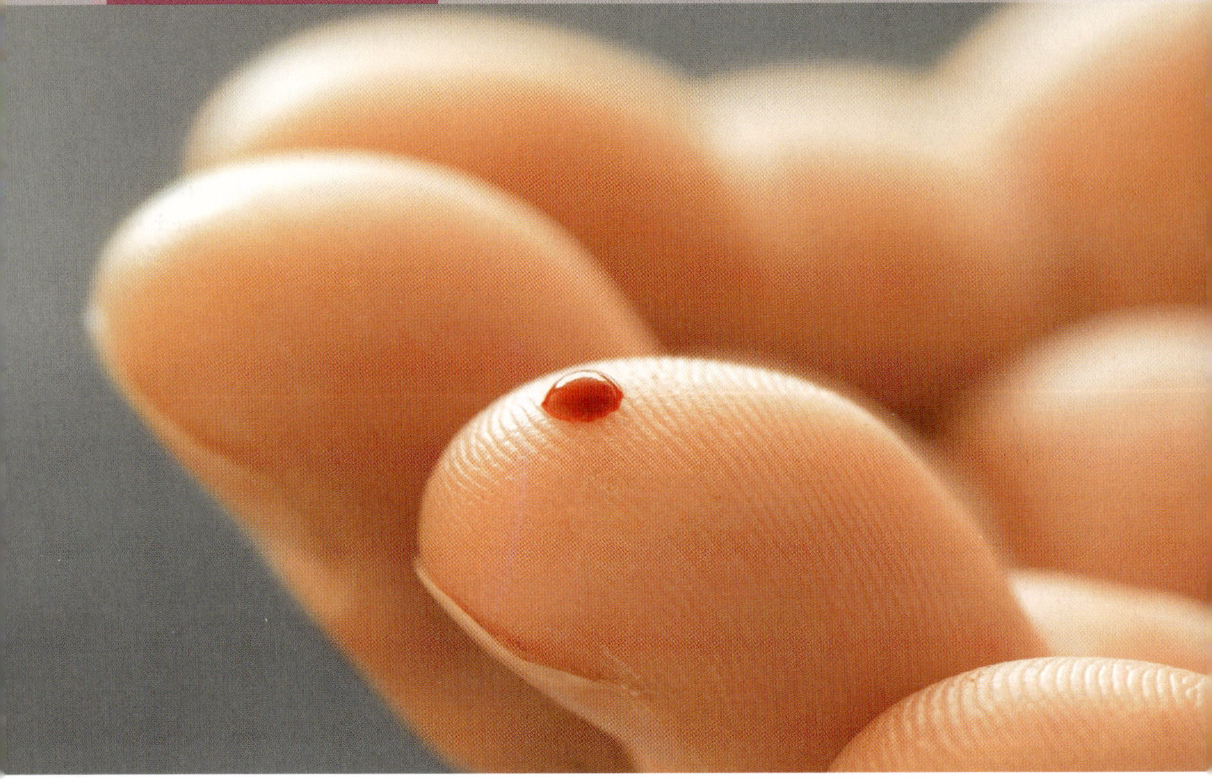

Entzündung – Reaktion auf den Angriff von außen

AUCH WENN UNSER IMMUNSYSTEM stets zur Abwehr bereit ist, um uns davor zu schützen: Nach wie vor gehören Infektionskrankheiten weltweit zu den häufigsten Todesursachen. Sogar in den westlichen Industrieländern, wo der hygienische Standard hoch und die Lebensbedingungen im Vergleich sehr gut sind, kommt es immer noch vor, dass Menschen an einer Lungenentzündung oder an einer Blutvergiftung (siehe Seite 30 f.) sterben.

Ob eine Infektion harmlos bleibt oder gefährlich wird, ob sie starke oder weniger starke Beschwerden verursacht, hängt vor allem davon ab, wie infektiös der Erreger ist und wie gut es um die Abwehrfähigkeit des Immunsystems bestellt ist. Ein angeschlagenes Immunsystem vermag den täglichen Angriffen durch feindliche Mikroorganismen oft nicht mehr genug Paroli zu bieten. Dann steigt die Infektanfälligkeit – und die Gefahr für Komplikationen. Auch einige Krankheiten (wie zum Beispiel HIV-Infektion) gehen mit einer ausgeprägten Immunschwäche einher. Funktion und Zusammenwirken der Abwehrzellen sind gestört und dadurch haben körperfremde Erreger leichtes Spiel, sich durchzusetzen.

DER KÖRPER WEHRT SICH

Wie schnell eine Entzündung entstehen kann, hat wohl jeder schon am eigenen Körper erfahren. Es müssen gar nicht die Nebenhöhlen, die Bindehaut oder das Mittelohr sein: Schon ein Dornenstich bei der Gartenarbeit genügt. Dabei tut es nicht nur ganz schön weh, wenn sich zum Beispiel ein Rosenstachel tief in den Finger bohrt. Selbst dann, wenn Sie ihn relativ schnell wieder entfernen konnten (was oft gar nicht so einfach ist), hat der spitze Dorn ein kleines Loch in Ihrer Haut hinterlassen. Dieser Defekt in der Haut – und sei er noch so klein – ist für den Körper absolut inakzeptabel. Deshalb werden umgehend verschiedene Reparaturvorgänge in Gang gesetzt, die dafür sorgen, dass der Blutverlust rasch gestoppt und die Wunde verschlossen wird – zunächst oberflächlich, einige Tage später dann vollständig durch neu gebildete Haut. Dieser Prozess läuft in verschiedenen Phasen ab – von der Exsudationsphase (Exsudat ist eine meist entzündliche Absonderung) über die Granulationsbeziehungsweise Proliferationsphase (neue Gefäße sprießen ins Wundgebiet) bis zur Regenerationsphase (erfolgreiche Wundheilung). Von Anfang an mischen dabei die Akteure der Immunabwehr mit (siehe Seite 22 ff.). Das muss auch so sein, denn jede Hautverletzung eröffnet Erregern die Möglichkeit, mühelos in den Körper einzudringen. Besonders leicht haben es Bakterien, die ohnehin auf unserer Haut sitzen und jetzt praktisch nur noch durch die Eintrittspforte schlüpfen müssen. Aber auch auf dem Rosendorn selbst können Keime sitzen.

DIE ERSTE HÜRDE IST GENOMMEN

Hat der Dorn die Haut durchstoßen (siehe Seite 13), treffen die Eindringlinge als Erstes auf die Defensine in der Haut – Proteine, die zentrale Bestandteile unseres angeborenen (unspezifischen) Immunsystems sind und als körpereigene Antibiotika wirken. Indem sie kurzerhand die Zellwände der Bakterien zersetzen, sterben diese ab, bevor sie Schaden anrichten können. Im Idealfall war es das bereits. Gelingt es jedoch einigen Bakterien, sich an den Defensinen vorbeizuschmuggeln und ins Gewebe vorzudringen, treten weitere Vertreter der angeborenen Immunabwehr an, etwa spezielle Enzyme (Lysozyme), die den Bakterien den Garaus machen, indem sie ihre Zellwände auflösen.

DIE UNSPEZIFISCHE ABWEHR

Richtig los geht es, wenn Bakterien in die Blutbahn zu gelangen drohen: Über diesen Weg könnten sich die Eindringlinge relativ rasch im ganzen Körper ausbreiten. Ein schlagkräftiges Immunsystem lässt das nicht zu. Zunächst wird ein System aus etwa 20 Proteinen aktiviert,

INFO

Entzündung – Infektion

Als Infektion wird das Eindringen von Erregern in den Körper bezeichnet, etwa durch Berühren, Schlucken, Einatmen oder auch durch eine Verletzung. Die Reaktion des Körpers darauf ist eine Entzündung, um die Eindringlinge unschädlich zu machen. Eine Infektion geht also immer mit einer Entzündung einher – eine Entzündung jedoch nicht immer mit einer Infektion. Manchmal laufen Entzündungsprozesse im Körper ab, ohne dass Krankheitserreger der Auslöser sind. Dies ist zum Beispiel bei Allergien, Autoimmunerkrankungen und anderen chronischen Entzündungskrankheiten der Fall.

die überwiegend im Blutplasma gelöst sind (Komplementsystem, siehe Seite 24). Diese sind der wichtigste Teil der unspezifischen Abwehr: Sie bekämpfen die Eindringlinge selbst und locken Fresszellen (Phagozyten) an, die alles verschlingen und verdauen, was ihnen fremd ist. Außerdem aktivieren Fresszellen weitere Komponenten der Infektabwehr, allen voran die Immunbotenstoffe Zytokine, mit deren Hilfe sich die Zellen des Immunsystems verständigen und ihren gemeinsamen Kampf gegen die Eindringlinge koordinieren (siehe Seite 27 ff.). Die körpereigenen Fresszellen verschlingen ihre Beute ziemlich gründlich, kleine Partikel von der Hülle der Bakterien bleiben allerdings immer übrig. Diese Hüllreste – die Immunologen nennen sie Antigene – dienen später den Immunzellen der spezifischen Abwehr dazu, ihren Angriff mittels passenden Antikörpern punktgenau auf die Eindringlinge abzustimmen.

DIE SPEZIFISCHE IMMUNANTWORT

Die spezifische Immunantwort ist gewissermaßen die zweite Verteidigungslinie des Immunsystems und kommt immer dann zum Einsatz, wenn die unspezifische Abwehr es nicht geschafft hat, die Erreger vollständig zu vernichten. Zunächst aber muss geklärt werden, um welche Fremdlinge es sich genau handelt. Hierfür geben die Fresszellen Rückmeldung an eine übergeordnete Identifizierungsstelle – den Major Histocompatibility Complex (MHC). Der MHC sitzt auf der Oberfläche jeder einzelnen Körperzelle und kennzeichnet diese dadurch als »körpereigen«. Docken die Fresszellen nun ihre Antigene an den MHC an, werden die an der Abwehr beteiligten Immunzellen sofort über Art und Struktur der Eindringlinge informiert. Dies ist zugleich der Startschuss für das erworbene Immunsystem und seine wichtigsten Vertreter, die T-Zellen (siehe Seite 25).

Perfektes Zusammenspiel

Um agieren zu können, müssen die Immunzellen der spezifischen Immunabwehr mit den Antigenpartikeln im MH-Komplex in direkten Kontakt kommen. Deshalb eilen die Fresszellen gemeinsam mit den dendritischen Zellen (siehe Kasten Seite 24) rasch zum nächstgelegenen Lymphknoten. Dort warten die T-Zellen auf ihren Einsatz. Zunächst tasten sie die von den Fresszellen angeschleppten Antigene mit speziellen Oberflächenproteinen ab: den Rezeptoren. Je nachdem, ob es sich um Bakterien oder Viren handelt, kommen T-Helfer-Zellen oder zytotoxische T-Zellen zum Einsatz. Passt der Schlüssel (Antigen) ins Schloss (Rezeptor), heißt das: »Antigen erkannt!«, und die Immunreaktion wird eingeleitet. Hierfür teilen sich die T-Zellen in spezialisierte Untergruppen und schütten Zytokine aus, um den anderen Zelltyp der spezifischen Abwehr, die B-Zellen, zu stimulieren. So steuern die T-Zellen die gesamte Verteidigungsreaktion der spezifischen Abwehr. Aufgabe der B-Zellen (siehe Seite 25) ist es, Antikörper zu produzieren und feindliche Mikroorganismen damit zu überfluten. Deshalb wandeln sich die B-Zellen in Plasmazellen um und wandern aus den Lymphknoten direkt in die Blutbahn. Den Lockrufen der Zytokine folgend, lassen sie sich vom Blutstrom direkt an die Wunde bringen – jene Stelle, an welcher der Rosendorn in die Haut eingedrungen ist. Schon auf ihrem Weg dorthin setzen die Plasmazellen Antikörper frei, um im Blut schwimmende Bakterien unschädlich zu machen. Die Verbindung, die die Antikörper mit dem Erreger (Antigen) eingehen, ist fest wie Zement und wird von den Immunologen als Antigen-Antikörper-Komplex bezeichnet. Er wird von den Plasmaproteinen des Komplementsystems bis auf wenige Krümel zersetzt. Das lockt erneut Fresszellen an – die Gefahr ist gebannt.

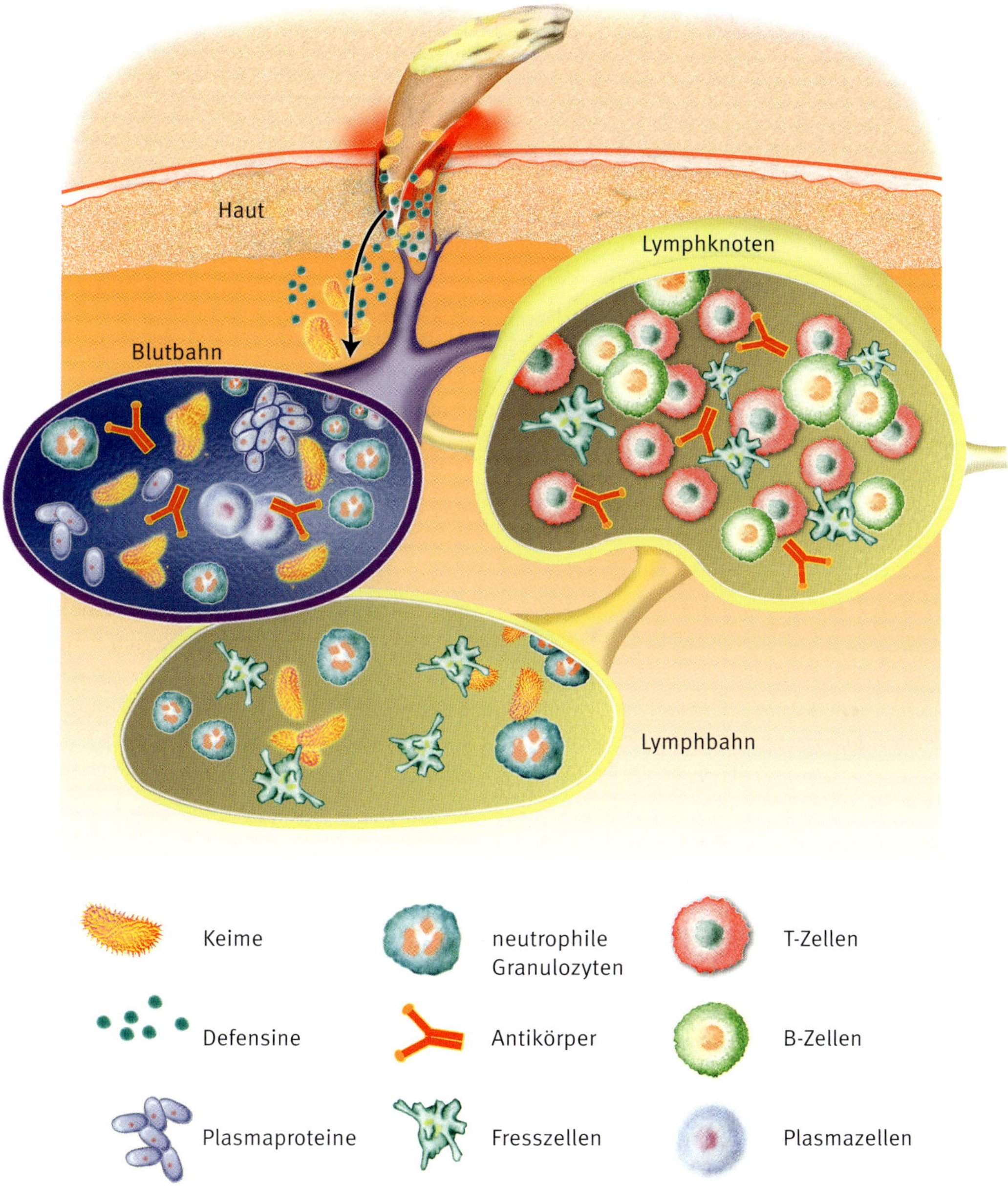

Sobald es Krankheitserregern gelingt, ins Körperinnere zu dringen, reagiert das Immunsystem. Im Blut und in der Lymphe machen viele verschiedene Abwehrzellen die Feinde gemeinsam unschädlich.

DIE ZEICHEN EINER ENTZÜNDUNG

Nicht nur ein Dornenstich, auch eine Schnittwunde, ein Sonnenbrand, eingeatmete Erkältungsviren, die Salmonellenflut durch den verzehrten Hähnchenschenkel oder ein Pilzbefall am Fuß rufen die Abwehrstrategen des Immunsystems auf den Plan. Dabei läuft die Entzündung überall im Körper im Wesentlichen nach dem gleichen Muster ab: Das Infektionsgebiet rötet sich, schwillt an und wird warm. Es beginnt zu schmerzen und ist in seiner Funktion erst einmal beeinträchtigt.

DER MECHANISMUS KOMMT INS ROLLEN

Das alles hat natürlich seinen Sinn. Beispielsweise ist die Rötung das sichtbare Zeichen dafür, dass nun sehr viel mehr Blut – unter anderem mit den Zellen der Immunabwehr im Gepäck – an den Ort des Geschehens strömt. Um der gesteigerten Blutmenge (und den Immunzellen) viel Raum zu geben, weiten sich die Blutgefäße. Gleichzeitig werden die Gefäßwände durchlässiger (initiiert durch Entzündungsstoffe wie Histamin, Kinine und Prostaglandine). Dadurch dringen Blutplasma und Immunzellen ins umliegende Gewebe, sodass es anschwillt. Das erzeugt Druck auf das Gewebe – und Schmerzen. Diese werden noch verstärkt, weil unter den entzündungsvermittelnden Botenstoffen (vor allem Prostaglandine) auch einige dabei sind, die an den Schmerzrezeptoren im Entzündungsbereich andocken. Eine erhöhte Gewebstemperatur treibt alles an: Wärme lässt den Stoffwechsel hochfahren und regt die Abwehrzellen dazu an, noch mehr Leistung zu bringen. Deshalb kommt manchmal auch Fieber ins Spiel, wenn der Körper mit einer Entzündung zu kämpfen hat, insbesondere wenn es sich um Bakterien handelt (siehe Seite 16 f.). Steigt das Fieber auf über 39 Grad, ist es Zeit, sich an den Hausarzt oder die klinische Nothilfe zu wenden. Dann ist eine besonders heftige Entzündungsreaktion im Gang, mit der der Körper möglicherweise nicht selbst fertig wird.

Schon bald nach Beginn der Entzündung stoßen Zytokine und andere Botenstoffe den Heilungsprozess an: Rötung, Schwellungen und Schmerzen lassen nach, das entzündete Gewebe regeneriert sich. Geschädigte Zellen sterben ab und machen Platz für frische, intakte Zellen. Im Idealfall ist das neue Gewebe so makellos und funktionstüchtig wie das ursprüngliche. Im schlechtesten Fall bilden sich Narben. An Organen kann dies ungute Folgen für deren Funktion haben. Narben im Herz nach einem Infarkt ziehen zum Beispiel oft Herzrhythmusstörungen nach sich.

TIPP

Eitrige Wunden

Manchmal bildet sich an einer Wunde Eiter – eine dünn- bis dickflüssige, gelbliche bis grünliche Absonderung, die aus Zelltrümmern und bakteriellen Erregerresten besteht. In diesem Fall ist es wichtig, dass der Eiter abfließen kann, sonst besteht die Gefahr, dass er über die Blutbahn in andere Körperregionen gelangt und dort weitere Entzündungen auslöst – im Extremfall droht eine Blutvergiftung. Keinesfalls sollten SIe auf eitrige Wunden Salben oder Cremes auftragen. Sinnvoll sind dagegen antibiotische Puder, die die Wunde »austrocknen«. Muss die Wunde abgedeckt werden, dann am besten mit einer großporigen Gaze, die täglich gewechselt werden muss.

INFO

Verschiedene Entzündungsformen

Ärzte teilen Entzündungen nach verschiedenen Gesichtspunkten ein – für den Patienten oft ziemlich verwirrend. Hier eine kurze Erklärung des Ärztelateins:

Dauer und Verlauf

- **Perakute Form:** plötzlich einsetzende Entzündung, die rasch und vor allem meist tödlich verläuft. Besonders leichtes Spiel haben die Erreger, wenn gleichzeitig eine Abwehrschwäche vorliegt, wie zum Beispiel bei HIV-Kranken oder Krebspatienten.
- **Akute Form:** plötzlich einsetzende, kurz andauernde Entzündung, die entweder folgenlos ausheilt oder in eine chronische Form mündet. Das nennen die Ärzte dann sekundär-chronische Entzündung.
- **Primär-chronische Form:** langsame, schleichend einsetzende Entzündung, bei der die klassischen akuten Entzündungssymptome zunächst fehlen. Meist treten jedoch immer wieder akute Schübe auf, die dann oft von typischen Anzeichen einer akuten Entzündung begleitet werden (rezidivierende Form).
- **Chronisch-progrediente Form:** Die Entzündung verschlimmert sich kontinuierlich (diese Form ist zum Beispiel typisch für eine rheumatische Erkrankung).

Ausdehnung

- **Lokale Entzündung:** Das Geschehen beschränkt sich im Wesentlichen auf den Ort der Infektion. Begleitende Beschwerden können allerdings den ganzen Körper betreffen und somit vorübergehendes Fieber und Abgeschlagenheit hervorrufen.
- **Systemische Entzündung:** Die Entzündungsreaktion spielt sich im gesamten Körper ab. Die schwerste systemische Entzündungsreaktion ist eine Sepsis (siehe Seite 30 f.).

Flüssigkeit

- **Seröse Entzündung:** Hierbei treten große Mengen von Blutplasma aus und bewirken eine ausgeprägte Schwellung (zum Beispiel bei einem Insektenstich).
- **Eitrige Entzündung:** Eiter entsteht oft, wenn Bakterien wie Streptokokken oder Staphylokokken beteiligt sind.

Art der Gewebeveränderung

- **Proliferative Entzündung:** Kennzeichen ist eine überschießende Neubildung von faserreichem Bindegewebe (Fibrose).
- **Nekrotisierende Entzündung:** Bewirkt ein Absterben von Gewebe (Nekrose).
- **Granulierende Entzündung:** Das zerstörte Gewebe wird durch minderwertiges, faserreiches Ersatzgewebe repariert. Die Folgen: unschöne Narben.
- **Granulomatöse Entzündung:** Als Folge einer chronischen Abwehrreaktion bilden sich Knoten und Knötchen im Gewebe (Granulome). Meist sind spezielle Erreger (beispielsweise Tuberkuloseerreger) verantwortlich, aber auch die sicht- und tastbaren »Rheumaknoten« der rheumatoiden Arthritis sind typisch für diese Form der Entzündung.
- **Geschwürige (ulzerierende) Entzündung:** Typisch sind ausgedehnte, tiefe Defekte (Geschwür) in der (Schleim-)Haut oder der Innenwand von Gefäßen.

FEINDE EN MINIATURE: BAKTERIEN UND VIREN

Jeder ist sich selbst der Nächste. Das gilt auch für die Feinde unseres Körpers – allen voran Bakterien und Viren, aber auch für Parasiten (zum Beispiel einzellige Parasiten der Gattung Plasmodium, die Malaria verursachen). Immer wieder tricksen sie das Immunsystem des Körpers aus: Sie kapseln sich ein, verhindern die Kommunikation zwischen den Immunzellen oder nutzen sie für ihre eigene Vermehrung.

TIPP

Wenn Sie Antibiotika einnehmen müssen

- Nehmen Sie genau die Menge ein, die Ihr Arzt verordnet hat, auch wenn Sie sich schon nach einigen Tagen wieder ganz gesund fühlen. Andernfalls besteht die Gefahr, dass einige Erreger überleben und sich vermehren. Dann droht ein schlimmer Rückschlag.
- Nebenwirkungen von Antibiotika wie Durchfall können Sie vorbeugen, indem Sie parallel Probiotika einnehmen. Probiotika regulieren die Darmflora und die Darmbarriere und kommen natürlicherweise zum Beispiel in Naturjoghurt, Kefir, Buttermilch, Sauerkraut, Rote Beten oder milchsauren Gärgetränken vor. Die probiotische Milchsäure entsteht durch einen speziellen Gärungsprozess durch Milchsäurebakterien. Probiotika gibt es auch als standardisierte Arzneimittel rezeptfrei in Apotheken. Vorsicht: Leiden Sie unter einer schweren Abwehrschwäche, dürfen Sie keine Probiotika einnehmen.

BAKTERIEN – ZUNEHMEND RESISTENT GEGEN ANTIBIOTIKA

Bakterien waren die ersten Lebewesen, die die Erde besiedelten. Sie existieren überall – in der Luft, im Wasser, im Boden. Obwohl sie nur aus einer einzigen Zelle bestehen und keinen festen Zellkern haben, sind die meisten von ihnen enorm widerstandsfähig.

Der weitaus größte Teil der Bakterien ist für uns von Nutzen, etwa indem verschiedene Bakterienarten die natürliche Darmflora bilden. Andere siedeln auf unserer Haut und in den Schleimhäuten. Dennoch kommt es vor, dass Bakterien der normalen Flora ihr natürliches Umfeld verlassen und dann Infektionen in anderen Organen und Geweben auslösen. Hinzu kommen Bakterienarten, die uns als Krankheitserreger oder Parasiten befallen. Manche Bakterien bilden außerdem extrem giftige Substanzen (Toxine), wie Tetanus- oder Diphtherie-Erreger. Bakterielle Infektionen werden mit Antibiotika behandelt, die sie abtöten. Manche Bakterien haben jedoch inzwischen gelernt, wie sie sich gegen die Chemiekeulen schützen können – sie sind resistent geworden. Vor allem im Klinikbereich gibt es inzwischen gefährliche Bakterien, gegen die kein Antibiotikum mehr wirkt – eine Entwicklung, die Mediziner mit großer Sorge beobachten: Langfristig könnte es tatsächlich wieder so werden, dass zum Beispiel eine Wundinfektion tödlich enden kann. Deshalb ist es wichtiger denn je, Antibiotika nur dann einzusetzen, wenn eine Infektion sicher durch Bakterien verursacht ist.

Wann können Antibiotika helfen?

Nur wenn ein Infekt durch Bakterien verursacht wird, ist es sinnvoll, Antibiotika einzusetzen; bei virusbedingten Infekten helfen sie nicht. Daran erkennen Sie, wodurch der Infekt verursacht ist:

- Krankheitsgefühl: virusbedingt = schleichend; bakteriell verursacht = sofort
- Fieber: virusbedingt = langsam steigend; bakteriell verursacht = sofort über 38,5 °C
- Muskelschmerzen: virusbedingt = sehr häufig; bakteriell verursacht = selten
- Husten: virusbedingt = trocken; bakteriell verursacht = feucht
- Auswurf: virusbedingt = kaum; bakteriell verursacht = eitrig und fast immer vorhanden

VIREN – IMMUN GEGEN MEDIKAMENTE?

Eine mindestens ebenso große Bedrohung wie die durch Bakterien geht nach Ansicht der Weltgesundheitsorganisation (WHO) von den Viren aus. Die infektiösen Partikel sind kleiner und einfacher gebaut als Bakterien. Und: Sie entwickelten sich mindestens zwei Milliarden Jahre später als diese. Weil sie keinen eigenen Stoffwechsel haben, sind Viren auf eine Wirtszelle angewiesen, um sich fortzupflanzen. Die meisten Viren befallen allerdings nur bestimmte Wirtszellen: Grippeviren etwa greifen allein die Schleimhautzellen der oberen Atemwege an. Dabei programmieren sie die befallenen Zellen genetisch um und sorgen so dafür, dass diese Massen von Virennachkommen herstellen.

Bis heute ist es den Forschern nicht gelungen, Medikamente zu entwickeln, die Viren abtöten können. Die derzeit verfügbaren Virostatika enthalten lediglich Wirkstoffe, die die Vermehrung von Viren unterdrücken. Immerhin können auf diese Weise Symptome gelindert und der Krankheitsverlauf verkürzt werden. Effektiver sind Impfstoffe, die meist aus abgeschwächten Erregern bestehen und im Körper für einen Immunschutz sorgen.

Neue Erreger im Anmarsch

Tatsächlich erkranken wir viel häufiger durch Viren als durch Bakterien. Viele Erkältungskrankheiten, manch ein Durchfall und fast alle klassischen Kinderkrankheiten wie Masern, Mumps, Windpocken und Röteln werden durch Viren verursacht. Ebenso können Hirnhäute, Lunge, Leber und viele andere Organe und sogar das Immunsystem selbst (HIV-Infektion) von Viren befallen werden. Einige Viren nutzen unseren Organismus auch dauerhaft als Unterschlupf. So schlummern etwa Herpesviren für Medikamente unerreichbar in den Nervenzellen, bis sie irgendwann durch eine Erkältung, ein zu langes Sonnenbad oder zu viel Stress aktiviert werden und Lippenbläschen verursachen. Das alles aber meinen die WHO-Ärzte jedoch nicht, wenn sie vor den Gefahren warnen, die von Viren ausgehen. Sie haben die neuen Erreger im Blick, die den Sprung in den Menschen entweder schon geschafft haben oder nach Ansicht der Experten kurz davor stehen. Immer wieder gelingt es Viren, sich genetisch so zu verändern, dass sie einen Wirtswechsel vornehmen können. Für den Menschen wird es besonders gefährlich, wenn Viren von Tieren »überwechseln«: Das AIDS-Virus, das höchstwahrscheinlich vom Affen stammt, das SARS-Coronavirus, das die asiatische Zibetkatze in sich trägt, oder das Vogelgrippe- und Schweinegrippevirus: Sie alle haben das Potenzial, Menschenleben zu vernichten.

Ganz schlimm würde es, wenn einzelne Viren untereinander Genmaterial austauschen könnten. Diese Gefahr sehen Forscher im Moment vor allem in der möglichen Kombination des Vogelgrippevirus H5N1 und des Menschengrippevirus H1N1 – und zwar dann, wenn sich ein Mensch zeitgleich mit beiden Viren infizieren würde. Das Ergebnis wäre eine Virenmutation, die zur Folge haben könnte, dass der Erreger von da ab von Mensch zu Mensch weitergegeben werden würde – und das so rasch, dass schon bald die halbe Welt infiziert wäre.

ENTZÜNDUNGSMARKER CRP – SPIEGEL DER GESUNDHEIT

Das Immunsystem wird bei seiner Arbeit von einem bestimmten Eiweiß unterstützt: dem C-reaktiven Protein, kurz CRP, das zu den Akute-Phase-Proteinen zählt (siehe Seite 29). CRP lokalisiert die Entzündung und verhindert gemeinsam mit dem Immunsystem, dass sich eine Infektion ausbreitet. Dazu bindet sich CRP zum einen selbst an eingedrungene Erreger. Zum anderen leitet es wichtige Schritte der Immunabwehr ein, indem es zum Beispiel das Komplementsystem und die Makrophagen (siehe Seite 24) aktiviert, damit diese die Erreger auf schnellstem Wege unschädlich machen.
Je früher CRP in Aktion tritt, desto besser. Aus diesem Grund stellen die Leberzellen das Protein schon in den ersten Stunden nach dem Beginn einer Infektion bereit – während sich die eigentlichen Symptome meist erst Tage später bemerkbar machen.

INFO

Der Labor-Check

Der empfohlene obere CRP-Grenzwert im Blut liegt für ältere Kinder und Erwachsene bei < 5,0 mg/l.

- **Leichte Erhöhung:** bis 40 mg/l – etwa bei leichten oder örtlich begrenzten Entzündungen. Auch bei Rauchern oder Ausdauersportlern ist der Wert oft leicht erhöht.
- **Starke Erhöhung:** > 100 mg/l – sie zeigt sich zum Beispiel bei schweren akuten bakteriellen Infektionen wie einer Sepsis, bakteriellen Hirnhaut- oder Lungenentzündung.
- Bei chronischen Entzündungen liegen die CRP-Werte häufig zwischen 10 und 50 mg/l, selten bei bis zu 100 mg/l. Im akuten Krankheitsschub können sie allerdings auch höher ausfallen.

EIN BLUTTEST GIBT AUSKUNFT

Hat Ihr Arzt den Verdacht, dass sich eine Entzündung in Ihrem Körper abspielt, bestimmt er das C-reaktive Protein (CRP) in Ihrem Blut. Der Wert gibt besonders früh Auskunft über eine akute Entzündung und ist deshalb – neben einem Anstieg der Leukozyten – das wichtigste diagnostische Zeichen für eine Entzündung. Ergibt die Blutmessung einen erhöhten Wert, spielt sich höchstwahrscheinlich irgendwo in Ihrem Körper gerade eine (akute) Entzündung ab. Ihr Arzt kann dann durch weitere Untersuchungen die Ursache herausfinden und eine geeignete Therapie einleiten.
Die Höhe des CRP-Spiegels gibt sogar Auskunft, wie stark die Entzündung ist – ob sie auf eine Körperregion begrenzt ist oder im ganzen Körper wütet (siehe Kasten). Auch bei Komplikationen nach einer Operation (zum Beispiel Infektionen, Gewebezerfall, Blutergüsse, Thrombosen) und bei einigen Tumorerkrankungen steigt der CRP-Wert im Blut an.

Das Entzündungsgeschehen verfolgen

Die Ermittlung des CRP-Werts liefert nicht nur eine erste Information darüber, ob eine Entzündung im Körper vorliegt. Sie eignet sich zudem in Form von therapiebegleitenden Messungen sehr gut zur Verlaufsbeobachtung. Denn die Halbwertzeit des CRP ist mit 20 bis 30 Stunden relativ kurz, weshalb sich Veränderungen im Entzündungsgeschehen direkt an der CRP-Konzentration im Blut ablesen lassen. Wird etwa das richtige Antibiotikum zur Bekämpfung von Bakterien eingesetzt, sinkt der CRP-Spiegel in kurzer Zeit wieder ab.

Bakteriell oder virusbedingt?

Eine CRP-Messung zeigt auch, ob Bakterien oder Viren die Entzündung verursacht haben. Sind Bakterien Auslöser für die Infektion, steigt der CRP-Wert von allen Akute-Phase-Proteinen am schnellsten und stärksten an. Bei virusbedingten Infektion dagegen ist CRP oft gar nicht oder nur geringfügig erhöht (selten über 0,4 mg/dl). Nur wenn Adenoviren für eine Erkältung oder Durchfallerkrankung verantwortlich sind, kann sich dies in einem höheren CRP-Wert widerspiegeln.

CRP UND CHRONISCHE ENTZÜNDUNGEN

Für die Diagnostik und für die Verlaufskontrolle von chronisch-entzündlichen Erkrankungen (siehe Seite 36 ff.) ist die Bestimmung von CRP ebenfalls ein wichtiger Laborwert. In manchen Fällen lässt sich sogar nur mithilfe des CRP-Werts zweifelsfrei ermitteln, ob eine entzündlich Erkrankung oder eine nicht-entzündliche Form vorliegt – zum Beispiel bei Krankheiten des rheumatischen Formenkreises. So haben einige entzündlich-rheumatische Erkrankungen im Anfangsstadium oft noch eine normale Blutkörperchensenkungsgeschwindigkeit (siehe Seite 20). Versäumt der Arzt, den CRP-Wert zu bestimmen, wird die Chance auf eine frühe Diagnose nicht selten verpasst. Sicher erhöht ist CRP immer auch im akuten Schub einer Arthritis, bei der rheumatoiden Arthritis oder bei der Polymyalgia rheumatica (Gefäßentzündung mit akuten Schmerzen im Bereich der Schulter- und Beckengürtelmuskulatur). Gleiches gilt für die beiden chronisch-entzündlichen Darmerkrankungen Morbus Crohn und Colitis ulcerosa.

Trotzdem gibt es auch eine Reihe von chronischen Entzündungskrankheiten, bei denen sich nur geringe Mengen oder gar kein CRP im Blut nachweisen lassen – und zwar unabhängig davon, wie stark die Beschwerden dem Betroffenen zu schaffen machen. Dies ist zum Beispiel beim systemischen Lupus erythematodes (bedingt durch eine Ablagerung von Autoantiköpern und Immunkomplexen in der Haut und in inneren Organen), beim Sjögren-Syndrom (mit chronischer Entzündung der Tränen- und Speicheldrüsen) oder auch bei Sklerodermie (krankhafte Verhärtung und Elastizitätsverlust des Kollagens im Bindegewebe) der Fall. Der Arzt führt in diesem Fall viele weitere Untersuchungen durch.

INFO

Risikomarker hs-CRP

Es ist jetzt knapp zehn Jahre her, seit die Women's Health Study aufdeckte, dass das C-reaktive Protein auch über das Risiko von Herz-Kreislauf-Erkrankungen Auskunft gibt – und zwar sehr viel besser als das bis dahin gültige Maß aller Dinge, der LDL-Cholesterin-Wert. Seitdem hat sich viel getan: Mit dem hs-CRP (»hs« bedeutet »high sensitivity«) steht inzwischen ein Risikomarker zur Verfügung, der eine Arteriosklerose anzeigt – und damit auch das Risiko, herzkrank zu werden. Im Vergleich zur CRP-Bestimmung ist ein hs-CRP-Test bis zu zwanzigmal empfindlicher und kann so bereits geringste CRP-Konzentrationen im Blut aufspüren. Allerdings: Dient der hs-CRP-Test »nur« zur Risikoeinschätzung, übernehmen die Krankenkassen die Kosten nicht (15–20 Euro bei Selbstzahlung). Der Test ist vor allem dann sinnvoll, wenn bereits Risikofaktoren für eine Herz-Kreislauf-Erkrankung, etwa erhöhte Blutfettwerte, bekannt sind.

INFO

Klassische Entzündungsmarker – der Labor-Check

Eine akute oder chronische Entzündung im Körper lässt sich in der Regel mithilfe einer einzigen Blutuntersuchung nachweisen. Einige Marker sagen zudem etwas über den Erreger aus oder lassen eine Einschätzung des zu erwartenden Heilungsverlaufs zu. Viele der im Folgenden aufgeführten Laborparameter geben darüber hinaus Auskunft über andere Erkrankungen.

Blutkörperchensenkungsgeschwindigkeit (BSG)
Die Ermittlung des BSG ist ein unspezifischer Suchtest auf Entzündungen und steigt erst ca. 24 Stunden nach Beginn einer Entzündung an. Eine beschleunigte BSG ist immer nur ein Krankheitshinweis, aber kein Krankheitsbeweis. Auch sagt sie nichts über Ursache und Ort der Entzündung aus.
Gemessen wird die Geschwindigkeit, mit der die roten Blutkörperchen nach Zugabe eines gerinnungshemmenden Stoffs in einer senkrechten Röhre nach unten sinken. Nach einer Stunde wird die Strecke gemessen, die sie in der Röhre zurückgelegt haben – die Millimeterangabe in der ersten Stunde ist der BSG.
Referenzwerte:
- Frauen: unter 50 Jahre ‹ 20 mm, über 50 Jahre ‹ 30 mm
- Männer: unter 50 Jahre ‹ 15 mm, über 50 Jahre ‹ 20 mm

Bluteiweiß-Elektrophorese (Serumprotein-Elektrophorese)
Mehr als 100 verschiedene Eiweiße zirkulieren im Blut. Hauptbluteiweiß ist das Albumin, die übrigen Bluteiweiße werden Globuline genannt. Mithilfe der Eiweißelektrophorese lassen sich die Eiweiße in Albumin, alpha-1-, alpha-2-, beta- und gamma-Globuline auftrennen. Die Entzündungsdiagnostik macht sich zunutze, dass sich mit dem Verfahren, je nach Erkrankung, charakteristische Veränderungen ermitteln lassen. Eine Eiweißelektrophorese wird meist routinemäßig im Rahmen der Basisdiagnostik durchgeführt, aber auch bei Verdacht auf bestimmte Krebsarten der weißen Blutkörperchen oder zur Abklärung eines erhöhten oder erniedrigten Gesamteiweißwerts.

Albumin
Jedes Eiweiß kann auch einzeln im Blut bestimmt werden. Für die Entzündungsdiagnostik ist vor allem die Messung von Albumin im Blut und Urin wichtig: Bei einer akuten Entzündung sind die Blutwerte erniedrigt. Außerdem zeigen niedrige Werte im Blut oder hohe Werte im Urin eine Nierenerkrankung an.
Referenzwerte:
- Blutserum bis 60. Lebensjahr 35–53 g/l, ab 60. Lebensjahr 30–48g/l
- 24-Stunden-Sammelurin: ‹ 30 mg/l (3,0 mg/dl)

Veränderungen von Albumin und Globulinen bei Entzündungen

	Albumin	α 1	α 2	β	γ
akute Entzündung	(–)	+	+	(+)	x
chronische Entzündung	–	x	x	x	+

– = erniedrigt, + = erhöht, x = keine wesentlichen Änderungen, () = Änderungen möglich

Differenzialblutbild
Basisuntersuchung zur Diagnose und Verlaufskontrolle von Infektionen und Immundefekten. Granulozyten, Lymphozyten und Monozyten sind weiße Blutkörperchen und gehören zum Immunsystem. Sie können im Differenzialbild ausgezählt werden (siehe Kasten).

Immunglobuline (Antikörper)
Schön wäre es, wenn der Arzt aus der Kombination der einzelnen Immunglobulinwerte hieb- und stichfeste diagnostische Schlüsse ziehen könnte – dies ist jedoch meist nur begrenzt möglich. Sicher lässt sich aber sagen:

- **Erhöhte IgG-Werte:**
– Bei andauernder akuter Entzündung oder einer erneuten Infektion mit demselben Erreger.
– Bei Autoimmunerkrankungen (wie rheumatoide Arthritis, systemischer Lupus Erythematodes)
– Bei chronischen Entzündungen unbekannter Ursache (zum Beispiel Morbus Crohn, Colitis ulcerosa, Sarkoidose)
- **Erhöhte IgA-Werte:**
Bei bestimmten Entzündungskrankheiten, zum Beispiel rheumatoide Arthritis, Morbus Crohn
- **Erhöhte IgM-Werte:**
Vor allem in der Anfangsphase (Akutphase) erhöht; bleibt der IgM länger erhöht, kann das für einen Übergang in eine aktive Dauerinfektion (chronisch aktive Infektion) sprechen.
- **Erhöhte (Gesamt-)IgE-Werte**
Bei allergischen Erkrankungen wie Heuschnupfen, Asthma oder Neurodermitis
- **Lymphozytendifferenzierung:**
Untersuchung der Zellen der spezifischen Abwehr (B- und T-Zellen); erlaubt Rückschlüsse auf Immunerkrankungen (wie Leukämie, AIDS oder verschiedene Autoimmunerkrankungen).

Differenzialblutbild: Veränderungen von Leukozyten und Granulozyten bei Entzündungen

	akute Entzündung	ausgeprägter Untergang von Gewebe bzw. sterile Entzündung	chronische Entzündung	akute allergische Reaktion	virusbedingte Infektion
Leukozyten	+++	+	(+)	(+)	(–)
Granulozyten	+++	+	(+)	(+)	(+)(–)
Linksverschiebung*	ja	selten	nein	nein	nein
Besonderheiten	–	–	Erhöhte Anzahl an Monozyten	Erhöhte Anzahl an eosinophilen Granulozyten	Erhöhte Anzahl an Lymphozyten

* Linksverschiebung bedeutet, dass vermehrt jugendliche Vorstufen von Neutrophilen vorkommen.
– = erniedrigt, + = erhöht , ( ) = Änderungen möglich

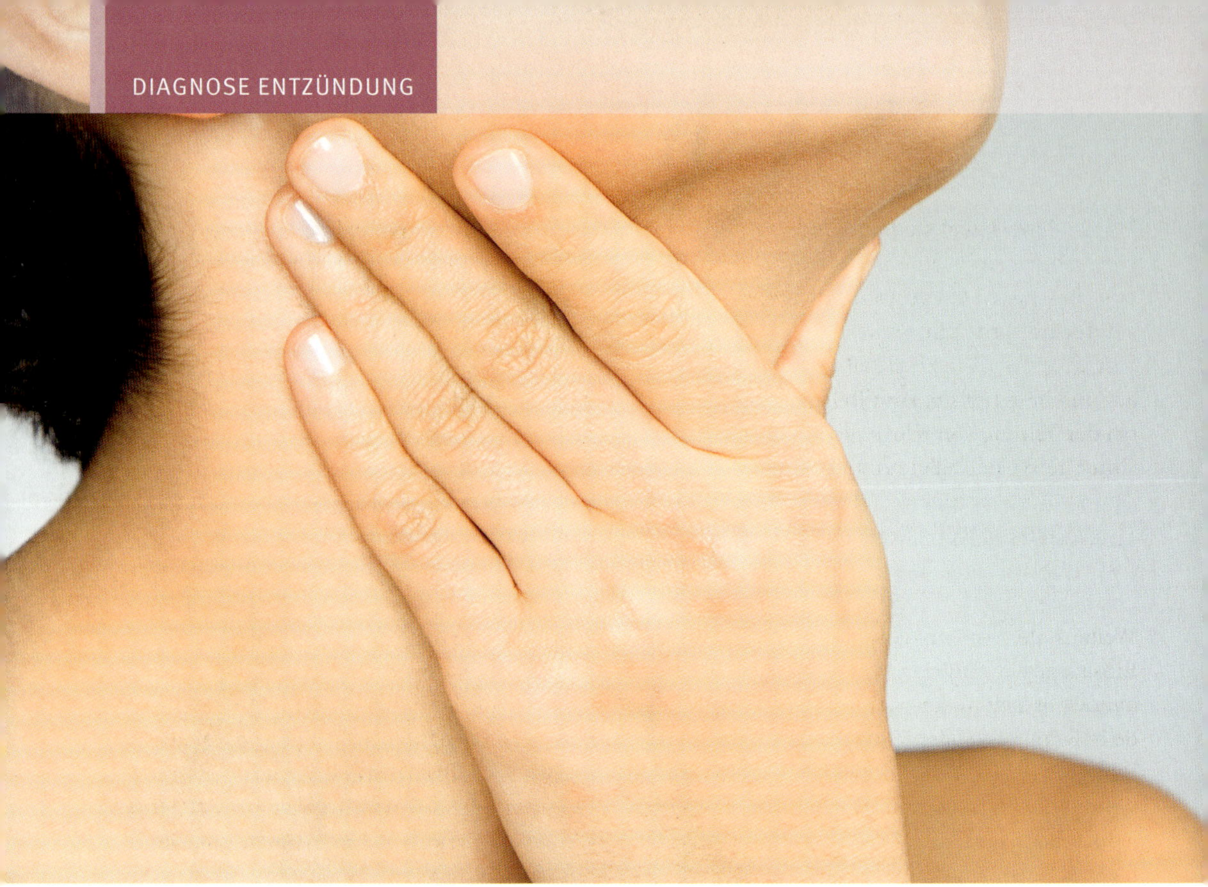

Der Feind im Körper

UNSER KÖRPER LEBT GEFÄHRLICH. Ständig wird er mit fremden Einflüssen und Substanzen konfrontiert, die ihm großen Schaden zufügen können. Und dennoch schafft es der Mensch seit Jahrtausenden, den überall lauernden Anfeindungen von außen zu trotzen. Mehr noch: Oft geht er aus den Konfrontationen und zeitweiligen Belagerungszuständen durch zigtausende Eindringlinge sogar gestärkt hervor. Dies verdankt er der Fähigkeit des Organismus, eine Entzündung in Gang zu setzen. Eine Entzündung ist die Antwort Ihres Körpers auf Anfeindungen von außen: auf thermische oder chemische Aggressoren ebenso wie auf Fremdkörper, die es geschafft haben, bis in sein Innerstes – die Zellen – vorzudringen. Das passiert praktisch ständig: beim Atmen, Essen und Trinken, aber auch, wenn Sie sich in den Finger schneiden oder sich einen Mückenstich aufkratzen – und sogar beim Küssen. Wichtig ist, dass sich die Eindringlinge nicht im ganzen Körper ausbreiten, um am Ende gar das Kommando zu übernehmen. Dies ist die Domäne Ihres Immunsystems, ein hocheffizientes Netzwerk von Organen, Geweben und speziell ausgebildeten Zellen, das rund um die

Uhr in Bereitschaft steht, um jederzeit zu Höchstform aufzulaufen, wenn es gilt, durch eine fein austarierte Abwehrleistung Ihre Gesundheit zu erhalten. Sogar Fehler im eigenen System spürt ein schlagkräftiges Immunsystem auf und beseitigt sie, zum Beispiel, wenn etwas bei der Teilung von Körperzellen schiefgeht (Mutation) und Zellen unkontrolliert wachsen.

DIE WEHRHAFTE TRUPPE DES IMMUNSYSTEMS

Weitaus öfter noch ist das Immunsystem im Einsatz gegen Eindringlinge von außen. Dabei handelt es sich in den meisten Fällen um Feinde in Miniaturgröße: Bakterien, Viren oder Pilze, die für das bloße Auge überhaupt nicht sichtbar sind. Das körpereigene Abwehrsystem jedoch besitzt präzise Waffen, um die Angreifer unschädlich zu machen. Dieser ganz auf Schutz und Heilung ausgerichtete Abwehrmechanismus greift immer. In den meisten Fällen so schnell und effektiv, dass der Kampf auf den Eintrittsort beschränkt bleibt und keine Gefahr für eine feindliche Übernahme durch die Eindringlinge besteht. Häufig bekommen Sie von den Attacken auf Ihren Körper überhaupt nichts mit:, sei es, weil die Angreifer bereits erfolgreich von Ihren äußeren Schutzbarrieren gestoppt wurden, oder weil die Truppe zahlen- oder kräftemäßig einfach nicht stark genug besetzt ist, um der mächtigen Abwehr in Ihrem Inneren Paroli zu bieten.

Um effektiv zu sein, muss die Abwehr im ganzen Körper funktionieren. Die eine zentrale Schaltstelle gibt es deshalb nicht. Am besten stellen Sie sich das Immunsystem als ein Gemeinschaftswerk von verschiedenen Geweben, Organen und Zellverbänden vor, das weit verzweigt und buchstäblich von Kopf bis Fuß agiert und sofort weiß, was zu tun ist, wenn das Kommando »Verteidigung« lautet. Das Arbeitsteam des Immunsystems und die verschiedenen Arbeitsabläufe sind so komplex, dass selbst die Forscher bis heute nicht alle Einzelheiten kennen geschweige denn verstanden haben. Für einen besseren Überblick haben sie das Immunsystem daher in vier Bereiche unterteilt:

- das angeborene Immunsystem (unspezifische Abwehr des Körpers)
- das erworbene Immunsystem (spezifische Abwehr)
- das zelluläre Immunsystem
- das humorale Immunsystem

Gleichwohl arbeiten alle Bestandteile des Immunsystems nicht unabhängig voneinander, sondern parallel. Sobald der Alarm »Achtung, Eindringlinge!« ertönt, beginnen alle mit ihrer »Arbeit« – die einen etwas schneller, die anderen etwas langsamer.

DAS ANGEBORENE IMMUNSYSTEM

Mit einem Teil der Abwehrkapazität sind Sie bereits seit Ihrer Geburt ausgestattet. Egal, um welchen Erreger es sich handelt: Die Komponenten, die an der angeborenen Immunantwort mitwirken, sind praktisch sofort zur Stelle, um feindliche Mikroorganismen schon am Ort ihres Eindringens unschädlich zu machen. Dabei sind sie treffsicherer als lange Zeit gedacht. Denn auch die Zellen der angeborenen Abwehr erkennen ihre Feinde mithilfe von Rezeptoren, die wie ein Schlüssel zum Schloss passen. Ein solcher Rezeptor ist zum Beispiel der Toll-like Rezeptor (TLR 4), der auf Bakteriengifte reagiert. Dockt ein Erreger an einen TLR an, ist dies das Startsignal für eine Kette von Reaktionen, die auch die Verteidigungslinie der erworbenen Immunreaktion festlegt. Diese führt den Angriff dann zielgenau aus.

Fresszellen

Fresszellen töten Erreger ab, indem sie die Feinde in sich aufnehmen und dann in ihrem Zellinneren verdauen. Es gibt mehrere Gruppen, die an verschiedenen Orten gebildet werden und unterschiedlich auftreten (siehe Kasten).

Das Komplementsystem

Auch das Komplementsystem wurde uns in die Wiege gelegt. Forscher und Mediziner zählen das Komplementsystem außerdem zur humoralen Abwehr (siehe Seite 26), weil es sich ausschließlich aus Plasmaproteinen (Bluteiweißen) zusammensetzt. Diese werden auch als Komplementfaktoren (C1 bis C9) bezeichnet – inaktive, von Makrophagen (siehe Kasten) produzierte Enzyme, die sich gegenseitig aktivieren und so eine Kettenreaktion in Gang setzen, wenn es etwas zu tun gibt. Haben die Plasmaproteine fremdes Eiweiß aufgespürt, vernichten sie die Erreger, indem sie kurzerhand deren Zellwände zerlöchern, wodurch der Zellinhalt aus der Hülle austritt. Dann locken sie Fresszellen an, damit diese die letzten Reste beseitigen.

INFO

Verschiedene Fresszellen

- **Monozyten:** Die kleinen Fresszellen werden im Knochenmark gebildet und halten sich primär in den Blutbahnen auf. Sie produzieren Zytokine (siehe Seite 27 f.) und können den T-Zellen Antigene präsentieren.
- **Makrophagen:** Riesenfresszellen im Gewebe und in der Lymphflüssigkeit; setzen Zytokine frei, präsentieren Antigene und können auch relativ große Erreger schlucken.
- **Dendritische Zellen:** Höchst effektive Fresszellen; eine einzige aktiviert bis zu 3000 antigen-spezifische T-Zellen. Sitzen vor allem in der (Schleim-)Haut.
- **Granulozyten:** Größte Untergruppe der weißen Blutkörperchen; sie produzieren keine Zytokine und präsentieren keine Antikörper, reagieren dafür aber am schnellsten auf eine Infektion.

Natürliche Killerzellen

Die natürlichen Killerzellen (NK-Zellen) sind darauf spezialisiert, gegen Zellen vorzugehen, die durch Viren infiziert oder tumorartig verändert sind. Natürliche Killerzellen sind darauf geeicht, einen bestimmten Eiweißkomplex zu erkennen, der auf den Oberflächen nahezu aller gesunden Körperzellen vorkommt. Fehlt dieser Eiweißkomplex, stufen sie die Zelle als fremd ein und zerstören diese, indem sie spezielle Zellgifte freisetzen.

DAS ERWORBENE IMMUNSYSTEM

Jederzeit bereit zu lernen und mit einem untrüglichen Gedächtnis ausgestattet – das sind die besonderen Qualitäten der erworbenen Immunität. Bei jedem Kontakt mit einem Erreger erfolgt eine spezifische Immunantwort: Die spezialisierten Zellen der erworbenen Immunabwehr reagieren auf die charakteristischen Merkmale der verdauten Erreger, die die Makrophagen, Monozyten und/oder dendritischen Zellen (siehe Kasten) an ihrer Zelloberfläche tragen, und entwickeln für diese Antigene genau passende Antikörper. Diese können sie von da an bei jedem weiteren Kontakt aktivieren – in den meisten Fällen verläuft die Infektion dann unbemerkt im Körperinneren. Auf dieselbe Art funktionieren auch die gängigen Schutzimpfungen (zum Beispiel gegen Tetanus).

Hauptakteure der erworbenen Immunantwort sind die T-Lymphozyten (T-Zellen) und B-Lymphozyten (B-Zellen).

T-Zellen

Das »T« der T-Zellen steht für die Thymusdrüse, die hinter dem Brustbein sitzt: Hier reifen die T-Zellen heran und hier werden sie ausgebildet, um zwischen fremd und eigen unterscheiden zu können. T-Zellen, die ihre Ausbildung im Thymus erfolgreich absolviert haben, sind an ihrer Oberfläche mit speziellen Erkennungsmolekülen (Rezeptoren) ausgestattet, mit denen sie die Antigene, die ihnen von den Fresszellen präsentiert werden, identifizieren können. Wird das Antigen als »bekannt« eingestuft, fangen die T-Zellen umgehend an, sich zu teilen und in spezielle Untergruppen für unterschiedliche Aufgaben auszubilden.

B-Zellen

B-Zellen werden im Knochenmark gebildet. Hier bilden sie auch ihren so wichtigen Antigenrezeptor aus, der sie später dazu befähigt, fremde Antigene zu erkennen und diese durch die Bildung von passgenauen Antikörpern zu bekämpfen und unschädlich zu machen. B-Zellen sind die einzigen Immunzellen, die Antikörper bilden können. Kommen sie in Kontakt mit »ihrem« Antigen, wandeln sie sich in Plasmazellen um, um mit dem Blutstrom zum Ort der Infektion zu reisen. Dabei schütten sie Unmengen Antikörper gegen den feindlichen Erreger aus.

DAS ZELLULÄRE IMMUNSYSTEM

Die Abwehrzellen werden zum zellulären Immunsystem gezählt. Monozyten, Makrophagen, Granulozyten und dendritische Zellen sowie sämtliche Immunzellen der spezifischen Abwehr – sie alle gehören zur Gruppe der

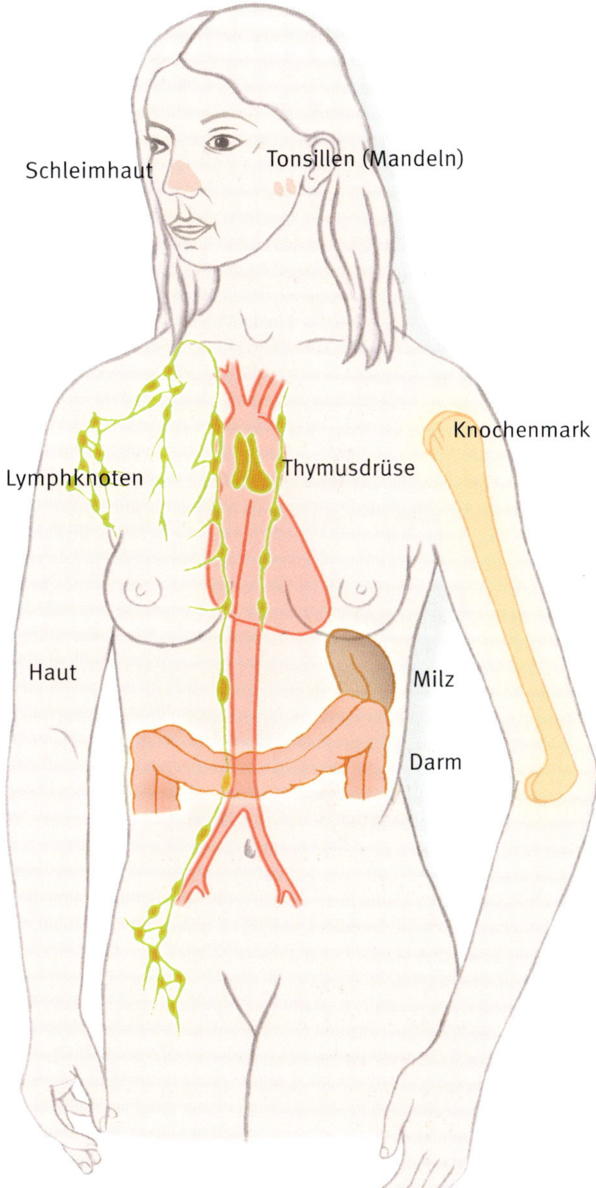

An der körpereigenen Abwehr sind verschiedene Organe beteiligt: Knochenmark, Thymusdrüse, Lymphknoten, Mandeln, Milz, Haut, Schleimhäute und Darm.

weißen Blutkörperchen (Leukozyten). Leukozyten sind die Wächter des Immunsystems: Ständig patrouillieren sie im Körper auf der Suche nach Erregern oder zu zerstörenden Zellstrukturen. Gebildet werden sie im Knochenmark. In den Organen des Immunsystems, im Thymus, in der Milz oder den Lymphknoten, reifen sie dann zu verschiedenen Spezialeinheiten heran. Ist Gefahr im Anzug erhalten sie Signale, die sie zum Ort des Geschehens lotsen. Diesen »Effekt« nutzt die Medizin zu diagnostischen Zwecken: Halten sich besonders viele Leukozyten im Blut auf, heißt das: Entzündung.

DAS HUMORALE IMMUNSYSTEM

Die humorale Abwehr, die der angeborenen Immunität zugeordnet wird, wird aus denjenigen Komponenten gebildet, die nicht aus Zellen bestehen – also vor allem Enzyme, Antikörper, Immunbotenstoffe (Zytokine, siehe Seite 27 f.) und Akute-Phase-Proteine, wie zum Beispiel das C-reaktive Protein (CRP, siehe Seite 18 f.).

Antikörper

Antikörper, auch Immunglobuline genannt, sind neben den Zytokinen die wichtigsten Akteure der humoralen Abwehr. Sie binden sich an ein passendes Antigen und verklumpen mit ihm. Schon durch diesen Vorgang wird das Antigen unschädlich gemacht – den Rest erledigen dann die Plasmaproteine des Komplementsystems und die Fresszellen durch Zersetzen und Verschlingen.

INFO

Die äußeren Barrieren

Leicht ist es für die Krankheitserreger nicht, in Ihren Körper einzudringen. Selbst natürliche »Schlupflöcher« wie Mund, Nase, Augen, Ohren oder Genitalien verfügen über wirkungsvolle Mechanismen, um Bakterien, Viren und Pilzen den Eingang zu versperren.

- Wählen Keime zum Beispiel den Weg über die Nase, bleiben sie buchstäblich im Schleim kleben. Dieser wird von den Flimmerhärchen dann in den Rachen katapultiert. Ein kurzes Schlucken, dann ist Schluss mit den Keimen – vernichtet von der aggressiven Magensäure.
- Ähnlich ergeht es Eindringlingen, die mit dem Essen aufgenommen werden. Und sollten doch einige davongekommen sein, ist spätestens im Dickdarm Endstation: Der nahezu undurchdringliche Schutzschild Darmflora, der bis zu 500 verschiedene Bakterienstämme angehören, lässt nicht zu, dass krankmachende Keime in den eigenen Reihen die Überhand gewinnen – vorausgesetzt, die Darmflora ist intakt und die »guten« Bakterien sind nicht infolge einer falschen Ernährung in der Minderzahl.

Auch andere »Eintrittspforten« verfügen über achtsame Wächter und Helfershelfer vor Ort:

- Spezielle Enzyme im Speichel und in der Tränenflüssigkeit töten gezielt Bakterien ab.
- Ebenso zerstören der saure Wasser-Fett-Film der Haut (pH 5,7) oder das saure Milieu in der Scheide viele Erreger.
- Blase und Harnwege profitieren von den fleißigen Nieren, die ständig Harn produzieren: Da sie laufend durchgespült werden, können sich nur schwer Bakterien einnisten.

ZYTOKINE – TAKTGEBER DER ENTZÜNDUNGSREAKTION

Was auch immer das Immunsystem dazu veranlasst, eine Entzündungsreaktion in Gang zu setzen, den Startschuss dafür geben die Botenstoffe, die Zytokine. Und diese relativ kleinen Eiweißstoffe (Peptide) sind es auch, die die Immunantwort wieder beenden, wenn die Eindringlinge eliminiert wurden. Sogar während der Immunantwort wirken Zytokine regulierend, indem sie aktivierende oder dämpfende Signale geben, die Vermehrung von Immunzellen stimulieren oder deren Reifeprozess fördern. Zytokine melden, wer wann in Aktion treten und wieder abtreten muss, und weisen den Immunakteuren den Weg zum Zielort. Kein Nachrichtenaustausch zwischen Makrophagen und T-Zellen oder zwischen T- und B-Zellen läuft ohne sie. Hierfür docken die Zytokine – nach dem Prinzip des Schlüssels, der in das richtige Schlüsselloch passt – an den Rezeptor einer Zelloberfläche an, übermitteln ihre Botschaften und lösen dadurch die gewünschten Reaktionen im Inneren der Zelle aus.

BOTSCHAFTER DES IMMUNSYSTEMS

Die meisten Zytokine werden direkt vor Ort im Infektionsgebiet abgegeben, wo sie sich an die Arbeit machen und die Nachbarzellen in Aktion bringen. Andere werden ins Blut ausgeschwemmt und verteilen sich im ganzen Körper, um so auch weiter entfernte Organe und das Gehirn in die Pflicht zu nehmen. Das kann Folgen haben: Wenn Sie zum Beispiel Fieber haben, sich krank und elend fühlen, geht das auf das rege Treiben der Zytokine im Dienste der Selbstverteidigung zurück. Höchstwahrscheinlich sind Zytokine auch für jene Erschöpfungszustände verantwortlich, die vielen Patienten mit chronischen Entzündungskrankheiten das Leben schwer machen, insbesondere wenn sie zum rheumatischen Formenkreis (etwa rheumatoide Arthritis, Lupus erythematodes, Fibromyalgie) gehören. Dies legen zumindest aktuelle Forschungsergebnisse der Klinik für Immunologie des Universitätsspitals Zürich nahe. Dort beobachtete man Patienten mit rheumatoider Arthritis, die über einen längeren Zeitraum Zytokinblocker einnahmen. Schon nach wenigen Tagen war die Müdigkeit wie weggeblasen, die Menschen fühlten sich fit und vital. Dieser Effekt trat sogar viel rascher ein als ein Nachlassen der Gelenkschmerzen.

EFFEKTIVES PRINZIP DER GEGENSÄTZE

Wie so oft bei der Steuerung von Lebensvorgängen, basiert auch die Regulation einer Entzündungsreaktion mithilfe der Zytokine auf

INFO

Unerwünschte Zytokinproduktion

Lange Zeit dachte man, nur die Immunzellen seien in der Lage, Zytokine zu bilden. Seit kurzem ist klar, dass auch einige Zelltypen, die nicht an der Immunantwort mitwirken, Zytokine bereitstellen. Sogar die Zellen im Bauchfett produzieren Zytokine, allerdings nur dann, wenn sie über Jahre mit zu viel Fett gefüttert wurden. Dann fangen sie irgendwann an, Unmengen an (entzündungsfördernden) Zytokinen zu produzieren und in den Organismus zu schleudern – und bereiten so den Weg für schlimme Entzündungskrankheiten wie Diabetes oder Arteriosklerose und damit auch für Herzinfarkt oder Schlaganfall (siehe Seite 68 ff.).

dem Prinzip der Gegensätze: Einander widerstrebende Kräfte spornen sich gegenseitig an und halten sich zugleich gegenseitig in Schach. Bei den Zytokinen läuft das so: Die einen kurbeln den Entzündungsprozess an und halten ihn in Gang – das ist die Domäne der pro-entzündlichen (pro-inflammatorischen) Zytokine. Die andere Zytokingruppe hemmt die Entzündung (anti-inflammatorische Zytokine) und sorgt dafür, dass die eifrigen Abwehrzellen zurückgepfiffen werden und die Immunabwehr gedrosselt wird, wenn Schaden an körpereigenem Gewebe zu entstehen droht, aber auch wenn alle Feinde eliminiert sind und es keinen Grund mehr für das Immunsystem gibt, weiter zu ballern. Monozyten, Makrophagen und andere zytokinproduzierende Zellen setzen immer beide Gruppen gleichzeitig frei: pro-entzündliche und anti-entzündliche Zytokine – so halten sich beide Kräfte im Gleichgewicht. Davon profitiert nicht nur die Immunantwort, die auf diese Weise genau dosiert und damit höchst effizient abläuft, sondern dies kommt auch dem Körper selbst zugute: Er schützt sich vor der eigenen Zerstörung.

Wenn die Balance verloren geht

Bereits das kleinste Ungleichgewicht bringt die fein austarierte Balance aus dem Lot und kann in einer verheerenden Schlacht des Organismus gegen sich selbst enden. Das passiert zum Beispiel bei einer Autoimmunerkrankung wie der rheumatoiden Arthritis. Und auch bei anderen chronischen Entzündungskrankheiten ist die körpereigene Verteidigungsstrategie aus dem Ruder gelaufen, weil die Wirkung der entzündungsfördernden Zytokine die der entzündungshemmenden dominiert. Das bleibt nicht ohne Folgen: Das Immunsystem kämpft und kämpft – jetzt allerdings gegen ein Phantom und nicht mehr gegen feindliche Eindringlinge.

INTERLEUKINE

Über 100 Zytokine haben die Forscher bis jetzt identifiziert, die meisten davon sind die Interleukine. Sie wirken unter anderem entzündungsfördernd, andere dämpfen die Entzündungsreaktion oder fördern die Ausschüttung von Antikörpern. Und vermutlich werden es in ein paar Jahren noch einige mehr sein, denn die Suche nach weiteren unbekannten Zytokinen läuft auf Hochtouren. Erst kürzlich wurde wieder ein neues Interleukin entdeckt – inzwischen das fünfunddreißigste, deshalb auch der Name Interleukin-35 (IL-35). Dieses Interleukin hat eine entzündungshemmende Wirkung und reguliert die Aktivität von T-Zellen. Auch IL-27 ist ein neu entdecktes Zytokin und einer der Gegenspieler des Interleukin-6 (IL-6). IL-6 wiederum ist – neben dem Interleukin-1 (IL-1a und IL-1b) und dem Tumornekrosefaktor alpha (TNF-a, siehe Seite 29) das Zytokin mit dem größten entzündungsfördernden Potenzial. Alle drei werden von den Makrophagen praktisch sofort gebildet, nachdem sie die ersten Eindringlinge verdaut haben. Spritzt man diese Entzündungsstoffe unter die Haut, stellen sich prompt die bekannten Entzündungszeichen ein: Rötung, Schwellung, Schmerzen. Werden sie über eine Vene in den Körper gejagt, fängt dieser schon ein paar Stunden später an zu fiebern. Eine Blutuntersuchung zeigt, dass zudem alle Entzündungsmarker (siehe Seite 18 f.) erhöht sind. Interleukin-27 kann dieser negativen Wirkung kurzerhand ein Ende bereiten. Es dockt nämlich an die gleichen Rezeptoren an wie IL-6 und hemmt so die gesamte Entzündungsreaktion auf einen Schlag.

Von der Forschung zur Therapie

Solche spektakulären Erkenntnisse erfreuen nicht nur das Forscherherz, sondern sie sind auch für den spezialisierten Arzt wichtig, der

Tag für Tag bestrebt ist, das Leiden von Entzündungspatienten zu lindern: Je mehr Forscher und Mediziner über die einzelnen Zytokine Bescheid wissen, desto größer sind die Chancen, eines Tages zielgenaue Behandlungsstrategien an der Hand zu haben, mit denen chronische Entzündungskrankheiten geheilt oder zumindest nachhaltig gelindert werden können. Tatsächlich werden schon verschiedene Interleukine mit einigem Erfolg zu therapeutischen Zwecken eingesetzt. Mit dem entzündlichen Botenstoff Interleukin-2 wird zum Beispiel die Abwehr gegen bestimmte Tumorzellen oder HIV-Erreger auf Trab gebracht. Andere entzündungshemmende Zytokine sorgen dafür, dass ihre entzündungsfördernden Gegenspieler in Schach gehalten werden.
Ein Interleukin der ersten Stunde in der therapeutischen Entzündungsmedizin ist das antientzündliche IL-10: Mit ihm lässt sich der Verlauf von Psoriasis (Schuppenflechte) und möglicherweise auch von chronisch-entzündlichen Darmerkrankungen wie zum Beispiel Morbus Crohn günstig beeinflussen.

WEITERE ZYTOKINE

Neben den Interleukinen gibt es vier weitere Gruppen von Zytokinen.

- **Tumor-Nekrose-Faktoren alpha und beta (TNF-a und TNF-b):** Bekämpfen Krebszellen und haben von allen Zytokinen das breiteste Wirkspektrum – sie entwickeln ihre Aktivitäten sowohl direkt im Entzündungsherd als auch weit davon entfernt in anderen Organen.
- **Interferone alpha, beta und gamma:** Schützen die Nachbarzellen der infizierten Zellen und verhindern so die Ausbreitung der Infektion. Einige Interferone werden inzwischen ziemlich erfolgreich in der Krebstherapie eingesetzt, andere mildern akute Schübe bei der chronischen Entzündungskrankheit multiple Sklerose oder helfen im Kampf gegen chronische Leberentzündungen und schwere Viruserkrankungen.
- **Chemokine:** Weisen den Immunzellen den Weg in den Entzündungsherd – und wieder hinaus. Einige aktivieren direkt Immunzellen.
- **Koloniestimulierende Faktoren (CSF):** Wachstumsfaktoren, die vor allem die Bildung von weißen und roten Blutkörperchen anregen.

INFO

Sofort zur Stelle: Akute-Phase-Proteine

Akute-Phase-Proteine sind Eiweißstoffe, die im Blutplasma gelöst sind und teilweise ganz unterschiedliche Fähigkeiten in die Immunantwort mit einbringen. Prominentester Vertreter ist das C-reaktive Protein, das eine besonders wichtige Rolle in der Entzündungsdiagnostik spielt (siehe Seite 18 f.).
Für die Bekämpfung von Bakterien braucht der Körper besonders viele dieser insgesamt 30 Proteine. Daher kann der Arzt anhand der Messergebnisse von Akute-Phase-Protein-Konzentrationen im Blut ziemlich genau erkennen, ob zum Beispiel Bakterien oder Viren die Infektionsursache sind, ob die Entzündung akut oder chronisch ist und sogar, wie groß der Gewebeschaden im Herz und damit die Überlebenschance nach einem Infarkt ist. Dabei signalisieren Zytokine der Leber sehr früh, wann sie Akute-Phase-Proteine produzieren soll, lang bevor die spezifische Abwehr in Aktion tritt.

INFO

Alarmstufe rot: Blutvergiftung

Jährlich erkranken in Deutschland 154000 Menschen an einer Blutvergiftung (Sepsis); das sind 142 Patienten pro Tag. Und trotz intensiver medizinischer Betreuung überlebt fast jeder Zweite die Sepsis nicht. Als Todesursache rangiert sie mit ca. 60 000 Opfern jährlich noch vor vielen Krebserkrankungen und ist die häufigste auf Intensivstationen.

Ein unterschätztes Problem

Warum aber wird diese so häufige und so gefährliche Ganzkörperentzündung in der Öffentlichkeit nicht richtig wahrgenommen? Selbst vielen Ärzten war jahrelang nicht klar, dass eine Sepsis überdurchschnittlich oft für den Tod eines Patienten verantwortlich war – und immer noch ist. In den letzten Jahren jedoch haben sich Spezialisten auf der ganzen Welt zusammengeschlossen, um herauszufinden, unter welchen Umständen eine Infektion in eine Sepsis mündet, wie die Erkrankung möglichst früh erkannt und wie sie vor allem erfolgreich behandelt werden kann. Zugleich geht es darum, Standards zu entwickeln, nach denen sich die Ärzte künftig richten können – all das mit dem Ziel, die Sterblichkeitsrate bei Blutvergiftung auf ein absolutes Minimum zu senken.

Entzündung außer Kontrolle

Wenn sich eine Blutvergiftung entwickelt, hat die Immunabwehr eine schwere Niederlage erlitten. Die Entzündungsreaktion hat es nicht geschafft, die Erreger am Infektionsort (oder in einem Organ) zu eliminieren. Und auch die Akteure des Immunsystems konnten die Keime nicht daran hindern, sich auszubreiten.

Der Körper reagiert auf die feindlichen Mikroorganismen, wie er immer auf eine Bedrohung von außen reagiert: mit einer Entzündung. Die Vorhut der Körperabwehr (angeborene Immunantwort) rückt an und aktiviert mithilfe der Entzündungsstoffe im Nu die zweite Verteidigungslinie (erworbene Immunantwort).

Allerdings bleibt der Abwehrkampf nun nicht mehr auf eine kleine Region beschränkt, sondern tobt im ganzen Körper. Unermüdlich jagen Immunzellen und Entzündungsstoffe durch die Gefäße, um überall mobil zu machen. Wie in einer Kettenreaktion sind innerhalb weniger Stunden alle lebensnotwendigen Funktionseinheiten hochgradig entzündet – und weisen mehr oder weniger die typischen Entzündungszeichen auf (siehe Seite 28).

Septischer Schock

Zunächst sind die Organe noch in der Lage, die an sie gesetzten Anforderungen zu erfüllen, zum Beispiel die Leber, die die Aufgabe hat, Akute-Phase-Proteine (siehe Seite 29) bereitzustellen – das tut sie nun allerdings permanent. Irgendwann geht dann aber nichts mehr: Durch die stark geweiteten Blutgefäße versackt das Blut im Körper, die Gefäßwände werden löchrig. Dadurch dringt immer mehr Flüssigkeit ins Gewebe und staut sich dort. Das Blut beginnt in den Gefäßen zu gerinnen, kleine Blutgefäße verstopfen, die Blutzirkulation gerät ins Stocken, der Blutdruck fällt ab. Gleichzeitig fängt der Puls an zu rasen und die Atmung wird immer schneller. Als Nächstes wird der Sauerstoff knapp und der Kreislauf bricht zusammen – das ist der septische Schock. Damit hat die

Sepsis die denkbar ungünstigste Entwicklung genommen, denn mehr als 70 Prozent der Patienten überleben einen septischen Schock nicht. Selbst wenn es gelingt, den völligen Kollaps zu vermeiden, kann die Situation jederzeit eskalieren – insbesondere, wenn bereits ein oder mehrere Organe auszufallen drohen.

Wer ist besonders gefährdet?

Theoretisch kann jede lokale Infektion mit Bakterien (manchmal auch mit Viren oder Pilzen) eine Blutvergiftung auslösen: eine verschmutzte Schürfwunde, ein entzündeter Insektenstich, eine Harnwegsinfektion oder – besonders häufig – eine Lungenentzündung. Vor allem aber sind folgende Personen betroffen:

- Menschen mit einem geschwächten Immunsystem, wie bei AIDS- oder Krebskranken. Das Gleiche gilt auch, wenn eine schwere Autoimmunerkrankung besteht.
- Diabetiker und Menschen mit metabolischem Syndrom (siehe Seite 83). Forscher haben sogar festgestellt, dass schon Übergewichtige ein siebenmal höheres Risiko für eine tödlich verlaufende Sepsis haben.
- Menschen, die frisch operiert wurden, die eine schwere Verbrennung oder Unfallverletzung erlitten haben. In diesem Fall haben Keime besonders leichtes Spiel, weil sie praktisch nur noch durch das weit geöffnete Tor des Hautdefekts ins Körperinnere hineinzuschlüpfen brauchen. In manchen Fällen geht die Initialzündung für ein überstimuliertes Immunsystem auch von den zerstörten Zellen des Gewebeschadens aus, die mithilfe von speziellen Eiweißstoffen (Alarminen) die Immunzellen auf den Plan rufen, damit der Schaden repariert wird und abgestorbene Zelltrümmer abtransportiert werden (sterile Entzündung).

Schwierige Diagnostik und Therapie

Fieber (über 38 Grad) oder Untertemperatur (unter 36 Grad), Schüttelfrost, sich richtig elend fühlen, vielleicht sogar verwirrt sein: Das sind typische Begleitsymptome einer Sepsis, leider aber auch die vieler anderer Krankheiten. Selbst Ärzten fällt es daher nicht immer leicht, anhand der akuten Beschwerden eine Sepsis zu diagnostizieren; dazu ist ein Bluttest nötig. Auch eine gezielte Therapie, mit der das entfesselte Immunsystem wieder in normale Bahnen gelenkt wird, gibt es nicht. Stattdessen versucht man, die (mögliche) Ursache zu bekämpfen, vor allem mit hoch dosierten Antibiotika-Infusionen, aber auch mit der chirurgischen Sanierung des Entzündungsherds sowie mit Medikamenten zur Verbesserung der Blutgerinnung oder Infusionen mit roten Blutkörperchen, um die lebensbedrohlichen Veränderungen im Blut in den Griff zu bekommen.

Anzeichen einer Sepsis

Jede Minute zählt – das gilt nicht nur für einen Herzinfarkt oder Schlaganfall, sondern auch für eine Blutvergiftung. Deshalb: Wenn Sie bei einem Ihrer Familienmitglieder während eines Infekts folgende Anzeichen erkennen (oder ein Familienmitglied bei Ihnen), sollten Sie möglichst schnell einen Notarzt rufen:

- Unruhe, Schläfrigkeit, Verwirrung
- Puls von mehr als 100 Schlägen pro Minute
- sinkender Blutdruck
- schnelle und schwere Atmung
- blasse beziehungsweise grau-fahle Haut

INFO

Pflanzliche Antibiotika

Im Moment sieht es ganz danach aus, als ob die Resistenzen von Bakterienstämmen schneller zunehmen, als neue wirksame Antibiotika entwickelt werden können. Deshalb plädieren immer mehr Mediziner dafür, bei unkomplizierten, mild verlaufenden Infektionen auf die antibakteriellen Heilkräfte der Natur zu setzen. Tatsächlich gibt es eine Reihe von Pflanzen, denen eine keimabtötende – und damit antibiotische – Wirkung zugesprochen wird. Sie stehen als standardisierte Extrakte in Tabletten, Tinkturen, Granulat, Tee, Salben oder Cremes zur Verfügung. Richtig dosiert sind Nebenwirkungen kaum zu befürchten. Und: Sie fördern nicht die Resistenzbildung.

Bärlauch (Allium ursinum)

- Gehört zur Familie der Lauchgewächse. Seinen intensiven, knoblauchartigen Geschmack verdankt der Bärlauch seinem hohen Gehalt an verschiedenen Schwefelverbindungen (zum Beispiel Divinylsulfid, Dimethylthiosulfonat, Methylcysteinsulfoxid). Diese chemischen Verbindungen sind im Wesentlichen auch für seine Heilwirkung verantwortlich.

Wirkung: hemmt das Wachstum von Pilzen und Bakterien; verbessert die Fließeigenschaften des Blutes; wirkt arteriosklerotisch bedingten Ablagerungen an Gefäßwänden entgegen

Darreichungsform: standardisiertes Granulat, Frischpflanzenpresssaft

Anwendung: innerlich zur Vorbeugung von Arteriosklerose und Bluthochdruck sowie zur Darmreinigung; äußerlich bei schlecht heilenden Hautausschlägen

Cranberry (Vaccinium macrocarpon)

- Eine Heilpflanze aus der Familie der Heidekrautgewächse. Die natürlichen Verbreitungsgebiete der kleinen roten Beeren sind Nordamerika und Kanada. Inzwischen werden sie jedoch vor allem in den USA auf riesigen Plantagen gezüchtet. Die Cranberry zeichnet sich nicht nur durch einen hohen Gehalt an Vitaminen (vor allem Vitamin C) aus, sondern sie enthält auch viele Proanthocyanidine. Diese Substanzen verhindern, dass sich Bakterien an den Schleimhäuten von Blase und Harnröhre festsetzen. Dank der Flavonoide wirkt die Cranberry zudem als Antioxidans und schützt vor oxidativem Stress. Wer Nierensteine hat oder dazu neigt, sollte auf Cranberrys verzichten, weil sie auch Oxalsäure enthalten, die die Entstehung der Steine begünstigt.

Wirkung: antibakteriell; fängt freie Radikale; harntreibend

Darreichungsform: standardisierter Saft/Frischpflanzenpresssaft, Tee, Kapseln, Lutschtabletten

Anwendung: zur Vorbeugung und Behandlung von Harnwegsinfekten und speziell von chronischen Blasenentzündungen

Kamille (Matricaria recutita)

- Die Echte Kamille ist ein Korbblütler und gehört zu den ältesten bekannten Heilpflanzen überhaupt. Vor allem in den Blüten sind große Mengen an ätherischen Ölen (zum Beispiel Chamazulen, alpha-Bisabolol) sowie an Flavonoiden und Schleimstoffen enthalten.

Wirkung: antibakteriell; entzündungshemmend; wundheilungsfördernd; krampflösend; blähungstreibend

Darreichungsform: Tee, standardisierter Extrakt als Tinktur
Anwendung: innerlich bei entzündlichen Erkrankungen der Atemwege (Inhalationen) und bei Magen-Darm-Beschwerden; äußerlich bei Haut-, Schleimhaut-, Zahnfleischentzündung

Kapuzinerkresse (Tropaeolum majus)

- Bildet eine eigene Pflanzenfamilie und ist schon lange als auswurfförderndes und desinfizierendes Mittel bei Atemwegserkrankungen bekannt. Kapuzinerkresse hat unter anderem einen sehr hohen Gehalt an Vitamin C sowie an Senfölglykosiden, denen eine antibakterielle Wirkung zugeschrieben wird.

Wirkung: antibakteriell; auswurffördernd; hemmt die Vermehrung von Viren und Pilzen; steigert die Abwehrkräfte
Darreichungsform: Frischpflanzenpresssaft, standardisierter Extrakt als Tinktur, Kapseln, Tabletten, Tee
Anwendung: Atemwegsinfektionen; Harnwegsinfekte; zur Vorbeugung von Infekten

Knoblauch (Allium sativum)

- Gehört zur Familie der Lauchgewächse und ist wohl das am weitesten verbreitete Würzmittel überhaupt. Seine gesundheitsfördernden Eigenschaften verdankt der Knoblauch vor allem seinem hohen Gehalt an Schwefelverbindungen, von denen das Alliin eine wichtige Rolle spielt. Wird das Fruchtfleisch einer Zehe zerdrückt, wird das Enzym Alliinase freigesetzt und wandelt das Alliin in Allicin um. Allicin zeichnet sich durch verschiedene Heileffekte aus: Zum einen wirkt es gegen Bakterien, Pilze und Viren, zum anderen senkt es erhöhte Blutfettwerte, allen voran das »böse« LDL-Cholesterin. Außerdem wirkt Allicin antioxidativ, beugt Arteriosklerose und Bluthochdruck vor. Übrigens: Die gleichen therapeutischen Effekte werden auch der Zwiebel (ebenfalls ein Lauchgewächs) zugeschrieben.

Wirkung: Antibakteriell; tötet Viren und Pilze ab; wirkt desinfizierend und antioxidativ; ist blutdruck- und blutfettsenkend; verringert das Thromboserisiko; stärkt die allgemeinen Abwehrkräfte; hat möglicherweise ein krebshemmendes Potenzial. Täglicher Knoblauchverzehr senkt außerdem das Erkältungsrisiko.
Darreichungsform: Presssaft; standardisierter Extrakt als Pulver, Kapseln, Dragees
Anwendung: zur Vorbeugung von Arteriosklerose und Thrombose; zur Senkung eines erhöhten Cholesterinspiegels; zur Vorbeugung von Infekten und als Begleittherapie bei Erkältungen

Teebaum (Melaleuca alternifolia)

- Nur eine Teebaumart liefert das hochwertige, zu therapeutischen Zwecken genutzte Teebaumöl: Melaleuca alternifolia, die in bestimmten Regionen Australiens zu finden ist und zur Familie der Myrtengewächse gehört. Dass Teebaumöl sowohl gegen Bakterien als auch gegen Viren und Pilze wirkt, liegt an den Substanzen Terpinen-4-ol und Cineol. Das Öl sollte aber nur äußerlich angewendet werden.

Wirkung: antibakteriell; viren- und pilzabtötend; entzündungshemmend
Darreichungsform: standardisiertes ätherisches Öl (auf Bioqualität achten)
Anwendung: bakterielle Hautinfektionen wie Abszesse, Akne, Dermatitis; Fußpilz; Erkältungen; Zahnfleischentzündung

INFO

Medizin aus dem Bienenstock

Lange Zeit war Honig das einzig bekannte intensiv süße Lebensmittel. Entsprechend früh, vermutlich schon in der Steinzeit, strebte der Mensch danach, ihn den Bienen in großen Mengen abspenstig zu machen und Bienenvölker als »Nutztiere« zu kultivieren: Um 6000 v. Chr. werden die Anfänge der Imkerei datiert. Schon bald avancierte der Honig auch zu einem wichtigen Heilmittel, wobei man ihn vor allem als Wundauflage schätzte. Hippokrates verordnete den Honig zur Linderung von Fieber, Verletzungen, Geschwüren und eitrigen Wunden – therapeutische Vorgaben, die bis weit ins 20. Jahrhundert gültig blieben. Noch in beiden Weltkriegen wurden Verwundete mit honiggetränkten Wundauflagen versorgt. Mit Einführung des Penizillins wurde Honig dann allerdings vom einsetzenden Antibiotika-Boom verdrängt. Dabei blieb es erst einmal. Bis Anfang des neuen Jahrtausends das Zentrum für Kinderheilkunde des Universitätsklinikums Bonn damit begann, Honig im Klinikbetrieb systematisch zu therapeutischen Zwecken einzusetzen – und zwar zur Wundheilung in der Krebstherapie von Kindern. Chemotherapie bedeutet nämlich nicht nur, dass Krebszellen in ihrer Vermehrung gebremst werden, sondern sie beeinträchtigt auch die Wundheilung, sodass Hautverletzungen oft Wochen brauchen, um zu heilen. Bei Leukämiepatienten ist zudem das Immunsystem geschwächt, Krankheitserreger haben also leichtes Spiel. Gelangen Keime über eine offene Wunde in die Blutbahn, droht eine lebensgefährliche Sepsis (siehe Seite 30 f.).

Therapie nur mit medizinischem Honig

Mittlerweile arbeiten knapp 30 Kliniken in Deutschland mit medizinischem Honig. Das ist ein technisch aufbereiteter, hochsteriler antibakterieller Honig, der auf spezielle Kriterien in Bezug auf Reinheit, Wirkung und biologische Sicherheit geprüft wurde und mit einer CE-Kennzeichnung versehen ist. Nur dieser Honig (in Apotheken erhältlich) darf therapeutisch eingesetzt werden – mit Honig aus dem Supermarkt oder Naturkostladen lässt sich dieser Effekt nicht erzielen. Im Gegenteil: Haushaltshonig ist nicht steril und beherbergt unter Umständen gefährliche Bakterien, sodass man sich sogar eine schwere Infektion einhandeln kann.

Effektiver Bakterienkiller

Inzwischen interessieren sich die Wissenschaftler aber noch aus einem anderen Grund für den medizinischen Honig. 2005 zeigte nämlich eine australische Studie auf, dass »Medihoney« offenbar sogar multiresistente Keime besiegt. Forscher hatten die Wirksamkeit von »Medihoney« mit der des Antibiotikums Mupocin im Kampf gegen eine bestimmte Staphylokokkenart (Staphylococcus aureus) verglichen. Diese Staphylokokken, die vor allem schmerzhafte, eiternde Hautinfektionen hervorrufen, sind deshalb so gefährlich, weil sie gegen viele Antibiotika (wie Methicillin oder Oxacillin) resistent geworden und daher nur noch schwer zu behandeln sind – sie werden deshalb auch MRSA (methicillin-resistente Staphylococcus aureus) genannt. Die Wissenschaftler waren selbst überrascht, zu sehen, dass der antibiotische Effekt von »Medihoney« dem eines bewährten Antibiotikums offensichtlich in nichts nachsteht.

Enzym mit antiseptischer Wirkung

Und was genau macht nun die klebrig-süße Masse zum Bakterienkiller? Zum einen ist es der hohe Zuckergehalt, der für die Bakterien schädlich ist. Denn Zucker entzieht Bakterienzellen das lebenswichtige Wasser, sie schrumpfen und sterben schließlich ab. Zum anderen enthält Honig das Enzym Glukoseoxidase, das aus Zucker in kleinen Mengen Wasserstoffperoxid freisetzt. Dieses Enzym wirkt antiseptisch und sorgt dafür, dass Wasserstoffperoxid im Honig unentwegt neu gebildet wird. Es büßt also nicht an Wirksamkeit ein, sodass bereits geringe Mengen reichen, um die Bakterien in der Wunde abzutöten.

Der »Medihoney« wird aus zwei verschiedenen Sorten Honig hergestellt: Die eine bildet vergleichsweise viel Wasserstoffperoxid, die andere – Leptospermum-Honig – tötet besonders effizient Bakterien ab. Leptospermum ist eine nur in Australien und Neuseeland beheimatete Baumgattung. Warum gerade dieser Honig so hoch antibakteriell wirkt, wird derzeit noch genauer erforscht.

Hilfe bei Problemwunden

Praktisch alle Problemwunden lassen sich gut mit medizinischem Honig behandeln – selbst ein »offenes Bein« oder wundgelegene Hautstellen infolge längerer Bettlägerigkeit (Dekubitus). Auf Kompressen und Verbände gebrachter medizinischer Honig wirkt nicht nur entzündungshemmend, sondern beschleunigt auch die Heilung der Wunde. Außerdem bekämpft er hartnäckige Keime, die sich oft in einer offenen Verletzung einnisten. Tote Gewebezellen werden schneller abgestoßen und die Neubildung von Gewebe wird stimuliert. In medizinischem Honig getränkte Umschläge lassen sich zudem leicht entfernen, sodass die Wundheilung nicht gestört wird.

Propolis – Kitt gegen Bakterien

Ein weiteres antibiotisch wirkendes Bienenprodukt ist Propolis, eine kittartige Substanz, die Bienen aus dem Harz von Knospen und Rinden verschiedener Bäume sammeln. Damit überziehen sie ihre Waben, um ihr Bienenvolk vor schädlichen Krankheitserregern zu schützen. Chemische Analysen ergaben, dass Propolis – genauso wie Honig – über ausgeprägte antibiotische Eigenschaften verfügt.

Haupteinsatzgebiete von Propolis sind Entzündungen der Mundhöhle wie Aphthen oder auch Zahnfleischentzündungen. Zudem hilft es bei Hauterkrankungen wie zum Beispiel Flechten. Eine Studie von Ärzten der Universitätsklinik für Frauenheilkunde der Medizinischen Universität Wien (2005) legt nahe, dass auch eine chronische Scheidenentzündung gut auf Propolis anspricht. Zur Verfügung steht Propolis als Tropfen, Cremes und Kapseln.

Vorsicht bei Allergien

Einige Personen reagieren auf Bienenprodukte überempfindlich oder gar allergisch – manchmal, ohne es zu wissen. Deshalb sollten Sie vor der Anwendung unbedingt einen Allergietest durchführen. Tragen Sie hierfür auf Ihren Unterarm zum Beispiel einige Tropfen gelöstes Propolis auf. Treten an der Stelle Hautreaktionen wie Rötung, Pusteln oder Juckreiz auf, sollten Sie auf den Einsatz des Präparats sicherheitshalber besser verzichten.

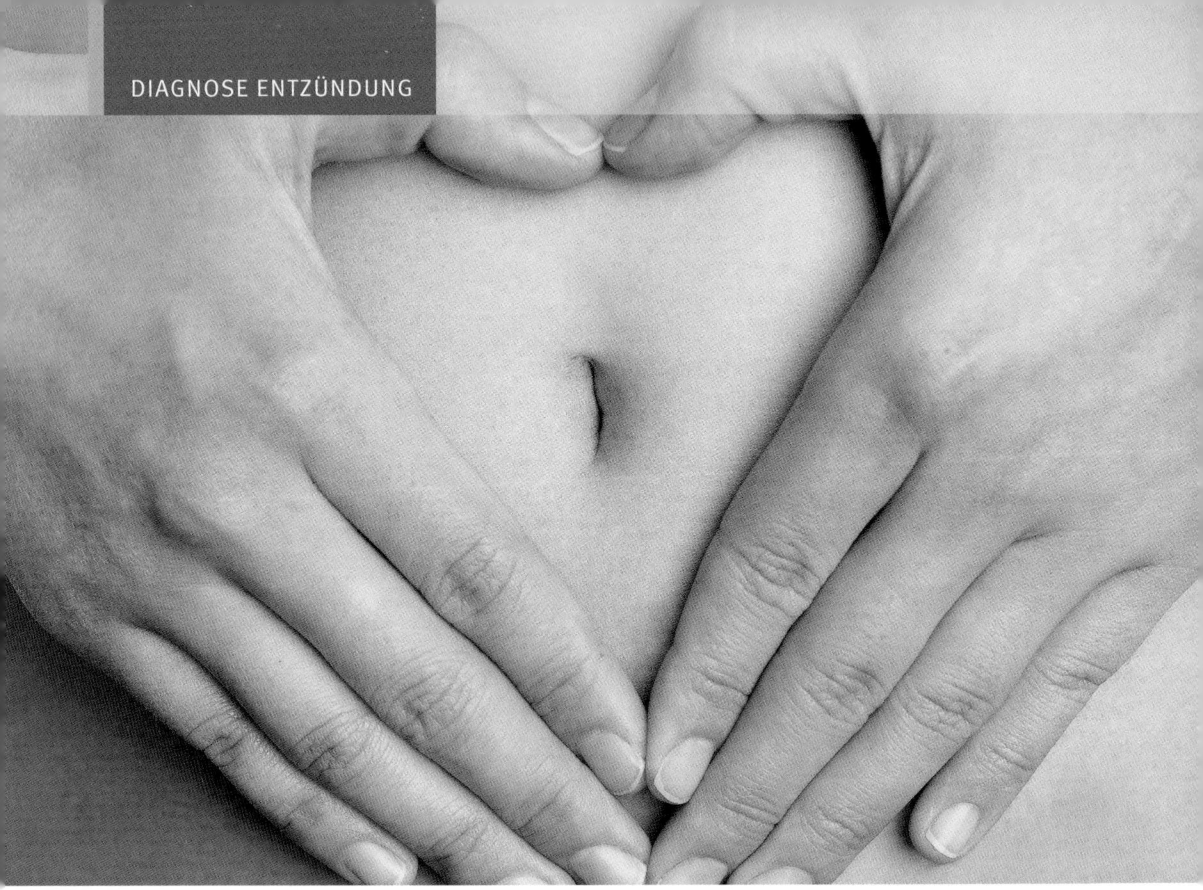

Chronische Entzündung – wenn das Immunsystem entgleist

WAS HABEN QUALLEN, was der Mensch nicht hat? Dieser Frage gehen gerade die Wissenschaftler des Forschungsverbunds »Exzellenzcluster Entzündungsforschung« an der Christian-Albrechts-Universität Kiel in akribischer Forschungsarbeit nach. Sie wollen vor allem ergründen, was die Meeresorganismen davor schützt, sich chronisch zu entzünden. Denn fest steht: Bei Quallen oder Muscheln sind die Schutzmechanismen gegen feindliche Angriffe von außen hundertfach besser wirksam als beim Menschen. Außerdem identifiziert ihre Immunabwehr nicht plötzlich harmlose Stoffe als Feinde, gegen die umgehend eine heftige Entzündungsreaktion in Gang gesetzt wird. Den Menschen passiert dies dagegen immer öfter: Allein in Deutschland reagiert inzwischen fast jeder Zweite allergisch – auf Blütenpollen, Milbenkot, Bettfedern, Katzenhaare, Tomaten, Erdbeeren, Nüsse oder Jeansknöpfe. Quallen müssen auch nicht damit rechnen, dass die Immunabwehr aus dem Nichts körpereigenes Gewebe und Organe angreift, weil sie es irrtümlich für einen Eindringling hält. Bei uns dagegen nimmt die Zahl der Autoimmunerkrankungen dramatisch zu – und bis jetzt gibt es keine Therapiestrategie, mit der das auf Abwege geratene Immunsystem wieder zurück in die Spur geführt werden kann. Denn obwohl die Entzündungsforschung weltweit auf Hochtouren läuft, weiß derzeit niemand genau, was die Gründe für diese Autoaggression der Abwehrstrategen sind.

AUTOIMMUNERKRANKUNGEN – EIN FAST AUSSICHTSLOSER KAMPF

Es ist jetzt etwas mehr als ein Jahrhundert her, dass der Begründer der Infektionslehre, Paul Ehrlich (1854–1915), zu der festen Überzeugung gelangte, dass es keinen Organismus gäbe, der sich selbst angreift. Im Moment sieht es jedoch ganz danach aus, als hätte sich der geniale Forscher und Nobelpreisträger in diesem Punkt geirrt. Mittlerweile kennen die Mediziner über 60 Autoimmunerkrankungen und ihre jeweiligen Hauptangriffsorte. Die häufigsten: Gelenke und Bindegewebe bei rheumatoider Arthritis, das zentrale Nervensystem bei multipler Sklerose, die Dickdarmschleimhaut bei Morbus Crohn und Colitis ulcerosa, die Dünndarmschleimhaut bei Zöliakie, die Haut bei Neurodermitis, die Haut und oft auch die Gelenke bei Psoriasis, die Bauchspeicheldrüse bei Typ-1-Diabetes, die Leber bei bestimmten Formen der chronischen Hepatitis, die Schilddrüse bei der Hashimoto-Thyreoiditis oder der Basedow-Krankheit, die salzsäureproduzierenden Zellen und der Intrinsic factor der Magenschleimhaut bei einer Autoimmungastritis.

TÜCKISCHES BINDEGLIED ENTZÜNDUNG?

Was aber ist der gemeinsame Nenner dieser schweren Erkrankungen und einer kleinen Stichwunde (etwa durch einen Rosendorn)? Oder von einer Zahnfleischentzündung und Diabetes, Arteriosklerose, Herzinfarkt oder Schlaganfall? Gibt es überhaupt einen Zusammenhang? Die Entzündungsforscher glauben: »Ja, den gibt es.« Und nennen als Bindeglied Entzündungsstress. Seit Wissenschaftler die einzelnen Entzündungsmechanismen besser verstehen, wird nämlich immer deutlicher: Die den unterschiedlichen Entzündungen zugrunde liegenden Vorgänge sind nahezu identisch – wo auch immer sie im Körper in Gang gesetzt werden. Unabhängig davon, ob sie sich gezielt und auf eine kleine Wunde begrenzt gegen Erreger richten oder ob sie sich – scheinbar ohne Grund – in den Gelenken, an der Haut, im Darm, in der Schilddrüse oder in verschiedenen Organen gleichzeitig abspielen, wie es bei Autoimmunerkrankungen der Fall ist.
Auch Autoimmunerkrankungen sind von – labordiagnostisch nachweisbaren – Entzündungsvorgängen gekennzeichnet. Allerdings wird die Immunantwort immer wieder neu entfacht oder läuft ungebremst weiter, ohne dass Aggressoren von außen die Auslöser sind – bis sie schließlich in eine Dauerbefeuerung ausartet: Abwehrzellen attackieren und attackieren. Und setzen dabei immer mehr entzündungsfördernde Botenstoffe frei. Diese wiederum dominieren ihre entzündungshemmenden Gegenspieler und bringen das Geschehen damit in eine arge Schieflage, sodass das Stoppsignal ausbleibt: Die Entzündung hat sich verselbstständigt und kann durch die körpereigenen Regulationsmechanismen nicht mehr zum Stillstand gebracht werden.

Die Forschung läuft auf Hochtouren

Eine Schnittwunde oder ein Dornenstich ist irgendwann mithilfe der körpereigenen Reparaturmechanismen verheilt. Bei einem manifesten Diabetes, einer rheumatoiden Arthritis, einer Hashimoto-Thyreoiditis oder einer multiplen Sklerose gibt es dagegen bislang keine

Aussicht auf Heilung: Die Entzündung hält an, schwelt weiter oder eskaliert – und richtet überall im Körper großen Schaden an. Immerhin spüren die Forscher fast täglich neue Substanzen mit zahlreichen (Signal-)Wirkungen auf, denen teilweise Schlüsselfunktionen im Entzündungsgeschehen zukommen. Hieran knüpft sich die Hoffnung, auf diesem Weg auch neue Erkenntnisse für die Entwicklung von Therapien zu erhalten, mit der die niemals enden wollenden Entzündungsreaktionen zumindest durch eine Intervention von außen dauerhaft gestoppt werden können. Medikamente, mit denen Entzündungsbotenstoffe gezielt ausgeschaltet werden können, um etwa die Kommunikation zwischen den Abwehrzellen zu stören, gibt es bereits.

WENN AUS »ANTI« »AUTO-ANTI« WIRD

Seit vielen Jahren erklären die Forscher und Mediziner den Ausgangspunkt für alle Autoimmunerkrankungen so: Der Körper erkennt plötzlich das eigene Gewebe nicht mehr und stuft es als fremd – als Antigen – ein. Ein Antigen jedoch ist für das Immunsystem immer der Startschuss für die Bildung von Antikörpern. So gesehen, ist es aus Sicht der Experten nur konsequent, dass innerhalb kürzester Zeit Antikörper zur Verfügung stehen, die die Antigene nun umgehend in eine Antigen-Antikörper-Reaktion zwingen und damit die Ausschaltung des Antigens einleiten. Und weil es zum Job eines Teils der Immunpolizei gehört, sich das Antigen für alle Zeiten zu merken, läuft die Immunreaktion immer wieder aufs Neue ab – bis der vermeintliche Feind zerstört ist. Damit ist aus dem »Anti« ein »Auto-anti« geworden: Auto-Antigene, Auto-Antikörper, Auto-Antigen-Auto-Antikörper-Komplexe – in der Summe entsteht so die Auto-Immunerkrankung. Das Immunsystem hat eigenmächtig das so wichtige Gebot der Immuntoleranz (»Keine Immunantwort gegen Eigenes!«) außer Kraft gesetzt und führt seinen Kampf unerbittlich zu Ende.

INFO

Colitis ulcerosa

Bei Colitis ulcerosa spielt sich die chronische Entzündung in Form von kleineren, leicht blutenden Geschwüren auf den oberflächlichen Schleimhautschichten der Dickdarmwand ab. Dies hat unter anderem blutig-schleimige Durchfälle bis zu 30-mal am Tag zur Folge, die von heftigen Bauchkrämpfen begleitet werden. Der Mechanismus für die Krankheitsentstehung ist aber vermutlich der gleiche wie beim Morbus Crohn.

NICHT JEDE CHRONISCHE KRANKHEIT IST AUCH EINE AUTOIMMUNERKRANKUNG

Doch geht die Zerstörung des eigenen Organismus wirklich immer von einem wild gewordenen Immunsystem aus? Einige Forscher zweifeln inzwischen daran. Ihr Paradebeispiel ist Morbus Crohn, der wie Colitis Ulcerosa zu den chronisch-entzündlichen Darmerkrankungen gehört. Beide Krankheitsbilder waren bis zur Mitte des 20. Jahrhunderts nahezu unbekannt. Heute leiden allein in Deutschland knapp 400 000 Menschen daran.

Spezialfall Morbus Crohn

Wer an Morbus Crohn erkrankt ist, muss immer wieder schwere Krämpfe im Bauch, chronische Durchfälle – und das mehrere Male am Tag –, Fieberschübe, Müdigkeit und viele andere belastenden Einschränkungen in seinem

Leben aushalten. Sie alle werden durch eine Entzündung ausgelöst, die sich über den gesamten Magen-Darm-Trakt von der Mundhöhle bis zum After erstrecken kann; besonders oft sind alle Schichten der Wand des unteren Dünndarms und des Dickdarms betroffen. Verschiedene Experten vertreten die Ansicht, dass das Immunsystem in diesem Fall nicht autoaggressiv reagiert, sondern im Gegenteil sogar allen Grund dazu hat, immer wieder neue Immunantworten in Gang zu setzen. Vielen Morbus-Crohn-Kranken fehlen nämlich Defensine (siehe unten) in der Schleimschicht, die die Oberfläche der Darmwände zur Darmschleimhaut macht.

Defensine – körpereigene Antibiotika

Defensine, die nicht nur von den Oberflächenzellen im Darm (Epithelzellen) gebildet werden, sondern beispielsweise auch auf der Haut sowie in der Schleimhaut der Atem- oder Harnwege anzutreffen sind, sind auf die Vernichtung von Bakterien spezialisiert. Ein Mangel an Defensinen bedeutet deshalb immer ein leichtes Spiel für die mikroskopisch kleinen Einzeller. Genau das ist bei der Crohn-Krankheit der Fall. Dadurch nisten sich Bakterien in der Darmschleimhaut ein, allen voran die eigentlich »guten« Bakterien der natürlichen Darmflora. Dieser Prozess ruft das Immunsystem auf den Plan, der Darm entzündet sich. Von Autoaggression kann also keine Rede sein. Schließlich geht die Abwehr nicht gegen die eigenen Körperzellen, sondern gegen die Darmbakterien vor. Allerdings scheint das Immunsystem diesen Abwehrkampf für so wichtig zu halten, dass es dabei die Schädigung und schließlich sogar Zerstörung der eigenen Darmschleimhaut in Kauf nimmt. Denn ohne gravierende Schäden an den betroffenen Darmwandabschnitten geht das Ganze leider nie aus. Was zur Folge hat, dass die Bakterien noch leichter in die Darmwand eindringen. Die Experten nennen das Ergebnis dieses Teufelskreises einen Barrieredefekt der Schleimhäute. An dieser Störung sind vermutlich noch andere Faktoren beteiligt; dem Defensinmangel räumen die Forscher aber inzwischen eine Schlüsselrolle im Krankheitsgeschehen ein. Sie hoffen darauf, dem Leiden der Morbus-Crohn-Patienten eines Tages mit gentechnisch produzierten Defensinen ein Ende bereiten zu können. Schon jetzt profitieren einige Patienten von einer Probiotika-Therapie (siehe Seite 16) mit standardisierten Arzneimitteln, da diese offenbar die Epithelzellen im Darm dazu anregt, vermehrt Defensine zu bilden.

INFO

Im Fokus der Forschung

Die Erforschung von Defensinen hat Hochkonjunktur: Gerade wurde eine Doktorarbeit mit einem Wissenschaftspreis ausgezeichnet, die die positiven Auswirkungen von Defensinen – genauer des Beta-Defensin 3 – in der Wundheilung aufspürte. Mit ihnen lässt sich der Heilungsprozess von Problemwunden bei Diabetikern deutlich beschleunigen. Andere Forscher haben herausgefunden, dass Defensine sogar den HI-Viren zu Leibe rücken, die das erworbene Immunschwächesyndrom AIDS auslösen. Dagegen scheint die gentechnische Herstellung von Defensinen schwieriger zu sein als gedacht: Bislang ist es nicht gelungen, Defensine im Reagenzglas in so großen Mengen zu produzieren, dass sie zu Therapiezwecken eingesetzt werden können.

INFO

Der Darm – Schutzwall zum Außen

Nachmessen können Sie es nicht, aber weil Mediziner und Wissenschaftler es getan haben, wissen wir: Der Darm ist etwa sechs Meter lang. Weil er zudem noch mit einer Darmwand aus Falten und Fältchen (Mikrovilli), fingerähnlichen Ausstülpungen (Zotten) und kleinen Gruben (Krypten) ausgestattet ist, erreicht seine Oberfläche die Größe eines Tennisplatzes.
In der Schleimhaut der Darmwand (Mukosa), die den Darm von innen auskleidet, verläuft das komplex aufgebaute, darmspezifische (intestinale) Immunsystem: Hier werden über 70 Prozent aller Immunzellen des Körpers gebildet. Somit ist der Darm die mit Abstand potenteste Immunabwehreinheit unseres Körpers. Umso erstaunlicher ist es, dass seine eminent wichtige Bedeutung für unsere Allgemeingesundheit von Forschern und Medizinern eigentlich erst in den letzten Jahren richtig erkannt wurde.

Eine Schicht, zwei Aufgaben

Die oberste Schicht der Darmschleimhaut (Epithel) muss zwei grundlegend verschiedenen Ansprüchen gerecht werden: Zum einen muss sie durchlässig sein für alle wichtigen Nährstoffe des Nahrungsbreis in Richtung Blutbahn, damit diese rasch zu den Zellen gelangen. Zum anderen muss sie den Körper davor schützen, dass Erreger, Schadstoffe und all die anderen ungesunden Dinge eindringen, die im Essen stecken können. Ist dies gewährleistet und stimmt dazu auch die Balance von »guten« und »bösen« Bakterien der Darmflora, ist die Darmbarriere intakt. Ist sie jedoch durchlässig geworden, dringen unkontrolliert Fremdstoffe in den Körper ein und lassen ihn krank werden.

Darmbakterien und Darmflora

Darmflora ist der Sammelbegriff für alle im Magen-Darm-Trakt vorkommenden Mikroorganismen – die Mehrzahl davon Bakterien. Ihre Hauptwirkungsstätte ist der untere Teil des Darms: Die höchste Bakteriendichte (etwa 1,5 Kilogramm) herrscht in Dick- und Enddarm. Derzeit sind mehr als 500 verschiedene Bakterienarten bekannt, darunter auch einige potenziell krankmachende (pathogene) Stämme. Für die Darmgesundheit – und damit letztlich auch für ein schlagkräftiges Immunsystem – ist es wichtig, dass die pathogenen und die für den Organismus unschädlichen (apathogenen) Populationen im Gleichgewicht bleiben. Dafür kontrolliert sich die Darmflora sogar selbst, indem sie zum Beispiel bei Bedarf bestimmte Proteine freisetzt, die das Wachstum pathogener Keime hemmen.
Eine intakte Darmflora ist äußerst aktiv und unterstützt die Immunabwehr, wo sie nur kann – aber eben nur dann, wenn der Anteil der »guten« Bakterien nicht durch Antibiotika und Kortison oder durch einseitige Ernährung oder Schadstoffe im Essen dezimiert wurde. Deshalb stärkt alles, was Ihrem Darm gut tut, gleichzeitig Ihre Abwehrkräfte: ballaststoffreiche Kost, viel frisches Obst und Gemüse der Saison und probiotisch wirkende Lebensmittel wie Naturjoghurt, Kefir, Buttermilch, Sauerkraut, Rote Bete oder milchsaure Gärgetränke aus biologischen Vollkorngetreiden. Auch ganz wichtig für die Darmgesundheit: regelmäßige Bewegung, wenig Alkohol und vor allem keine Abführmittel. Sie reizen die Darmschleimhaut und fördern damit Entzündungen.

GENE – DIE WURZELN DES ÜBELS?

Die Erforschung unserer Gene ist eines der zentralen Anliegen der modernen Wissenschaft. Auf der ganzen Welt hofft man, dass die Entschlüsselung des Bauplans unseres Körpers auch die Entstehung und Behandlung zahlreicher Krankheiten revolutioniert.
Denn schon jetzt steht fest: Ob wir chronisch krank werden oder weitgehend gesund altern, entscheidet sich nicht zuletzt im Kern unserer Billionen Körperzellen, also dort, wo zigtausende Gene auf den Chromosomen unserer einzigartigen DNA aneinandergereiht sind.
Tatsächlich gehen einige schwere Erkrankungen auf das Konto eines oder mehrerer defekter Gene – darunter Mukoviszidose oder Chorea Huntington, aber auch Alzheimer, Psoriasis oder multiple Sklerose. Für Fettsucht, Diabetes und Brustkrebs sind inzwischen ebenfalls die Krankheitsgene identifiziert. Und um noch einmal auf Morbus Crohn zu sprechen zu kommen: Was diese Krankheit betrifft, kennen die Forscher mittlerweile zumindest einen der Gründe für die gestörte Defensineproduktion: bei den Betroffenen ist ein bestimmtes Gen mutiert. Dieser Gendefekt lässt sich zwar nicht bei allen Morbus-Crohn-Kranken nachweisen, aber doch bei überdurchschnittlich vielen.
Eigentlich hat die Suche gerade erst richtig begonnen: Vor kurzem haben die Forscher des internationalen 1000-Genom-Projekts nach Auswertung der Daten aus der Pilotphase ermittelt, dass jeder Mensch im Durchschnitt 50 bis 100 Genvarianten für Erbkrankheiten mit sich herumträgt – und sie rechnen fest mit weiteren Enthüllungen. Einige davon haben wir von unseren Eltern geerbt, andere sind spontan durch Genmutation entstanden.
Glücklicherweise wird nicht jeder mit einem defekten Gen zwangsläufig krank – da müssen schon noch andere Faktoren dazukommen.

Gentherapie – die Rettung?

Kennt man erst einmal das Gen, das die Anlage für eine bestimmte Krankheit in sich trägt, so die Hoffnung der Wissenschaftler, dann bräuchte man es eigentlich nur noch durch ein gesundes Gen zu ersetzen; das nennt man Gentherapie. Leider sind dem Erfolg dieser relativ neuen Behandlungsstrategie zur Zeit noch Grenzen gesetzt: Oft haben die »neuen« Gene nur eine begrenzte Haltbarkeit und müssen bereits nach einigen Wochen, häufig sogar schon nach wenigen Tagen erneut zugeführt werden – Nebenwirkungen nicht ausgeschlossen. Hinzu kommt: Ein natürliches Gen ist in der Regel nicht nur für eine, sondern für viele Aufgaben im Körper zuständig. Auch in diesem Punkt kann die Gentherapie nicht mithalten – so multifunktional veranlagt sind die von Menschen gebauten Gene einfach (noch) nicht. Dass nur ein einziges Gen für die Entstehung einer Erkrankung verantwortlich ist, ist ohnehin eher die Ausnahme als die Regel. Meist wirken mehrere Gene an der Krankheitsentstehung mit; das gilt vor allem für chronische Entzündungskrankheiten, bei denen eine erbliche Veranlagung inzwischen als gesichert gilt, so zum Beispiel bei den chronisch-entzündlichen Darmerkrankungen, aber auch bei rheumatoider Arthritis, Psoriasis, Asthma, Neurodermitis und höchstwahrscheinlich auch bei multipler Sklerose.
Einem Großteil dieser Krankheiten müsste also schon mit einem ausgeklügelten Gencocktail begegnet werden, um einen langfristigen Therapieerfolg zu erzielen. Das jedoch ist bislang Zukunftsmusik. Deshalb findet die Anwendung der Gentherapie gemäß den Richtlinien der Bundesärztekammer derzeit fast ausschließlich bei schweren Krankheiten statt, bei denen alle herkömmlichen Therapiemöglichkeiten ausgeschöpft sind oder keinen Erfolg gezeigt haben.

VIELE FAKTOREN WIRKEN MIT

Mit einer genetischen Disposition allein lässt sich die dramatische Zunahme an chronischen Entzündungskrankheiten in den letzten Jahrzehnten nicht erklären. Fakt ist: Unser Erbgut hat sich seit Jahrtausenden so gut wie nicht geändert. Eine akute Mandel- oder Ohrenentzündung, sogar Krebs – das machte auch den Urmenschen zu schaffen. Aber angeschwollene Schleimhäute oder verengte Atemwege, weil sie Tiere gestreichelt oder Nüsse gegessen hatten, kannten unsere Ur-Ur-Ur-Ahnen ebenso wenig wie stark entzündete Gelenke als Folge eines autoaggressiven Immunsystems. Deshalb haben die Entzündungsforscher vor allem den Lebensstil und die Umweltbedingungen unserer modernen Gesellschaft in Verdacht, die das Immunsystem immer häufiger versagen und chronische Entzündungen entstehen lassen. Zumal fast ausschließlich Menschen in den Industrienationen betroffen sind. Aber welcher Stoff überfordert unseren Körper so, dass seine jahrtausendelang erprobten Regulationsmechanismen nicht mehr richtig greifen? Sind es die Abgase und Feinstäube aus Autos und Heizungsanlagen? Die Pestizide im Salat? Die Transfette im Hamburger? Das Acrylamid in den Kartoffelchips? Die Antibiotika in der Tiermast? Das Quecksilber in Amalgamfüllungen? Diese und viele andere Substanzen sind für uns nachweislich schädlich. Allerdings: Den meisten davon sind wir mehr oder weniger alle ausgesetzt. Aber nicht alle von uns erkranken an einer chronischen Entzündungskrankheit. In zwei Punkten sind sich die Forscher allerdings einig.

Erstens: Übertriebene Hygiene macht krank

Dass wir unsere Kinder nicht mehr im Dreck wühlen lassen und in unseren Wohnungen immer alles blitzblank geputzt ist, fördert immunologische Erkrankungen. Am besten wird die Abwehr von Kindern trainiert, wenn sie mit vielen unterschiedlichen Keimen in Kontakt kommt. Studien zeigen: Kinder, die auf einem Bauernhof leben, mit Tieren aufwachsen, ältere Geschwister haben und einige Infekte durchgemacht haben, erkranken seltener an Allergien. Das bedeutet aber nicht, dass Sie sich von nun an nicht mehr die Hände waschen sollten. Im Gegenteil: Was uns schon unsere Eltern und Großeltern predigten, wurde nun auch wissenschaftlich belegt. Amerikanische Forscher wiesen nach: Schon fünfmaliges Händewaschen pro Tag kann die Häufigkeit von Atemwegserkrankungen um bis zu 45 Prozent vermindern. Waschen Sie sich daher mindestens vor jeder Essenszubereitung, nach jedem Einkauf, nach jedem Toilettengang und nach jeder Streicheleinheit für Ihren Hund oder Ihre Katze die Hände – erst recht in der Erkältungszeit!

Zweitens: Unsere Ernährung macht krank

Abgesehen davon, dass wir zu viel, zu fett und zu süß essen, sind wir dank Erdbeeren im Winter oder Mandarinen im Sommer inzwischen weit davon entfernt, uns im Einklang mit der Natur zu ernähren. Das immunsystemstärkende Gegenmittel: Essen Sie wieder nach den Jahreszeiten, also zum Beispiel im Winter Wirsing, Schwarzwurzel und Möhren, die effektiv das Immunsystem stärken, oder Rote Beten, die wegen ihres hohen Gehalts an Vitaminen und Mineralstoffen ein Geheimtipp bei Erkältungen sind. Im Sommer stehen dann all die gesunden Beeren und knackigen Salate auf dem Speiseplan, die noch dazu eine gute Figur machen. Apropos »weg mit überflüssigen Pfunden«: Dass auch und gerade Übergewicht unser Immunsystem im großen Stil provoziert, bis es schließlich überreagiert, können Sie im nächsten Kapitel lesen.

WENN AUS AKUT CHRONISCH WIRD

Dass aus einer akuten Infektion eine chronische Entzündung wird, kann viele Ursachen haben. Bei einem Atemwegsinfekt haben sich zu den Viren oft Bakterien dazugesellt (Superinfektion). Oder das Immunsystem hat es nicht geschafft, die Erreger komplett zu beseitigen, sodass nun ein permanenter Entzündungsherd im Körper ist. Typisch für einen chronischen Verlauf: Die Beschwerden sind zwar nicht mehr so heftig wie zu Beginn, aber ganz los wird man sie auch nicht. Oder sie treten nach einer kurzen Beruhigungsphase erneut auf. Spätestens jetzt verordnet der Arzt für drei bis fünf Tage Antibiotika (siehe Seite 16 f.). Oft ist damit bald alles vorbei – manchmal jedoch auch nicht. Um etwa eine chronische Nasennebenhöhlenentzündung – hierzulande die häufigste Komplikation nach einem Atemwegsinfekt – vollständig auszukurieren, müssen Antibitotika häufig mehrere Wochen eingenommen werden. Zu den besonders hartnäckigen Erkrankungen gehört auch eine chronische Entzündung der Blase. Hier können Cranberrys helfen: Sie enthalten Wirkstoffe, die an Bakterien andocken, so dass diese sich nicht mehr an der Blasenwand festsetzen. Cranberrysaft oder -extrakt lässt sich mit einer Antibiotikatherapie gut vereinbaren. Wichtig ist, dass die Cranberrys einige Wochen lang regelmäßig eingenommen werden (etwa ein- bis zweimal täglich 75 Milliliter Konzentrat, das mit Wasser verdünnt ist).

INFO

Klinik für Entzündungssyndrom

»Inflammation« sagen die Amerikaner oder Engländer, wenn wir Deutschen von einer Entzündung sprechen – und meinen damit noch etwas mehr als das »Aufflammen« oder die »Entflammung« (lateinisch inflammare = entflammen), nämlich auch »Feuer« oder »Brand«. Und diese Begriffe treffen es in Anbetracht der verheerenden Wirkungen, die Entzündungen im Körper hervorrufen können, tatsächlich ziemlich gut. Daher sprechen auch hierzulande Mediziner immer öfter von einem Schwelbrand oder Flächenbrand im Körper, wenn sie ihren Patienten eröffnen müssen, dass sie an einer unheilbaren chronischen Entzündungskrankheit leiden. Von einem »Entzündungssyndrom« ist in deutschen Arztpraxen allerdings nach wie vor kaum die Rede. Anders in Amerika: Hier wird das »Inflammation Syndrome« inzwischen von vielen Ärzten als eigenständige Erkrankung und die verschiedenen chronischen Entzündungskrankheiten als verschiedene Seiten ein und derselben Medaille verstanden. Immerhin gibt es in Kiel seit kurzem Deutschlands erste Entzündungsklinik, in der Rheumatologen, Gastroenterologen, Hepatologen, Neurologen und Dermatologen gemeinsam mit Immunologie-, Nieren-, Lungen- und Augenspezialisten alle chronischen Entzündungskrankheiten stationär behandeln – Neurodermitis- ebenso wie Psoriasispatienten oder Menschen mit einer chronisch-entzündlichen Darmerkrankung beziehunsgweise multipler Sklerose. Der Grundgedanke der Mediziner: Alle diese Erkrankungen sind Entzündungssyndrome und bedürfen deshalb auch einer ähnlichen Therapiestrategie (siehe Seite 46 f.).

Magengeschwür durch Helicobacter

Es gibt aber auch bakterielle Infektionen, von denen wir lange Zeit nichts merken. Bis das schädigende Wirken der Erreger in den Körperzellen doch eines Tages Schmerzen hervorruft. Ein Magen- oder Zwölffingerdarmgeschwür zum Beispiel verursacht stechende, bohrende Druckschmerzen in der Magengegend – das Magengeschwür meist links, das Zwölffingerdarmgeschwür oft rechts von der Mittellinie im Oberbauch. Diese Schmerzen verstärken sich beim Magengeschwür während des Essens oder unmittelbar danach; beim Zwölffingerdarmgeschwür sind sie besonders schlimm, wenn der Magen leer ist. Bleibt ein Magengeschwür unbehandelt, kann es zum bösartigen Tumor entarten, diese Gefahr ist bei einem Zwölffingerdarmgeschwür etwas geringer. Seit Mitte der 1980er Jahre sind beide Erkrankungen innerhalb weniger Wochen geheilt – meist kommt es gar nicht mehr zur Geschwürbildung. Denn die Ärzte wissen heute sofort, wonach sie suchen müssen. Dafür führen sie einen einfachen Atemtest durch oder entnehmen während einer Magenspiegelung eine Gewebeprobe. Meist finden sich darin viele Helicobacter-pylori-Bakterien, die eine ausgedehnte Entzündung der Schleimhaut provoziert haben, ohne dass die aggressive Magensäure ihnen etwas anhaben konnte. Gegen Antibiotika sind sie aber zum Glück machtlos: Nach einigen Tagen Therapie ist alles überstanden.

ALLERGIEN – WENN DAS IMMUNSYSTEM ÜBERREAGIERT

Allergien könnte man auch als Ausdruck von Unterforderung verstehen: Weil sich das Immunsystem anders als die Millionen Jahre vorher heute kaum mehr Kämpfe mit Bakterien und Pilzen liefern muss, fängt es irgendwann an, andere – völlig harmlose – Stoffe komplett überzubewerten. Diese Neigung kommt in immer mehr Familien immer häufiger vor: Reagieren bereits Mutter, Vater oder Geschwister allergisch, ist die Gefahr für das nächste Kind, auch zu erkranken, um bis 40 Prozent erhöht.

DIE ANTIKÖRPERPRODUKTION LÄUFT

Am Anfang steht der Kontakt mit der allergieauslösenden Substanz – Tomate, Erdnuss, Kot der Hausstaubmilben, Schimmelpilz im Bad, Pollen. Es zeigen sich daraufhin zwar noch keine Symptome, doch das Immunsystem bildet den Antikörper Immunglobulin E (IgE) – der Organismus wird sensibilisiert. Kommt er ein zweites Mal mit dem Stoff in Kontakt, ballert das Immunsystem los. Der Körper mobilisiert die nunmehr vorhandenen Antikörper gegen die Allergene; Entzündungsbotenstoffe, allen voran das Hormon Histamin, werden in die Blutbahn geschleudert. Das löst sofort eine Entzündungsreaktion aus: Bei Heuschnupfen tränen und jucken die Augen, die Nase ist verstopft und fließt. Bei einer Kontaktallergie bilden sich juckende Hautpusteln – allesamt typische allergische Reaktionen, die jedoch im Wesentlichen auf einzelne Organe beschränkt bleiben. Ganz anders sieht es bei einer Überempfindlichkeit auf einen Insektenstich oder ein spezielles Medikament aus. In diesen Fällen kommt es zu einer akuten allergischen Allgemeinreaktion mit Juckreiz, Schwellungen von Haut und Schleimhaut, Wassereinlagerungen im Gewebe und Blutdruckabfall. Eine sehr heftige Allgemeinreaktion kann zu einem allergischen (anaphylaktischen) Schock führen: Der Blutdruck fällt massiv ab, der Kehlkopf schwillt zu, die Bronchien verkrampfen. Weil ein lebensgefährliches Versagen des Atems und/oder des Herz-Kreislauf-Systems droht, muss der Betroffene schnellstmöglichst ins Krankenhaus.

INFO

Chronische Entzündungen und Krebs

Eine chronische Entzündung allein reicht vermutlich nicht aus, um aus einer gesunden eine entartete Tumorzelle oder gar ein bösartiges Krebsgeschwür zu machen. Allerdings können begleitende Prozesse, wie sie bei allen Entzündungen auftreten, sehr wohl krebsfördernd sein. Vor kurzem haben Forscher ein Protein namens RAGE (Receptor of Advanced Glycation Endproducts) genauer unter die Lupe genommen. Dieses Eiweiß ist in entzündetem Gewebe verstärkt aktiv und regt zudem das Tumorwachstum an. Krebsfördernd ist auch die Präsenz der vielen Sauerstoffradikale (oxidativer Stress), die von den Immunzellen während einer Entzündungsreaktion produziert werden: Diese hochaggressiven Radikale attackieren unter anderem die DNA im Zellkern. Dadurch kann es zu gefährlichen Mutationen kommen, die wiederum zum Ausgangspunkt für Krebs werden. Überdies beeinflussen die Sauerstoffradikale das Zellwachstum und die Tumorausbreitung im Körper, indem sie Signalübertragungswege aktivieren.

Metastasenfördernde Botenstoffe

Schlüsselfunktionen sowohl in der Entstehung eines Primärtumors als auch bei der Ausbreitung des Krebses im Körper (Metastasierung) haben wohl auch Zytokine (siehe Seite 27 ff.) wie TNF-a oder Interleukin-6. Schon länger besteht der Verdacht, dass die beiden Entzündungsstoffe mit dafür verantwortlich sind, dass sich nach einer operativen Entfernung von entartetem Gewebe bei Bauchspeicheldrüsenkrebs auffällig oft rasch Metastasen bilden. Jetzt hat das schleswig-holsteinische »Netzwerk Entzündungsforschung«, das von der Bundesregierung und der Deutschen Forschungsgemeinschaft 2007 zum nationalen Forschungsverbund »Exzellenzcluster Entzündungsforschung« gekürt wurde (siehe Seite 36), in einem Tiermodell nachgewiesen, dass die Metastasierung verhindert werden kann, wenn TNF-a blockiert wird.

Erhöhtes Krebsrisiko?

Von einigen chronischen Entzündungen weiß man sicher, dass mit ihnen ein erhöhtes Krebsrisiko verbunden ist. So fördert zum Beispiel die mit häufigem Sodbrennen einhergehende Refluxkrankheit (die Speiseröhre entzündet sich, weil Magensaft in sie zurückfließt) die Entstehung von Speiseröhrenkrebs. Ebenso kann eine chronische Prostataentzündung die Entwicklung von Prostatakrebs beziehungsweise eine chronische Entzündung der Blase die Entstehung von Blasenkrebs verursachen. Chronische Virusinfektionen der Leber (vor allem Hepatitis B und C) lassen das Leberkrebsrisiko ansteigen, ein Befall mit humanen Papillomaviren (HPV) kann bösartige Zellveränderungen im Gebärmutterhals hervorrufen (seit 2006 gibt es dagegen eine Schutzimpfung). Eine Autoimmungastritis oder auch eine nicht behandelte Helicobacter-pylori-Infektion der Magenschleimhaut (siehe Seite 44) begünstigen das Wachstum von bösartigen Tumoren im Magen. Chronisch entzündete Wunden und Sonnenbrände fördern die Bildung von Hautkrebs. Und: Gerade haben Forscher entdeckt, dass ein Entzündungsprozess in der weiblichen Brust das Wachstum von Brustkrebs-Stammzellen ankurbelt.

INFO

Etablierte und neue Medikamente gegen Entzündungen

Trotz größter wissenschaftlicher Bemühungen sind Antibiotika noch immer die einzigen Medikamente, die an der Ursache einer Entzündung ansetzen. Alle anderen derzeit zur Verfügung stehenden Arzneien bekämpfen in erster Linie die Entzündungsreaktion und damit die Symptome der Erkrankung. Hier eine Übersicht über die wichtigsten Arzneimittel:

Antibiotika bei bakteriellen Entzündungen
Antibiotika töten Bakterien ab oder hindern diese am Wachstum, sodass die körpereigene Abwehr mit den übrig gebliebenen Erregern selbst fertig werden kann. Einige Antibiotika wirken gegen sehr viele Bakterien (Breitspektrumantibiotika), andere nur gegen einzelne Bakterienarten (Schmalspektrumantibiotika).
In der Regel sind Antibiotika sehr effektiv – außer, die Bakterien sind gegen sie resistent geworden, was leider immer öfter der Fall ist (siehe auch Seite 16 f.). Deshalb sind heute viele Mediziner darauf bedacht, zur Behandlung erst einmal auf andere Maßnahmen zu setzen, bevor sie Antibiotika verordnen. Möglicherweise sind die Forscher auf der Suche nach neuen Wirkstoffen gegen resistente Bakterienstämme jedoch schon fündig geworden: In den Gehirnen von Schaben und Heuschrecken wurden antibakterielle Moleküle entdeckt, die auch uns helfen könnten, von einer bakteriellen Infektion zu genesen, gegen die kein anderes Antibiotikum (mehr) wirkt. Zurzeit sind die Wissenschaftler damit beschäftigt, die speziellen Eigenschaften dieser Substanzen genauer zu untersuchen – auch um abzuklären, ob schwere Nebenwirkungen mit ihnen verbunden sein könnten.

Nichtsteroidale antiflammatorische Medikamente
Wirkstoffe wie Ibuprofen und Naxopren hemmen die Bildung von Prostaglandinen (Gewebshormone), die an fast allen Entzündungsprozessen, aber auch an der Entstehung von Schmerzen und Fieber beteiligt sind – daher eignen sie sich gut, um diese typischen Entzündungssymptome zu mildern. Sie greifen aber nicht in den eigentlichen Krankheitsprozess ein.

Immunsuppressiva und Immunmodulatoren

- **Immunsuppressiva** unterdrücken die Aktivität des Immunsystems und werden bei überschießenden Reaktionen des Immunsystems gegen körpereigenes Gewebe, also vor allem bei Autoimmunerkrankungen, eingesetzt. Sie bekämpfen zwar die krankhaften Immunprozesse, aber leider auch die gesunden. Damit wird die Schlagkraft des Immunsystem so stark herabgesetzt, dass bereits ein banaler Infekt zur Gefahr werden kann. Mit immunmodulatorischen Wirkstoffen (modulieren = abwandeln, beeinflussen) lassen sich dagegen einzelne Immunreaktionen gezielt verändern. Aber auch in diesem Fall können unerwünschte Wirkungen wie schwere Infektionskrankheiten auftreten, was zeigt, dass letztlich jeder bewusste Eingriff ins Immunsystem mit relativ hohen Risiken verbunden ist. Deshalb ist es nach wie vor schwer, geeignete Therapiestrategien zu finden.
- **Kortison** und seine Abkömmlinge, die von den Medizinern als Glukokortikoide bezeichnet werden, bremsen als Immunsuppressiva die immunologischen Vorgänge und tragen so sehr effizient dazu bei, überschießende Ent-

zündungs- und Abwehrreaktionen zu bremsen. In der Akutbehandlung, etwa bei einem anaphylaktischen Schock oder einem schweren Asthmaanfall, können sie Leben retten. Aber auch viele Menschen mit Autoimmunerkrankungen sind auf die regelmäßige Einnahme von Glukokortikoiden angewiesen, weil mit anderen Mitteln das Zuviel an Entzündung und Abwehr nicht ausreichend gedämpft werden kann. Eine Dauerbehandlung mit Glukokortikoiden ist für den Körper jedoch sehr belastend, auch wenn die modernen Anwendungsformen relativ niedrig dosiert sind. Häufige Folgen sind zum Beispiel Cushing-Syndrom, das zu einer vermehrten Fett- und Wassereinlagerung führt, Gewebeschwund des Unterhautfettgewebes, dünne, brüchige Haut (bis hin zur »Pergamenthaut«) oder Osteoporose. Eine anti-entzündliche Ernährung (siehe ab Seite 106) trägt jedoch dazu bei, die Folgen deutlich zu mildern.

- **Interferone** sind Immunmodulatoren, die vor allem bei schweren Virusinfektionen und chronischer Virushepatitis, aber auch bei multipler Sklerose und in der Krebstherapie eingesetzt werden. Ihr therapeutischer Effekt basiert vermutlich auf einer Aktivierung bestimmter T-Zellen (siehe Seite 25).
- **TNF-a- und Interleukin-1-Hemmer** sind biotechnologisch hergestellte Wirkstoffe, die die körpereigenen Zytokine TNF-a beziehungsweise IL-1 hemmen. Haupteinsatzgebiete sind rheumatische Erkrankungen. In der Arthrosebehandlung werden aus dem Blut des Patienten körpereigene Interleukin-1-Rezeptorantagonisten gewonnen, die nach einer Aufbereitung im Labor ins Gelenk gespritzt werden. Ziel ist es, die entzündlichen Vorgänge aufzuhalten, die mit den arthrotischen Veränderungen im Gelenkknorpel einhergehen.
- **Immunglobuline** werden aus Blutplasma gewonnen und neutralisieren die krankmachenden Antikörper. So werden die entzündungsfördernden Stoffe unterdrückt. Derzeit werden sie vor allem bei neurologischen Autoimmunkrankheiten angewandt.
- **Monoklonale Antikörper** spielen in der Onkologie und bei Transplantationen zur Vorbeugung einer Abstoßungsreaktion eine Rolle, werden zunehmend aber auch zur Behandlung von Autoimmunerkrankungen (wie rheumatoide Arthritis, Morbus Crohn und Psoriasis-Arthritis) sowie bei schwerem Asthma eingesetzt. Monoklonale Antikörper greifen an bestimmten Schlüsselstellen in den Krankheitsverlauf ein, indem sie zum Beispiel bestimmte Rezeptoren und andere Moleküle binden und damit blockieren. Auf diese Weise kann etwa die Freisetzung entzündungsfördernder Zytokine gehemmt und der Entzündungsprozess deutlich verlangsamt oder sogar gestoppt werden. Dieser Effekt scheint bei rheumatoider Arthritis und Morbus Crohn besonders gut zu helfen. Leider sind die Medikamente sehr teuer und konnten sich deshalb bislang nicht als Standardtherapie etablieren. Und: Langzeitstudien über das Risiko-Nutzen-Verhältnis stehen noch aus.
- **Antihistaminika** blockieren die Histamin-Rezeptoren und verhindern so die körpereigene Ausschüttung von Histamin. Sie gehören daher zur Standardtherapie von allergischen Erkrankungen: Symptome wie fließende Nase, Juckreiz oder tränende Augen, Folgen der vermehrten Histaminausschüttung durch bestimmte Abwehrzellen (Mastzellen), werden gelindert.

FERNWIRKUNG VON ENTZÜNDUNGSHERDEN

Manch eine Autoimmunerkrankung bricht plötzlich über den Betroffenen herein, weil ein akuter Infekt mit einer erblichen Veranlagung zusammengetroffen ist und so eine vom Immunsystem selbst entfachte Entzündung ausgelöst hat, die nicht mehr zu stoppen ist. Dies scheint zum Beispiel häufig bei der Bechterew-Krankheit der Fall zu sein, bei der sich die chronische Entzündung an den Kreuzbein- und Wirbelsäulengelenken abspielt, sodass allmählich die gesamte Wirbelsäule versteift. Oder auch bei der Hashimoto-Thyreoiditis, eine Autoimmunerkrankung der Schilddrüse, die infolge der fortschreitenden Gewebezerstörung durch Entzündungsprozesse immer weniger Schilddrüsenhormone bilden kann.

INFEKTION MIT FOLGEN

Als es vor ein paar Jahren in einem kanadischen Wasserwerk zu einer Verunreinigung des Trinkwassers mit E.-coli- und Campylobacter-Bakerien kam, gab es kurze Zeit darauf über 1000 Magen-Darm-Kranke. Die Symptome waren zwar heftig, doch nach ein paar Tagen waren alle wieder beschwerdefrei. Trotzdem wollten die Behörden auf Nummer sicher gehen und bestellten die Betroffenen zu regelmäßigen Nachuntersuchungen ein. Dabei stellte man fest, dass eine Darminfektion aufgrund bestimmter Bakterien mit einem stark erhöhten Risiko für die Entstehung einer entzündlichen Gelenkerkrankung einhergeht: Knapp 400 der einstigen Darminfektpatienten entwickelten in den folgenden viereinhalb Jahren eine Arthritis. Dabei traf die chronische Entzündungskrankheit sogar einige Menschen, die zum Zeitpunkt des Unglücks überhaupt keine akuten Magen-Darm-Symptome entwickelt hatten.

Infektreaktive Arthritis

Akute Gelenkentzündungen zwei bis drei Wochen nach einer bakteriellen Darminfektion – neben E.-coli- und Campylobacter-Bakerien kommen als Auslöser auch Yersinien oder Salmonellen infrage – bezeichnen Mediziner als infektreaktive Arthritis. Ursache für die Erkrankung ist höchstwahrscheinlich eine überschießende Reaktion des Immunsystems, denn die Erreger selbst lassen sich in den betroffenen Gelenken nicht nachweisen.

In vielen Fällen heilt die Gelenkentzündung zwar folgenlos aus, in mindestens 20 Prozent wird sie jedoch chronisch und damit unheilbar. Und nach den Erkenntnissen der Kanadier muss man davon ausgehen, dass das Risiko, eine Arthritis zu entwickeln, selbst noch Monate oder gar Jahre besteht.

Auch andere Bakterien wie zum Beispiel Streptokokken können autoaggressive Immunreaktionen fernab vom Infektionsort in Gang setzen. Besonders gefährlich wird es, wenn es die Nierenkörperchen (Glomerulonephritis) oder die Innenhaut des Herzens (Endokarditis) trifft – unbehandelt können beide Entzündungen tödlich verlaufen.

PSORIASIS – ABWEHRKAMPF GEGEN DIE EIGENEN HAUTZELLEN

2010 hat eine Studie der Münchner Ludwig-Maximilians-Universität nachgewiesen, dass auch Psoriasis (Schuppenflechte) durch eine Streptokokkeninfektion ausgelöst werden kann. Das passiert vor allem, wenn es sich um Streptokokken vom Typ A handelt. Diese Bakterien schlagen das Immunsystem mit seinen eigenen Waffen, indem sie einfach das körpereigene Protein Plasminogen aktivieren und so die Barrieren auflösen, die ihnen den Zutritt zum Blutkreislauf verwehren sollen – jetzt können sie sich ausbreiten.

Symptome und Ursache der Schuppenflechte

Wer an Psoriasis erkrankt ist – was allein in Deutschland auf knapp drei Prozent der Bevölkerung zutrifft –, leidet unter einer chronischen Entzündung der Haut. Dadurch werden ohne Unterlass übermäßig viele Hautzellen (Schuppen) abgestoßen und es entstehen großflächige Plaques – etwa an den Streckseiten der Arme und Beine, den Handinnenflächen und/oder den Fußsohlen. Oft sind auch die Fingernägel krankhaft verändert und/oder die Gelenke beteiligt (Psoriasis-Arthritis).
Ausgangspunkt für die Krankheit ist eine autoaggressive Reaktion des Immunsystems gegen die eigenen Hautzellen. Dabei stehen vor allem die T-Zellen im Fokus: Sie reagieren auf bestimmte Oberflächenstrukturen von Hautzellen, die denen von Streptokokken ähneln. Eine Verwechslung mit schweren Folgen für die Gesundheit. Denn die T-Zellen starten gegen die Hautzellen die gleiche Entzündungsreaktion, die sie auch zur Bekämpfung der Bakterien entfachen. Dadurch werden unter anderem die Zellen der Oberhaut (Keratinozyten) verstärkt zum Wachstum angeregt.
Sicher ist inzwischen, dass vor allem die Zytokine TNF-a und die Interleukine 12 und 23 eine wichtige Rolle bei der Auslösung der Entzündungs- und Immunreaktionen spielen. Mit neuen Medikamenten (therapeutische Antikörper), die diese Entzündungsstoffe neutralisieren, lassen sich die Symptome jedoch wirksam unterdrücken. Leider sind die Arzneimittel teuer und werden deshalb bisher nicht zur Standardtherapie eingesetzt.

TIPP

Herzinfarkt durch Parodontitis?

Wussten Sie, dass sich in Ihrem Mund an die 500 verschiedene Bakterienarten tummeln? Die meisten davon sind zwar harmlos – aber eben nicht alle. Deshalb tritt das Immunsystem auf den Plan, wenn die feindlichen Mikroorganismen überhandnehmen, um sie möglichst rasch unschädlich zu machen. Die Folge: Das Zahnfleisch entzündet sich. Wenn der Zahnarzt nicht bald eingreift, geht die Entzündung auf den darunterliegenden Knochen über – Parodontitis ist entstanden. Spätestens jetzt sind auch die Zähne bedroht: Der eine oder andere Zahn lockert sich und droht auszufallen.
Doch damit nicht genug. Heute weiß man, dass die für die Parodontitis verantwortlichen Bakterien und Entzündungsbotenstoffe in die Blutbahn gelangen und dort weitere Entzündungen auslösen, vor allem an den Gefäßwänden (Arteriosklerose, siehe Seite 74 ff.). Geschieht das in den Gefäßen am Herzen oder im Gehirn, kann es im äußersten Fall sogar zu einem Herzinfarkt oder Schlaganfall kommen.
Was für eine Parodontitis gilt, trifft letztlich auf alle Entzündungen in der Mundhöhle zu: Werden sie nicht oder nicht ausreichend behandelt, wirken sie sich auf den gesamten Körper aus. Manch hartnäckige Schulterschmerzen oder Nasennebenhöhlenentzündung vergehen, wenn ein unbemerkter Entzündungsherd, zum Beispiel an der Zahnwurzel, endlich angemessen behandelt wird. Gesundheit beginnt also im Mund – Krankheit leider auch.

INTERVIEW

Parodontitis – Gefahr für den Körper

Dr. med. Ute Sondermeier ist seit zehn Jahren als Zahnärztin in einer privatärztlichen Gemeinschaftspraxis in München tätig. Schwerpunkt ihres Leistungsspektrums ist alles, was dem Zahnerhalt dient. Dazu zählen konservierende Zahnbehandlungen wie zahnfarbene Füllungen, keramische Inlay- und Onlaytherapie sowie prothetische Restaurationen. 2007 beendete sie ihre Spezialisierung für Endodontie (Wurzelkanalbehandlungen) und wurde zertifiziert nach der European Dental Association (EDA) und der Deutschen Gesellschaft für Endodontie (DGEndo). Hier informiert sie über die Gefahren, die von einer Parodontitis ausgehen, über ihre typischen Anzeichen – und wie man sich vor ihr schützen kann.

Frau Dr. Sondermeier, bis zu 70 Prozent der Deutschen leiden unter einer Parodontitis. Putzen wir uns zu selten die Zähne?

Eine optimale Mundhygiene ist tatsächlich die beste Prophylaxe gegen Parodontitis. Und das heißt: Mindestens zweimal täglich zwei bis drei Minuten Zähneputzen, regelmäßig die Zahnzwischenräume mit Zahnseide oder Interdentalbürstchen reinigen und möglichst alle vier bis sechs Monate, zumindest aber einmal im Jahr eine professionelle Zahnreinigung durchführen lassen. Allerdings zeigt es sich immer wieder, dass auch Menschen, die zeit ihres Lebens eine optimale Zahnpflege betreiben, an Parodontitis erkranken. Außerdem gibt es Fälle, bei denen eine Parodontitis sich nicht langsam über Monate entwickelt, sondern sich innerhalb von wenigen Wochen dramatisch zuspitzt, weil die beteiligten Bakterien andere, besonders aggressive Spezies sind, die in dieser Häufigkeit normalerweise nicht in der Mundhöhle zu finden sind. Innerhalb kurzer Zeit entwickelt sich das Gewebe zurück, das den Zahn im Kiefer verankert. In so einem Fall sprechen wir von einer aggressiven Parodontitis. Deshalb vermutet man schon lange, dass es weitere parodontitisfördernde Faktoren geben muss.

Welche sind das?

Mit Sicherheit gehört eine genetische Vorbelastung dazu – gerade wurde von deutschen Forschern das entsprechende Risikogen identifiziert. Ein anderer wichtiger Punkt ist die individuelle Abwehrlage. Wenn das Immunsystem durch anhaltenden Stress, hormonelle Umstellung oder durch eine Erkrankung geschwächt ist, steigt das Parodontitisrisiko sprunghaft an. Das gilt vor allem für Diabetiker, die besonders oft von einer Parodontitis betroffen sind. Umgekehrt kann eine Parodontitis die Einstellung des Blutzuckers bei Diabetikern deutlich erschweren und damit den Krankheitsverlauf verschlechtern. Leider ist es bei Diabetikern dann auch noch so, dass sich eine Parodontitis sichtlich schwieriger behandeln lässt als bei Nicht-Diabetikern.

Gibt es noch andere Risikopatienten?

Ja, vieles deutet zum Beispiel darauf hin, dass auch Osteoporose die Entstehung einer Parodontitis begünstigt. Studien zeigen, dass Frauen nach den Wechseljahren mit einer krankhaft verringerten Knochendichte mehr Zähne verlieren als gleichaltrige Frauen mit einer normalen Knochendichte. Ein vermeidbarer Risikofaktor ist das Rauchen: Zahlreiche Studien belegen, dass langjährige Raucher fast alle früher oder später an Parodontitis erkranken. Außerdem ist bei ihnen auch der Krankheitsverlauf schwerer als bei Nichtrauchern.

Haben chronisch Kranke und Raucher vielleicht einfach mehr Bakterien im Mund?

Lassen Sie es mich so formulieren: Nicht dass überhaupt Bakterien vorhanden sind, ist der problematische Ausgangspunkt, sondern von welcher Art die Bakterien sind. Jede Mundhöhle ist von Natur aus ein bakteriell besiedelter Raum. Bei einem Gesunden ist das Verhältnis zwischen »guten« und »bösen« Bakterien ausgewogen, bei einem erkrankten Patienten überwiegt die Anzahl der aggressiven Bakterien. Das Gleichgewicht ist verschoben und die Krankheit bricht aus.

Wie kündigt sich eine Parodontitis an?

Da die Entzündung am Zahnfleischrand beginnt, stellen sich in der Regel zunächst die typischen Krankheitszeichen einer Zahnfleischentzündung ein: Das Zahnfleisch ist nicht mehr blass-rosa, sondern rot bis violett. Es schwillt an, und die normale Zahnfleischtasche, die im gesunden Zustand ein bis zwei Millimeter tief ist, wird tiefer – wir messen dann meist vier bis sechs Millimeter. Dies passiert anfangs durch die Schwellung, später durch die fortschreitende Entzündung. Leider können sich in den tieferen Taschen die aggressiveren Bakterien ganz hervorragend vermehren, sodass sich die Entzündung immer weiter verstärkt. Deshalb sind regelmäßige zahnärztliche Kontrollen mit einer Überprüfung der Taschentiefen und die Behandlung von besonders tiefen Taschen so wichtig. Der Patient kommt selbst nämlich in diesen Bereich zur Reinigung gar nicht hin.

Kann man solche Zahnfleischveränderungen auch als Laie erkennen?

Wenn man sein Zahnfleisch ganz genau im Spiegel betrachtet, dann schon. Den meisten Betroffenen fällt aber schon bei der Zahnreinigung auf, dass mit ihrem Zahnfleisch etwas nicht stimmt: Der ausgespuckte Zahnpastaschaum beim Zähneputzen enthält Blutspuren oder die Zahnseide ist nach dem Reinigen der Zahnzwischenräume gerötet. Dieser Zustand kann Monate andauern, ohne wirklich schmerzhaft zu sein. Deshalb unterschätzen viele oft diese Warnzeichen und versäumen es, sich rechtzeitig in zahnärztliche Behandlung zu begeben – genug Zeit für den Entzündungsprozess, sich über die zwischen Zahn und Knochen gelegene Zahnfleischtasche auf die darunterliegenden zahnstützenden Strukturen wie das Zahnzement und den Kieferknochen auszudehnen. Mit der Zeit wird die Zahnfleischtasche tiefer und tiefer und das Knochengewebe wird immer weniger.

Das hört sich nicht gut an. Was kann oder besser, was sollte man tun?

Es am besten gar nicht erst so weit kommen lassen! Mit professionellen Zahnreinigungen lässt sich die Ursache der Entzündung meist vollständig beseitigen – und die Gefahr für einen chronischen Verlauf ist gebannt. Hat sich die Entzündung schon auf den Knochen ausgebreitet, ist eine konsequente Parodontitisbehandlung notwendig. Ziel ist es, den bedrohten

INTERVIEW

Zahn zu erhalten und einen weiteren Knochenverlust ebenso wie die Entzündung zu stoppen. Ist der Knochen sehr stark abgebaut, kann es notwendig sein, dass er chirurgisch wieder aufgebaut wird.

Mittlerweile wird Parodontitis auch mit Erkrankungen in Verbindung gebracht, die fernab vom Entzündungsgeschehen auftreten …

Ja, vor allem mit Herz-Kreislauf-Erkrankungen oder auch mit dem metabolischen Syndrom, also der Kombination aus abdomineller Fettleibigkeit, Bluthochdruck, veränderten Bluttfettwerten und Insulinresistenz. Untersuchungen zeigen, dass bei Patienten über 45 Jahre, die an schwerer Parodontitis litten, eine 2,3-fach höhere Wahrscheinlichkeit vorlag, das metabolische Syndrom zu entwickeln, als bei Personen ohne Parodontitis. Besonders problematisch wird es, wenn beides gleichzeitig, also sowohl eine Parodontitis als auch ein metabolisches Syndrom, besteht. Beide Krankheiten gehen ja mit einer systemischen Entzündung einher. Das lässt sich auch im Blut durch erhöhte Entzündungswerte nachweisen. Bei einer chronischen Parodontitis sind zum Beispiel – wie beim metabolischen Syndrom – die Entzündungsmarker im Blut erhöht, was als Risikofaktor für eine Herz-Kreislauf-Erkrankung gilt.

Stimmt es, dass auch Atemwegserkrankungen durch Parodontitis-Bakterien ausgelöst werden können?

Danach sieht es jedenfalls aus. Vor allem die aggressiven Parodontitis-Bakterien stehen im Verdacht, akute und auch chronische Atemwegserkrankungen hervorrufen zu können. Die Erreger werden aus Mundhöhle und Rachen in die Lunge eingeatmet. Einem schlagkräftigen Immunsystem gelingt es normalerweise, die inhalierten Bakterien zu eliminieren, bevor sie Schaden anrichten können. Sind die Abwehrkräfte jedoch geschwächt, kann zumindest ein Teil der Bakterien ungehindert in die Lunge gelangen. Oder die Selbstreinigungsfunktion der Lunge funktioniert nicht mehr richtig, wie das zum Beispiel bei langjährigen Rauchern der Fall ist. Auf diese Weise kann dann tatsächlich eine chronische Bronchitis oder – im Extremfall – eine Lungenentzündung entstehen. Sogar ein Lungenemphysem, also eine krankhaft überblähte Lunge, die permanente Atemnot und (Reiz-)Husten verursacht, wird seit kurzem mit eingewanderten Parodontitis-Erregern in Verbindung gebracht. Relativ neu ist die Erkenntnis, dass schwangere Frauen, die unter Parodontitis leiden, ein erhöhtes Risiko für eine Früh- oder Fehlgeburt haben.

Letztlich ist es aber für den Organismus nie gut, wenn irgendwo im Zahnapparat eine Entzündung schwelt. Gerade im Bereich der Zahnwurzel spielen sich oft entzündliche Prozesse ab, die lange Zeit unbemerkt bleiben können. Bis plötzlich heftige Schmerzen einsetzen, oft schwillt auch die Backe an – Eiter hat sich gebildet. Oder die Entzündung bleibt »stumm« und ist nur auf dem Röntgenbild zu erkennen.

Wie wird eine Zahnwurzelentzündung behandelt, wenn sie entdeckt wurde?

Therapie der Wahl ist eine Wurzelkanalbehandlung, bei der der entzündete Zahnnerv (Pulpa) entfernt wird und die infizierten Bereiche in der Zahnwurzel gereinigt werden. Wenn dies gut gemacht wird, heilt der Entzündungsherd im Knochen in der Regel von selbst aus. Diese Behandlung sollte man aber in jedem Falle von einem Spezialisten machen lassen, der unter einem Mikroskop oder zumindest mit einer Lupe mit starker Vergrößerung arbeitet. Es ist sehr wichtig, möglichst viel vom infizierten Gewebe zu entfernen. Dies geht logischerweise unter direkter Sicht viel effektiver und gründlicher. Auch die Kanalanatomie spielt eine wichtige Rolle: Zähne im Seitenzahnbereich (Molaren) können zwei bis sechs Wurzelkanäle haben. Für den Heilungsprozess ist es dann häufig ausschlaggebend, ob zusätzliche Kanäle erkannt und auch gereinigt wurden.

Und damit ist die Gefahr gebannt?

Wenn Wurzelbehandlungen nicht sorgfältig genug durchgeführt wurden, gibt es früher oder später fast immer erneut Beschwerden, manchmal sogar erst Jahre später. Oder man sieht im Lauf der Jahre auf dem Röntgenbild einen sich zunehmend vergrößernden Entzündungsherd. Dann muss der Zahn nochmals nachbehandelt werden – auch wenn der Patient noch keine Beschwerden verspürt. Andernfalls schreitet die Entzündung immer weiter fort. Immerhin sind die Erfolgsquoten der Behandlung durch einen Spezialisten heutzutage so hoch, dass man inzwischen eigentlich kaum noch Wurzelspitzenresektionen operativ von außen vornehmen lassen muss. Es ist auch der falsche Ansatz, bei einem Zahn, der möglicherweise einen zusätzlichen, nicht behandelten Kanal hat, oder bei dem durch eine unzureichende Reinigung zu viele Bakterien im Wurzelkanal verblieben sind, die Wurzelspitzen abzutrennen, da man auf diese Weise nicht die Bakterien beseitigt. Genau das ist jedoch das Wichtigste, um eine Entzündung in diesem Bereich zu stoppen.

Gehen von einem solchen Entzündungsherd auch Fernwirkungen in andere Organe aus?

Zunächst tummeln sich die Bakterien vor allem in den verzweigten Hohlräumen in den Zahnwurzeln. Nach unten, zum Knochen hin, ist die Wurzelspitze allerdings offen. Deshalb greift eine unbehandelte Entzündung über kurz oder lang auch auf das Knochenmark über. Von dort aus können dann Bakterien und ebenso die entzündungsfördernden Botenstoffe über das Blut in den Körper gelangen. Zudem ist mit der Auflösung des entzündeten Knochens um die Wurzelspitze immer eine Belastung für das Immunsystem verbunden; man wird allgemein anfälliger für Erkrankungen.

Und all diese Komplikationen lassen sich vermeiden, wenn man regelmäßig seine Kontrolltermine beim Zahnarzt wahrnimmt?

Zumindest ist gewährleistet, dass sich anbahnende Entzündungen rasch erkannt und behandelt werden können. Es macht schon einen Unterschied im Heilungserfolg, ob eine beginnende oder ob eine fortgeschrittene Entzündung im Kieferknochen behandelt werden muss. Deshalb sind auch regelmäßige Röntgenbilder sehr wichtig für die Diagnostik. Die Strahlenbelastung ist bei den hochmodernen digitalen Geräten, wie sie üblicherweise heute in den Praxen zum Einsatz kommen, auf ein Minimum reduziert. Sie müssen sich also keine Sorgen machen, wenn der Zahnarzt für eine sichere Diagnose zur Röntgenuntersuchung rät.

10 Wege in ein entzündungsfreies Leben

1

Ein **Immun-Check** (Kosten ca. 85–95 Euro) kann eine Reihe von Suchtests im Blut umfassen. Immer mit dabei: ein Differenzialblutbild, die Bestimmung der Immunglobuline und des hs-CRP. Sinnvoll sind auch ein Test auf oxidativen Stress und ein Antioxidanzienstatus, um das Verhältnis von oxidativer Belastung durch aggressive Sauerstoffradikale und dem antioxidativen Potenzial in Ihrem Körper zu ermitteln. Auch Selen und Zink sollten dazugehören, weil eine ausreichend hohe Versorgung mit ihnen das Immunsystem stärkt.

2

Einige Ärzte bieten eine Untersuchung an, für die aus Ihrer Blutprobe Immunzellen gewonnen werden, die dann im Labor mit verschiedenen Bakterien, Viren und Pilzen konfrontiert werden, um zu sehen, wie **effektiv die Immunabwehr reagiert**. Die Kosten (zwischen 65 und 90 Euro) für diesen Check müssen Sie selbst tragen.

3

Lassen Sie sich alle ein oder zwei Jahre **auf Krebszellen untersuchen**. Wichtig für Frauen ist der jährliche **Pap-Abstrich** beim Gynäkologen zur Früherkennung von Gebärmutterhalskrebs, ab 50 dann alle zwei Jahre die **Mammographie**. Männern ab 45 bietet das gesetzliche Früherkennungsprogramm einmal jährlich die Untersuchung auf **Prostatakrebs** an. Männer und Frauen ab 56 Jahren steht eine Untersuchung zur Früherkennung von **Darmkrebs** zur Verfügung. Zusätzlich zum von der gesetzlichen Krankenkasse erstatteten **Hautkrebs-Screening** empfiehlt sich alle zwei Jahre eine digitale Auflichtmikroskopie (Kosten ca. 40–50 Euro).

4

Wer es ganz genau wissen möchte: Die **Kernspintomographie** liefert schärfste Bilder von Ihrem Innenleben und spürt alle verborgenen Krankheitsherde auf, noch ehe sie Beschwerden verursachen. Das Ganze ist eine IGeL-Leistung (Individuelle Gesundheitsleistung), wird also von den gesetzlichen Krankenkassen nur bei einem begründeten Krankheitsverdacht gezahlt (Kosten ca. 360–400 Euro).

5

Nehmen Sie sich mindestens einmal im Jahr Zeit für eine medizinische Zahnreinigung bei Ihrem Zahnarzt. Die Behandlung tut nicht weh, ist aber wichtig, wenn Sie sich **vor Parodontitis** und ihren möglichen Folgeerkrankungen **schützen** wollen.

6

Probleme mit dem Magen? Dann machen Sie am besten noch diese Woche einen Termin bei einem Gastroenterologen (Facharzt für Erkrankungen des Magen-Darm-Systems). Er kann mithilfe eines Atemtests (Kosten ca. 13–24 Euro) herausfinden, ob Helicobacter-Bakterien die Ursache für die Schmerzen sind. Eine Alternative ist die kostenfreie Magenspiegelung, mit der sich die Bakterien in einer Gewebeprobe aus der Magenschleimhaut nachweisen lassen.

7

Waschen Sie sich die Hände – mindestens vor jeder Essenszubereitung, nach jedem Einkauf, nach jedem Toilettengang und nach jeder Streicheleinheit für Ihren Hund oder Ihre Katze – und erst recht in der Erkältungszeit. Amerikanische Forscher wiesen nach, dass schon **fünfmaliges Händewaschen pro Tag** die Häufigkeit von Atemwegserkrankungen um bis zu 45 Prozent vermindern kann.

8

Wann hatten Sie das letzte Mal Ihren Impfkalender in der Hand? Hoffentlich ist das nicht schon länger als zehn Jahre her – denn sonst könnte Ihr Immunschutz gegen so schlimme und oftmals tödlich endende Infektionskrankheiten wie Diphtherie, Tetanus oder Kinderlähmung nicht mehr ausreichen. Notieren Sie sich also gleich in Ihrem Kalender: **Termin für Auffrischimpfungen**.

9

Untersuchungen zeigen: Wir gehen zu nachlässig mit Wunden um. Größere Schädigungen der Haut (beispielsweise eine großflächige Schürfwunde, eine stark blutende Verletzung oder eine ausgeprägte Verbrennung) sowie stark verschmutzte oder blutende Wunden sollten Sie dem Arzt überlassen. Gleiches gilt, wenn Sie von einem Tier gebissen wurden oder sich einen Nagel oder größeren Holz- beziehungsweise Glassplitter in die Haut gejagt haben – in diesem Fall kann es sogar sein, dass der Arzt Ihnen auch noch zu einer Tetanusimpfung rät. Spätestens wenn es pocht und die Wundränder sowie die umgebende Haut warm, gerötet und angeschwollen sind, ist es Zeit für eine **professionelle Wundversorgung**.

10

Praktizieren Sie **Safer Sex** und benutzen Sie Kondome, wenn Sie gerade nicht in einer festen Partnerschaft leben. Das ist der sicherste Schutz vor HIV-Viren (AIDS), Chlamydien (Bakterien, die insbesondere Erkrankungen der Schleimhäute auslösen) und teilweise auch vor einer Infektion mit Humanen Papillomaviren (HPV) – einige der genitalen HPV-Typen sind für die Bildung gutartiger Feigwarzen verantwortlich, andere für die Entstehung von Gebärmutterhalskrebs.

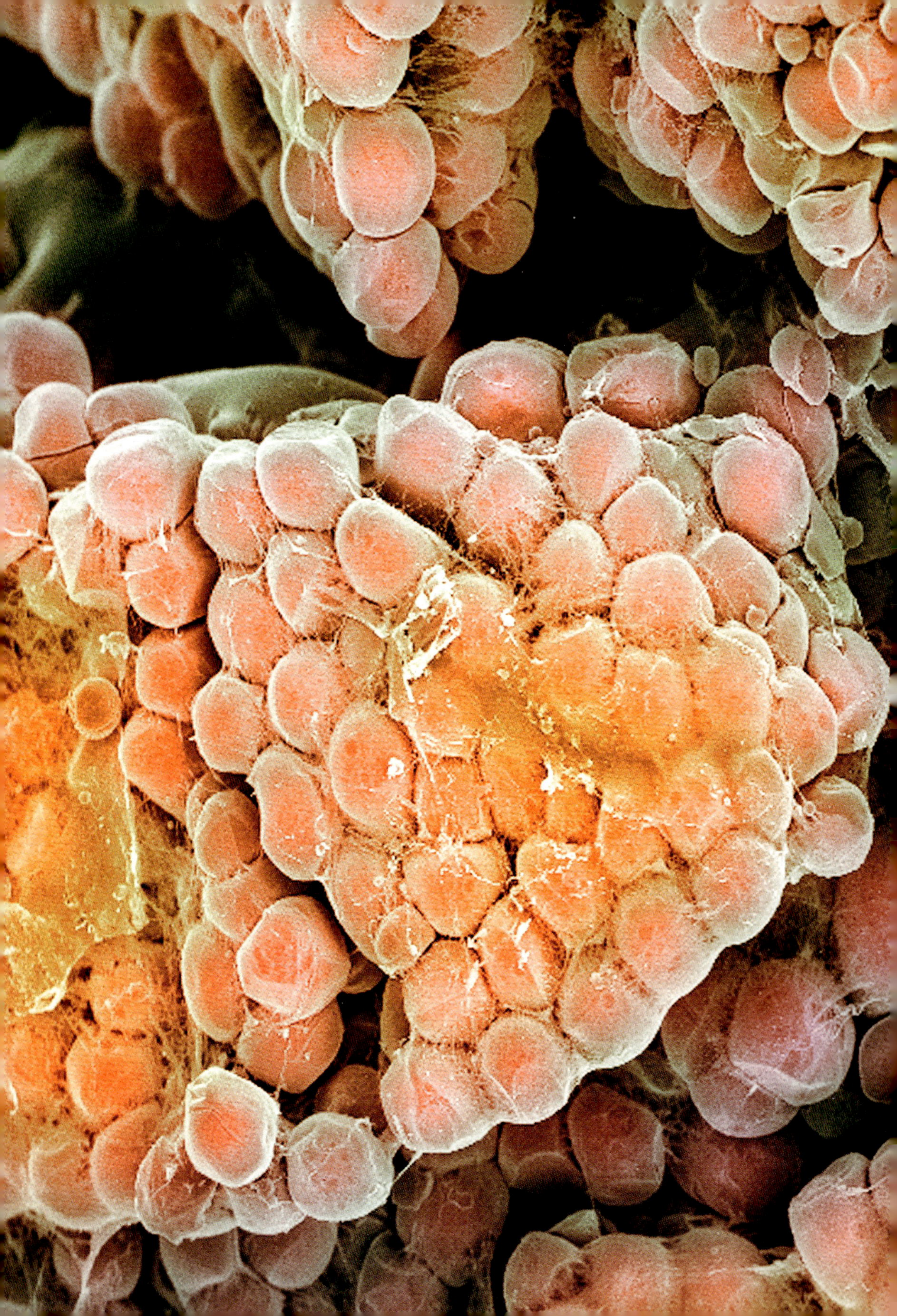

Ernährungs-bedingte Entzündung

- Bauchbetontes Übergewicht – Wegbereiter für chronische Entzündungen
- Die Entdeckung der Adipokine und welchen Einfluss sie auf die Prozesse in unserem Körper nehmen
- Was passiert, wenn die Fettzellen das Kommando übernehmen?
- Diabetes, Arteriosklerose und koronare Herzkrankheit: die schweren Folgen der Entzündungen
- Wie Sie mit Sport und Entspannung aktiv gegen Entzündungen vorgehen

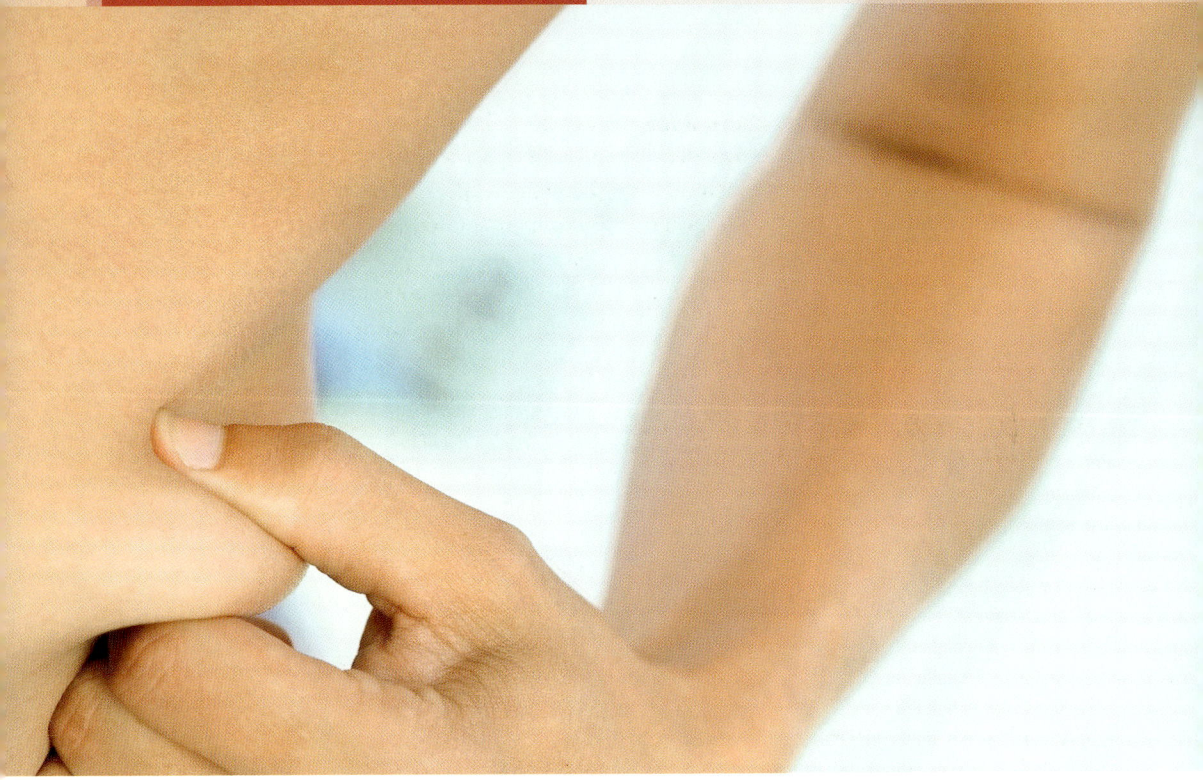

»Entzündungsherd« Übergewicht

DAS DEUTSCHLAND des 21. Jahrhunderts hat ein gravierendes Gewichtsproblem: Das Robert Koch-Institut hat ermittelt, dass hierzulande jeder zweite Mann und jede dritte Frau unter Übergewicht leidet – jeder Sechste davon ist sogar stark fettleibig (adipös) und benötigt ärztliche Hilfe. Alarmierend ist auch die Zahl der übergewichtigen Kinder und Jugendlichen. Dabei sind die wenigsten dieser Menschen krank. Ursache für die überflüssigen Pfunde ist in den allermeisten Fällen vielmehr unser Wohlstands-Lebensstil: Wir essen mehr, als unser Körper benötigt, und wir bewegen uns zu wenig, um die überschüssigen Energiereserven sinnvoll zu verwerten. Das bleibt nicht ohne Folgen für die Gesundheit.

Das Wohl und Wehe des Körpers hängt, wie man seit kurzem weiß, letztlich vor allem von der Verteilung seiner Fettmasse ab: Hat sich der Speck vor allem an Bauch und Taille festgesetzt (Apfeltyp), kann er einen regelrechten Schwelbrand entfachen, der über kurz oder lang den gesamten Organismus erfasst und ihn chronisch entzündet. Fettpolster an Po, Hüften und Oberschenkeln (Birnentyp) bei schlanker Taille und geringem Bauchumfang sind dagegen

ungefährlich – und sind sogar ein Schutzfaktor vor Herzerkrankungen und Diabetes, wie neueste Studien der Münchner Ludwig-Maximilians-Universität oder der britischen Universität Oxford aus dem Jahre 2010 nahelegen.
Für Übergewichtige ist der Bauch also in vielerlei Hinsicht eine kritische Zone: Gerade hier setzen sich besonders gern Speckrollen an, und gerade hier machen sich die Bemühungen, die Pfunde wieder loszuwerden, oft erst verzögert bemerkbar. Haben sich die Fettpolster vor allem in der Unterhaut Ihres Bauchs festgesetzt, bleibt der Bauchspeck ein lästiges, aber harmloses kosmetisches Problem – aber nur solange er nicht den empfohlenen Grenzwert des Waist-to-height ratio übersteigt (siehe Seite 61).

ZÜNDELNDES BAUCHFETT

Groß, kugelig, ungemein flexibel und immer bereit sich aufzuplustern – so lassen sich die etwa 30 bis 40 Milliarden Fettzellen (Adipozyten) charakterisieren, die im Wesentlichen das Fettgewebe unseres Körpers ausmachen. Meist sind sie netzartig miteinander verwoben und sorgen so dafür, dass nichts von der Energie, die dem Körper in Form von Nahrung zugeführt wird, verloren geht. Diese Energie liegt – jeweils aus drei Fettsäuren und Glyzerin zu Neutralfetten (Triglyzeriden) zusammengebaut – als Fetttropfen im Inneren der Fettzelle vor. Wird irgendwo im Körper Energie benötigt, zum Beispiel in den Muskelzellen, sorgen rasch aktivierte fettspaltende Enzyme dafür, dass das gespeicherte Fett wieder in seine Bestandteile zerlegt wird und die Fettsäuren umgehend über das Blut an den Zielort gelangen.

FLEXIBLES VOLUMEN

Die Fettzellen werden bereits in der Kindheit angelegt. Werden sie schon in jungen Jahren mit zu viel Nahrungsenergie gefüttert, bilden sich immer mehr Fettzellen, die dann ein Leben lang weiter ernährt werden wollen – und so zum »Nährboden« für den (späteren) Dauerkampf gegen üppige Fettpolster werden.
Im Erwachsenenalter bleibt die Zahl der Fettzellen weitgehend konstant. Anscheinend reguliert der Körper seinen Stoffwechsel etwa ab dem 20. Lebensjahr so, dass die einmal festgelegte Fettzellenmenge nicht mehr angetastet wird. Möglicherweise wächst die Anzahl aber, wenn die Fettzellen bei starkem Übergewicht eine kritische Zellgröße überschritten haben – darüber ist sich die Wissenschaft noch uneinig. Doch wenn es nicht die Vermehrung von Fettzellen ist, was treibt uns dann ins Übergewicht? Die meisten Experten glauben, dass dies daran liegt, wie die Fettzelle ihr Volumen flexibel an die Menge ihres Inhalts, des Speicherfetts, anpasst. Dabei kann sie sich bei einem Überangebot an Energie bis auf das Dreifache ihrer ursprünglichen Größe von etwa 100 Mikrometern ausdehnen. Ebenso mühelos schrumpft sie wieder, wenn ihr die Energie entzogen wird.

INFO

(Anti-)Entzündliche Stoffe direkt vor Ort

Eine normal große, nicht übermäßig gefüllte Fettzelle produziert kleinste Mengen an entzündlichen und anti-entzündlichen Stoffen. Diese gelangen jedoch meist gar nicht in die Blutbahn, sondern sind vornehmlich für den Figengebrauch bestimmt. Dabei halten sich die Zytokine offenbar gegenseitig in Schach und tragen so zur Immunkompetenz direkt vor Ort bei.

FETTGEWEBE – DAS GRÖSSTE HORMONORGAN DES KÖRPERS

Die Fähigkeit, sich zu Riesenzellen aufzublähen, ist jedoch nicht der einzige Grund, weshalb sich derzeit so viele Wissenschaftler für die Fettzellen interessieren. Inzwischen ist klar: In jeder Fettzelle steckt zudem eine winzige, aber hocheffiziente Chemiefabrik, die praktisch rund um die Uhr raffinierte Cocktails aus Hormonen, Enzymen, Boten- und sogar Entzündungs- und Antientzündungsstoffen mixt, die an sehr viel mehr Regulationssystemen unseres Organismus beteiligt sind, als man ursprünglich angenommen hat.

Kein anderes Körperorgan wurde so lange so dramatisch unterschätzt wie das Fettgewebe. Noch bis Ende des letzten Jahrtausends dachte ein Großteil der Forscher, die Fettzellen seien lediglich ein mehr oder weniger passiver Zellverbund, der praktisch nur eine Aufgabe hat: Nahrungsenergie zu speichern und bei Bedarf abzugeben. Inzwischen gibt es jedoch kaum einen Fettzellbiologen auf der Welt, der nicht unter Hochdruck daran arbeitet, mit der Aufdeckung eines weiteren spektakulären Details dazu beizutragen, dass wir uns endlich ein Bild vom wahren Wesen des Fettgewebes im Körper machen können.

Dynamisch, aktiv, einzigartig

Schon jetzt steht fest, dass unsere Speckrollen sehr dynamische, hochaktive Gewebe sind, die große Teile des Stoffwechsels mit organisieren und dafür in ständigem Kontakt mit anderen Organen stehen. Auf diese Weise mischt das Fettgewebe nicht nur bei so wichtigen Mechanismen wie der Appetit- und Sättigungsregulation im Gehirn oder der Insulinempfindlichkeit der einzelnen Zellgewebe mit (siehe Seite 62 f. und 65 ff.), sondern es nimmt auch auf die Blutgerinnung oder die Weit- und Engstellung der Blutgefäße Einfluss – und somit auf die Gesundheit und die Funktionsfähigkeit unseres Herz-Kreislauf-Systems.

Sogar an der Steuerung des Menstruationszyklus und der weiblichen Fruchtbarkeit ist das Fettgewebe beteiligt. Hierfür produziert das Fettgewebe eine Vielzahl von Hormonen und chemischen Botenstoffen – und hat sich damit als das größte Hormonorgan unseres Körpers entpuppt. Vor allem das Fett im Bauchraum (viszerales Fettgewebe) zeichnet sich durch eine hohe Stoffwechselaktivität aus – nicht immer zu unserem Besten, wie Sie im Folgenden noch sehen werden.

Östrogene – direkt aus dem Fettgewebe

Dass Frauen mit ausgeprägten Fettpolstern häufig einen höheren Östrogenspiegel haben als Schlanke, ist schon länger bekannt. Relativ neu ist die Erkenntnis, dass das Fettgewebe hierbei direkt Einfluss nimmt, indem es einen Teil der in der Nebennierenrinde – auch bei Frauen – gebildeten männlichen Sexualhormone (Androgene) zu Östrogen umwandelt. Dies führt bei Männern zum Beispiel zu einer Vergrößerung der Brustdrüse (»Männerbusen«). Bei übergewichtigen Frauen kann sich eine Östrogendominanz entwickeln, insbesondere in den Wechseljahren, wenn sich der hormonelle Gegenspieler Gestagen verabschiedet. Die Betroffenen leiden dann zwar weniger unter Hitzewallungen und anderen typischen Wechseljahrsbeschwerden, dafür tragen sie jedoch ein deutlich erhöhtes Risiko für Brustkrebs. Bei übergewichtigen Kindern wirkt das vom Fettgewebe »organisierte« Östrogen sowohl wachstumsfördernd als auch pubertätsauslösend – vor allem bei Mädchen: Bei ihnen setzt die erste Regelblutung (und andere Pubertätszeichen wie Brust- und Schamhaarentwicklung) oft besonders früh ein.

INFO

Wie dick ist zu dick?

2010 haben Mediziner der Münchner Ludwig-Maximilians-Universität zwei große Studien der Technischen Universität Dresden (DETECT-Studie) und der Universität Greifswald (SHIP-Kohorte) mit knapp 11.000 Teilnehmern ausgewertet – mit spektakulärem Ergebnis. Zu Beginn der Studie wurden für jeden Probanden drei Maße ermittelt:

- der Body-Mass-Index (BMI), der das Verhältnis von Gewicht zu Größe bestimmt,
- das Verhältnis zwischen Taillen- und Hüftumfang (Waist-to-hip ratio, kurz WHR) und
- der Waist-to-height ratio (WHtR), also das Taille-zu-Körpergröße-Verhältnis.

Drei bis acht Jahre lang beobachteten die Forscher anschließend die gesundheitliche Entwicklung ihrer Schützlinge. Danach stand fest: Ob ein Mensch einen Herzinfarkt oder einen Schlaganfall bekommt, lässt sich am besten mit dem WHtR abbilden: Je höher er ist, desto größer das Risiko. Die beiden anderen ursprünglich ermittelten Maße waren dagegen weitaus weniger (WHR) oder überhaupt nicht (BMI) aussagekräftig.

WHR – Risikoeinschätzung der WHO

Bei der Ermittlung Ihres Bauchumfangs mithilfe der WHR-Methode teilen Sie den Taillen- bzw. Bauchumfang durch den Hüftumfang (jeweils in Zentimetern mit dem Maßband gemessen). Nach Einschätzung der Weltgesundheitsorganisation (WHO) besteht für Frauen ein erhöhtes Gesundheitsrisiko, wenn der gemessene Bauchumfang 80 bis 88 Zentimeter beträgt, und für Männer, wenn die Messung mit dem Maßband 94 bis 102 Zentimeter ergibt.

So bestimmen Sie Ihren Waist-to-height ratio (WHtR)

Stellen Sie sich aufrecht mit nacktem Oberkörper hin, lockern Ihre Bauchmuskeln und lassen Sie Luft ohne zu pressen aus der Lunge strömen. Legen Sie nun ein Maßband knapp oberhalb des Bauchnabels (an der dicksten Stelle Ihres Bauchs) waagerecht um den Bauch, sodass es eine gerade Linie zu Beckenkamm und unterem Rippenbogen ergibt.

Teilen Sie nun den ermittelten Wert durch Ihre Körpergröße, also

$$\frac{\text{Taillenumfang (in Zentimetern)}}{\text{Körpergröße (in Zentimetern)}} = \text{WHtR}$$

Vergleichen Sie Ihren Wert mit nachfolgenden Richtwerten:

- **20- bis 40-Jährige**
  < 0,40: Untergewicht
  0,40–0,50: Normalgewicht
  0,51–0,56: Übergewicht
  0,57–0,68: Fettleibigkeit (Adipositas)
  > 0,68: schwere Fettleibigkeit

- **Zwischen 40 und 50 Jahren**

Für jedes zusätzliche Lebensjahr addieren Sie 0,01 Punkte dazu. Beispielsweise ist die Grenze zum Übergewicht für eine 47-jährige Frau: 0,50 + 0,07 = 0,57 Punkte.

- **50 Jahre und älter**
  < 0,40: Untergewicht
  0,40–0,60: Normalgewicht
  0,61–0,66: Übergewicht
  0,67–0,78: Fettleibigkeit (Adipositas)
  > 0,78: schwere Fettleibigkeit

ADIPOKINE – DIE STOFFE DER FETTZELLEN

Bis jetzt sind etwa 100 Substanzen identifiziert worden, die in den Fettzellen gebildet werden. Manche dieser Fettgewebshormone (Adipokine) sind ausschließlich für die Steuerung der im Fettgewebe ablaufenden Prozesse zuständig; das heißt, sie verbleiben im Fettgewebe. Andere gelangen in die Blutbahn und entfalten auf diese Weise ihre Wirkung auch in anderen Organen. Im Normalfall bilden die Adipokine ein ausbalanciertes Netzwerk von Signalen und Interaktionen, das die Aktivitäten des Fettgewebes mit denen der anderen Gewebe und Organe zu einem höchst effektiven großen Ganzen verknüpft.

LEPTIN – EXKLUSIVPRODUKT DER FETTZELLEN

Einer der Hauptakteure ist das Adipokin Leptin, ein Eiweißhormon, das erst 1994 entdeckt wurde. Wie viel Leptin im Körper vorhanden ist, hängt vom Anteil des Fettgewebes ab: Je mehr beziehungsweise je größer die Fettzellen (und damit je umfangreicher die Fettreserven), desto mehr Leptin lässt sich im Blut nachweisen. Leptin ist ein ausgesprochen vielseitiges Hormon, ohne das wichtige Stoffwechselvorgänge nicht reibungslos ablaufen könnten. Es ist nicht nur an der Regulierung des Fettstoffwechsels und des Energiehaushalts beteiligt, sondern stimmt auch die Aktivität von zahlreichen appetitverändernden Molekülen im Gehirn aufeinander ab, wodurch Appetit und Sättigung

INFO

Die Leptin-Story

Als vor gut 17 Jahren der amerikanische Molekularbiologe Jeff Friedman das Sättigungshormon Leptin entdeckte, dachte man, endlich eine Wunderwaffe gegen Übergewicht gefunden zu haben. Mitten in die Versuche, eine Leptinpille als Appetitzügler zu entwickeln, platzte jedoch das Ergebnis verschiedener Studien: Übergewichtige haben nicht zu wenig, sondern zu viel Leptin im Blut. Denn je mehr gut gefüllte Fettzellen im Körper vorhanden sind, desto mehr Leptin wird gebildet. Bei dicken Menschen reagieren die Bereiche des Gehirns, die für die Appetit- und Gewichtsregulation zuständig sind, jedoch immer weniger empfindlich auf die permanente Flut des Sättigungshormons: Sie sind resistent gegenüber Leptin. Der erste Enthusiasmus verflog.

Inzwischen haben sich die Forscher von ihrem Schock erholt und suchen intensiv nach Möglichkeiten, das Gehirn gezielt für Leptin zu sensibilisieren. Erste Erfolgsmeldungen gibt es bereits: So hat sich 2009 in einem Tierversuch gezeigt, dass aus übergewichtigen Ratten durch Leptingaben und sportlichem Training tatsächlich schlanke Nager werden. Offenbar werden durch die gesteigerte Bewegung bestimmte Stoffwechselveränderungen in Gang gesetzt, die den Weg für die Leptinsignale in die Appetitzentrale im Gehirn wieder freimachen. Ein anderes Forscherteam behandelte dicke, leptinresistente Mäuse mit speziellen Chemikalien. Das Ergebnis: Die Leptin-Sensibilität erhöhte sich, und die übergewichtigen Mäuse bauten rasch Fett ab.

geregelt werden. Vereinfacht ausgedrückt: Steigt der Leptinspiegel im Blut, wird dem Gehirn Sättigung signalisiert. Sinkt die Leptinzentration, meldet sich Hunger.
Darüber hinaus hemmt Leptin die Herstellung von Insulin in den Betazellen der Bauchspeicheldrüse und die Kortisolproduktion der Nebennieren, stimuliert die Knochenbildung und ist an der Steuerung der Fruchtbarkeit beteiligt. Frauen haben generell einen höheren Leptinspiegel als Männer – nach den Wechseljahren gleichen sich die Werte dann allerdings an. Ein sehr niedriger Leptinspiegel kann den gesamten hormonellen Regelkreis, der den weiblichen Zyklus oder die männliche Samenzellproduktion steuert, durcheinander- oder gar zum Erliegen bringen. Deshalb bleibt zum Beispiel bei Frauen, die hungern müssen oder magersüchtig sind, die Regelblutung aus.
Sogar auf das Immungeschehen nimmt Leptin Einfluss: Einen der Gründe für die Infektanfälligkeit bei Menschen mit starkem Untergewicht sehen Experten in einem erniedrigten Leptinspiegel. Zudem scheint ein Mangel an Leptin die Produktion von Schilddrüsen- und Wachstumshormonen zu hemmen, was ebenfalls nicht ohne Folgen für das Immunsystem bleibt.

ADIPONEKTIN STEIGERT DIE INSULINWIRKUNG

Neben Leptin greifen noch viele andere Adipokine als Regulatoren und Kommunikatoren in die verschiedenen Stoffwechselvorgänge ein. Beim größten Teil steht die Forschung erst am Anfang, über einige weiß man jedoch mittlerweise ziemlich genau Bescheid – darunter bekannte Substanzen wie Angiotensin II, ein Botenstoff, von dem man lange Zeit dachte, dass er nur in der Leber gebildet würde, und sein Vorläufermolekül Angiotensinogen. Beide Gewebshormone lassen in zu hohen Konzentrationen den Blutdruck in die Höhe schnellen.
Ein weiteres Eiweißhormon, das inzwischen relativ gut erforscht ist, ist Adiponektin, das wie Leptin unter anderem unseren Hunger und unser Essverhalten beeinflusst. Noch wichtiger ist die Erkenntnis, dass Adiponektin zudem die Wirkung des »Blutzuckerhormons« Insulin an den Fettzellen verstärkt, indem es die Aufnahme, Verwertung und Verbrennung von Fettsäuren in der Muskulatur erleichtert. Damit hält es sowohl den Blutzucker- als auch den Fettstoffwechsel unter Kontrolle.

Wenig Adiponektin birgt Gefahren

Bei vielen Übergewichtigen sind die Adiponektinspiegel im Blut erniedrigt: Sind die Fettzellen überfüllt, schränken sie ihre Adiponektinproduktion ein. Weil das Insulin in seiner Effizienz dadurch erheblich geschwächt ist, verbleibt ein Teil der Nährstoffe – allen voran Zucker (Glukose) – im Blut anstatt zu den Zielorten zu gelangen. Die Folge sind erhöhte Blutzuckerwerte, an deren Ende die Entwicklung eines Typ-2-Diabetes stehen kann (siehe Seite 66 ff.). Niedrige Adiponektinwerte gelten deshalb als Risikofaktor für Diabetes – und übrigens auch für Herz-Kreislauf-Erkrankungen, insbesondere für die koronare Herzkrankheit und arteriosklerotisch verengte Halsschlagadern. Denn Adiponektin unterdrückt die Ausbildung entzündlicher Gefäßveränderungen (Arteriosklerose, siehe Seite 74 ff.), indem es unter anderem die Schaumzellbildung in den Makrophagen (Fresszellen) hemmt. Zudem gibt es Hinweise, dass sich zu wenig Adiponektin im Blut auch ungünstig auf den Fettstoffwechsel auswirkt. Immerhin haben Abnehmwillige gute Chancen, diese Gesundheitsgefahren rasch wieder auf ein Minimum zu reduzieren: Schon wer ein paar Pfunde abspeckt, kurbelt die Adiponektinproduktion in den Fettzellen umgehend wieder an.

ACHTUNG: STÖRALARM!

Stets um Ausgewogenheit im Wechselspiel der Kräfte und Gegenkräfte bemüht, die die Lebensvorgänge steuern, hat die Natur auch die körperinterne Kommunikation zwischen dem Fettgewebe und den übrigen Körperzellen harmonisch aufeinander abgestimmt. Zu starke oder zu schwache, zu häufige oder zu seltene Signale durch die Botenstoffe der Fettzellen sind im fein austarierten System eigentlich nicht vorgesehen. Genau das aber passiert, wenn sich – wie heutzutage nicht unüblich – immer mehr Körperfett ansammelt. Dann beginnen vor allem die Fettzellen des Bauchfetts zu meutern und lösen eine Kettenreaktion aus, die den gesamten Organismus erfasst.

GENUG IST GENUG

Unsere Muskeln verhängen kurzerhand einen Aufnahmestopp, wenn sie vom »Schleusenspezialist« Insulin mit zu viel Nahrungsenergie gefüllt werden. Das können die Fettzellen (erst einmal) nicht – im Gegenteil: Sie müssen jetzt erst recht einspringen und alles aufnehmen, was das Insulin nicht loswerden konnte. Doch irgendwann heißt es auch für sie: Nichts geht mehr. Zunächst spielt sich der Aufruhr vornehmlich im Inneren des Fettgewebes ab. Doch der Zellstress hat Folgen: Nun tummeln sich vermehrt Fettsäuren (Triglyzeride) im Blut, auch wenn kein Bedarf besteht. Zudem bringen die Fettzellen immer mehr Botenstoffe in Umlauf, die das große Orchester der Körpersignale empfindlich durcheinanderbringen.

Nichts stimmt mehr

Plötzlich stimmt das Arrangement nicht mehr: Weil einige Signale immer lauter werden, finden andere zunehmend weniger Gehör. Mit der Zeit beginnen sich die Interaktionen zwischen den Signalwegen der Adipokine und den Signalübertragungen der anderen stoffwechselaktiven Hormone zu verändern: Selbstverständliches wie eine effiziente Insulinwirkung an den Körperzellen – im Normal(gewichts)fall unterstützt von Adipokinen wie Leptin und Adiponektin –, eine genau auf den Energiebedarf abgestimmte Appetit- und Sättigungsregulation (Leptin und Adiponektin), ein umfassender Gefäßschutz (Adiponektin) oder ein gut eingestellter Blutdruck (Angiotensin II und Angiotensinogen) werden nun nach und nach außer Kraft gesetzt. Irgendwann greifen die Regulationsmechanismen gar nicht mehr. Dann lautet die ärztliche Diagnose: Diabetes. Oder: Bluthochdruck, Fettstoffwechselstörung oder auch koronare Herzkrankheit – oft genug liegen alle diese Wohlstandskrankheiten gleichzeitig vor.

MASSENPRODUKTION VON ENTZÜNDUNGSSTOFFEN

Inzwischen haben die Wissenschaftler herausgefunden, dass der Faktor Übergewicht den Organismus noch von einer anderen Seite in schwere Turbulenzen stürzt. Der Hauptverantwortliche ist einmal mehr das Bauchfettgewebe. Bis zum Rand mit Speicherfett gefüllt, überschwemmen die aufgeblähten Bauchfettzellen den Körper nämlich nun auch mit Substanzen, die in diesen Mengen normalerweise nur bei schweren Infektionen anzutreffen sind: Interleukin-6 (IL-6), der Tumornekrosefaktor a (TNF-a), Monozyten-chemoattraktives-Protein 1 (MCP-1), der Plasminogen-Aktivator-Inhibitor 1 (PAI-1) und viele andere Entzündungsstoffe, die – Sie erinnern sich – im Körper großes Unheil anrichten können. Diese werden teilweise von den aufgeblähten Fettzellen selbst und teilweise von deren Vorläuferzellen gebildet, die eigentlich primär dafür da sind einzuspringen, wenn überalterte Fettzellen abtreten und durch neue ersetzt werden müssen. Aber es herrscht längst Ausnahmezustand in den Fettzellen – und da gelten andere Gesetze.

HILFERUF AN DIE FRESSZELLEN

Zu allem Überfluss wandern vermehrt Fresszellen (Monozyten) der Immunabwehr aus dem Blut in das Fettgewebe ein und wandeln sich dort zu Makrophagen um; auch einige T-Lymphozyten gehen mit an Bord. Dass jetzt auch noch die »Gesundheitspolizei« des Körpers eingreift, ist Ausdruck höchster Not. Die Fettzellen selbst haben nämlich die Immunzellen herbeigerufen und ihnen mithilfe von kleinen Signalproteinen (Chemokine) den Weg in ihr Inneres gewiesen. Spätestens jetzt würden die Mediziner von einer »lokalen Entzündungsreaktion« sprechen, wenn sie das Gewebe inspizieren könnten. Jedoch: Noch tut nichts weh, noch halten sich die körperliche und geistige Leistungskraft (weitgehend) im grünen Bereich. Im Blut könnten sich zu diesem Zeitpunkt eventuell aber schon leichte Auffälligkeiten zeigen (etwa leicht erhöhte hs-CRP-Werte, siehe Seite 19).

WENN AUS DEM SCHWELBRAND EIN FLÄCHENBRAND WIRD

Und so geht der Schwelbrand ungehindert in einen Flächenbrand über: Die Entzündung des Fettgewebes schreitet weiter fort und breitet sich nach und nach im gesamten Organismus aus – spätestens jetzt sprechen die Ärzte von einer metabolischen Entzündung. Denn nun laufen auch die Fressgewebsmakrophagen zu Hochform auf: Unermüdlich produzieren sie entzündliche Botenstoffe wie TNF-a und MCP-1, Interleukin-1b und Interleukin-6, das wiederum umgehend die Leber dazu veranlasst, CRP zu bilden. Auch entzündungsaktive Prostaglandine und Osteopontin gehören dazu, ein Zytokin, dass erst kürzlich identifiziert wurde und die Fettgewebsentzündung mindestens ebenso fleißig anzuheizen scheint wie die »klassischen« Entzündungsstoffe. Sogar einige anti-entzündliche Substanzen wie das Interleukin-10 sind der hochexplosiven Mixtur beigemischt. Sie scheinen sich jedoch angesichts der Überzahl ihrer Gegenspieler nicht genug in Szene setzen zu können, um diese in Schach zu halten.

DIE INSULINEMPFINDLICHKEIT SINKT

Auch die frei zirkulierenden Fettsäuren sind in das krankheitenfördernde Geschehen involviert. Denn sie lagern sich verstärkt in Geweben und Organen, allen voran den Muskel- und Leberzellen ab. Den »verfetteten« Zellen gelingt es kaum noch, Glukose aus dem Blut aufzunehmen. Das wiederum ruft die Betazellen der Bauchspeicheldrüse auf den Plan: Sie legen bei der Insulinausschüttung nun den Turbogang ein, um mithilfe von noch mehr Insulin die überhöhten Blutzuckermengen abzubauen. Hierfür liefern sie große Mengen Proinsulin, das dann durch Abspaltung von C-Peptiden zu Insulin wird. Aufgrund des Überangebots an Insulin stumpfen die Zellen jedoch immer mehr gegen das Blutzuckerhormon ab.
Zu diesem Zeitpunkt könnte das Ruder allerdings noch herumgerissen und die Insulinresistenz rückgängig gemacht werden: durch Abnehmen und regelmäßige Bewegung (siehe auch Seite 86 ff.). Studien zeigen, dass sich die Empfindlichkeit der Zellen erstaunlich rasch wieder verbessert, wenn die Überflutung des Körpers durch Fett und Zucker gestoppt wird.

Das Unheil nimmt seinen Lauf

Bleibt der Schwenk in Richtung gesündere Lebensweise jedoch aus, lässt sich die Entwicklung von der latenten Stoffwechselstörung zur manifesten Stoffwechselentgleisung nicht mehr aufhalten. Die Betazellen der Bauchspeicheldrüse erschöpfen und sind immer weniger in der Lage, genug Insulin zu produzieren. Das, was sie noch schaffen, reicht nicht mehr aus, um die Zuckerkonzentrationen im Blut zu senken – es hat sich ein Typ-2-Diabetes entwickelt.

DIABETES TYP 2

Diabetes nimmt weltweit so stark zu, dass mittlerweile der Begriff »Diabetes-Epidemie« die Runde macht. Allein in Deutschland sind derzeit über fünf Millionen Menschen wegen eines diagnostizierten Typ-2-Diabetes in Behandlung. Und Experten gehen von einer noch höheren Dunkelziffer aus, weil die Erkrankung lange Zeit keine charakteristischen Symptome verursacht und deshalb oft erst spät erkannt wird. Manchmal besteht zwar eine Infektanfälligkeit (vor allem für Harnwegsinfekte und Hautinfektionen) oder Juckreiz ohne sichtbare Hautveränderungen. Aber eindeutige Symptome wie starker Durst, häufiges Wasserlassen und/oder Gewichtsverlust trotz unveränderter Essgewohnheiten zeigen sich meist erst, wenn der Blutzucker schon länger konstant zu hoch ist.

KOMPLIKATIONEN SIND MÖGLICH

Wichtigste Strategie zur Vermeidung von Komplikationen ist eine möglichst normnahe Blutzuckereinstellung – dies gilt sowohl zur Vermeidung von akuten Komplikationen (Un-

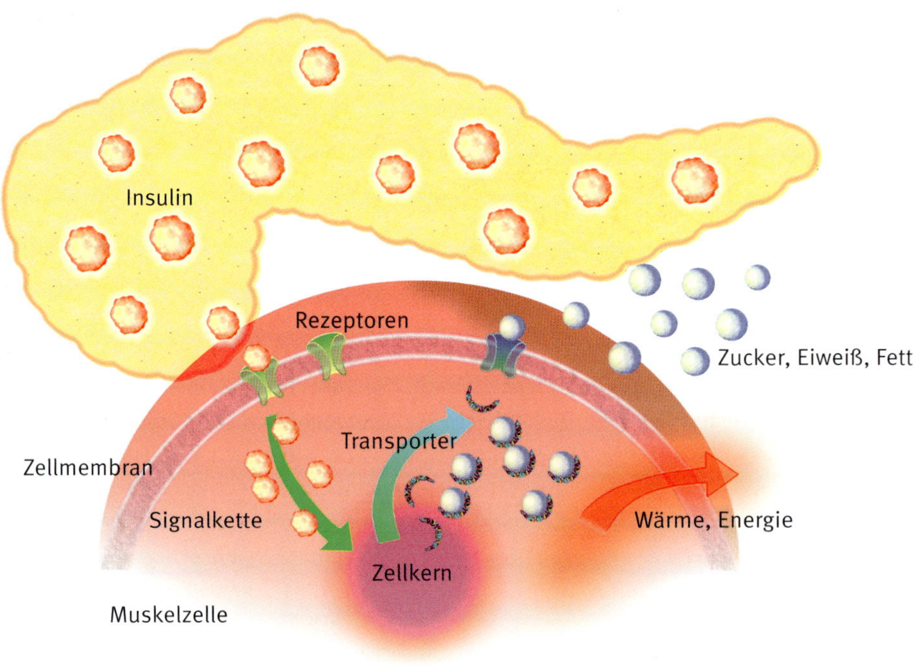

Insulin »öffnet« die Körperzellen, damit sie die Energie aus der Nahrung nutzen können. Bei einem Überangebot an Fett und Zucker gerät das System aus den Fugen; die Zellen bleiben verschlossen (Insulinresistenz). Die Bauchspeicheldrüse produziert immer mehr Insulin, bis sie irgendwann einfach aufgibt.

ter- oder Überzuckerung) als zur Vorbeugung von diabetestypischen Spätschäden. Hiervon sind meist die Gefäße betroffen: die großen Arterien am Herzen, im Gehirn oder an den Beinen (Makroangiopathie), aber auch die ganz kleinen Blutgefäße des Auges (Retinopathie) oder der Nieren (Nephropathie); all diese Erkrankungen fasst der Arzt unter dem Oberbegriff »Mikroangiopathie« zusammen. Die Krankheiten können irreparable Schäden nach sich ziehen. Ein diabetisch bedingter Nierenschaden kann zum Beispiel eine lebenslange Dialyse zur Folge haben. Weil die Nieren ihrer Rolle als Entgiftungsorgan nicht mehr gerecht werden, muss eine »künstliche Niere« außerhalb des Körpers diese Funktion übernehmen. Auch die Nerven können Schaden nehmen (Polyneuropathie), wodurch wichtige Körper- beziehungsweise Organfunktionen in Mitleidenschaft gezogen werden. So kann sich zum Beispiel ein Herzinfarkt entwickeln, ohne dass man Beschwerden verspürt, weil die Schmerzwahrnehmung beeinträchtigt ist. Eine eingeschränkte Schmerzempfindung ist auch an der Entstehung des diabetischen Fußsyndroms beteiligt; meist ist gleichzeitig die Durchblutung gestört. Bis zu 20 Prozent der Diabetiker müssen sich jährlich wegen krankhafter Veränderungen an Unterschenkel oder Fuß in Behandlung begeben (siehe Interview Seite 70 f.). Auch Knochenbrüche heilen bei Diabetikern nur langsam. Schuld daran ist, wie man seit kurzem weiß, das entzündungsfördernde Zytokin TNF-a, das den Knochenaufbau behindert und im Blut vieler Diabetiker in hohen Konzentrationen nachgewiesen werden kann.

EIGENVERANTWORTUNG IST GEFRAGT

Auch wenn eine bestmögliche medizinische Betreuung für den Verlauf der Erkrankung sehr wichtig ist, kommt den Betroffenen eine Schlüsselrolle in der Behandlung ihres Diabetes zu. Nur sie allein können im Alltag regelmäßig ihren Blutzuckerspiegel kontrollieren, kontinuierlich ihre Medikamente einnehmen, ungünstige Ernährungsgewohnheiten ändern und sich regelmäßig bewegen – und auf diese Weise entscheidend zur Erhaltung der Lebensqualität beitragen. Zugleich ist eine eigenverantwortliche Selbsttherapie die wichtigste Voraussetzung für die Senkung des Risikos, eine diabetesbedingte Folgeerkrankung zu erleiden.

Abnehmen und Bewegung – das A und O der Therapie

Anders als beim Diabetes vom Typ 1, bei dem die Betazellen durch krankhafte Autoimmunprozesse überhaupt nicht mehr in der Lage sind, Insulin zu produzieren, versiegt die Insulinproduktion beim Typ-2-Diabetes erst allmählich. Doch sie kann, bevor es zum endgültigen Aus der Insulinausschüttung kommt, oft wieder angekurbelt werden.

Im Anfangsstadium normalisiert sich bei vielen Typ-2-Diabetikern der Stoffwechsel allein durch eine konsequente Änderung des Lebensstils. Wichtigste Therapiestrategie: Abnehmen und regelmäßige Bewegung. Reichen diese Maßnahmen nicht (mehr) aus, um die Blutzuckerwerte im Normbereich zu halten, müssen blutzuckersenkende Medikamente eingenommen werden. Eine Insulintherapie wird notwendig, wenn die körpereigene Insulinproduktion (weitgehend) versiegt ist. Hierfür sind – wie auch bei der medikamentösen Blutzuckerregulierung – regelmäßige Blutzucker-Selbstkontrollen erforderlich.

Gut geschult macht sicherer

Viele Diabetiker fühlen sich im täglichen Umgang mit ihrer Erkrankung unsicher. Wie gelingt es mir, meinen Blutzucker dauerhaft stabil zu halten? Welche sportliche Betätigung ist für mich sinnvoll? Was kann ich tun, um Folgeerkrankungen zu vermeiden? Wie gehe ich mit meiner Angst um? Hier kann eine Diabetesschulung wertvolle Dienste leisten. Ziel ist es, praktische Fähigkeiten im Umgang mit dem Diabetes zu stärken, etwa wie man seinen Blutzucker richtig misst, worauf man bei der medikamentösen Therapie achten sollte, welche Ernährungsweise sinnvoll ist oder wie man angemessen auf eine Unter- beziehungsweise Überzuckerung reagiert. Zahlreiche Studien belegen: Diabetiker, die an einer Schulung teilgenommen haben, kommen besser mit ihrer Erkrankung zurecht und leiden seltener unter ausgeprägten Folgeerkrankungen. Hilfreich ist auch der offene Austausch mit anderen Betroffenen – deshalb schließen sich viele Diabetiker im Anschluss an die Schulung einer Selbsthilfegruppe an.

HbA1c-Wert – das Blutzuckergedächtnis

Wichtig ist schließlich auch, dass Diabetiker regelmäßig die ärztlichen Kontrolltermine wahrnehmen. An erster Stelle steht die Bestimmung des HbA1c-Werts, die am besten alle zehn bis zwölf Wochen erfolgt. Dieser spiegelt sehr genau die Stoffwechseleinstellung innerhalb der letzten Wochen wider und wird deshalb auch als Blutzuckergedächtnis bezeichnet. Ideal ist, wenn der Wert unter 6,5 Prozent liegt. Weitere wichtige Untersuchungen sind: regelmäßige Urinanalysen (unter anderem zum Ausschluss einer möglichen Eiweißausscheidung) zur Überprüfung der Nierenfunktion, die regelmäßige Bestimmung der Fettkonzentrationen im Blut (alle drei Monate, wenn sich bereits eine Fettstoffwechselstörung entwickelt hat, ansonsten alle sechs Monate) und mindestens einmal jährlich eine augenärztliche und neurologische Untersuchung.

IST DIABETES EINE ENTZÜNDUNGSKRANKHEIT?

Ist ein chronischer Zuckerüberschuss im Blut tatsächlich die Folge einer chronisch schwelenden Entzündung im Körper? Nach derzeitigem Erkenntnisstand sieht es ganz danach aus: Bei den meisten Diabetikern sind die Entzündungsmarker Akutphasenproteine, CRP beziehungsweise hs-CRP und Fibrinogen im Blut erhöht oder liegen zumindest im oberen Normbereich. Das gilt auch für Menschen, bei denen der Blutzuckerwert noch normal ist, die Zellen jedoch schon nicht mehr richtig auf die Signalwege des Insulins reagieren.

Diabtes und Adipokine

Welche Rolle genau die einzelnen, von den Fettzellen produzierten Substanzen bei der Entstehung einer Insulinresistenz und damit bei der Entwicklung eines Diabetes spielen, ist allerdings noch nicht vollständig geklärt. Fast täglich kommen aber neue Details über Adipokine ans Licht, die darauf hinweisen, dass einige von ihnen diabetesfördernde Aktivposten sind, so zum Beispiel:

- **Resistin:** Das Eiweißhormon, das von Makrophagen und vermutlich auch von den Präadipozyten gebildet wird, könnte ein wichtiges Bindeglied zwischen Übergewicht und der Entstehung von Diabetes sein. Untersuchungen an der medizinischen Fakultät der Universität von Pennsylvania haben 2001 gezeigt, dass zu viel Resistin die Muskelzellen und die Leber unempfindlich für Insulin macht: Wenn Mäusen Resistin injiziert wird, entwickeln sie eine Insulinresistenz. Deshalb auch der Name Restistin (resistance to insulin). Darüber hinaus gibt es Hinweise, dass Resistin an (chronischen) Entzündungsprozessen und insbesondere an der Entstehung einer Arteriosklerose beteiligt ist. Fest steht, dass das Eiweißhormon die Produktion von Interleukin 6 (IL-6) und TNF-a im Fettgewebe fördert.

- **Osteopontin:** Dieses Eiweißhormon, das wie Resistin in den Fettzellen fast ausschließlich von den Makrophagen gebildet wird, steht ebenfalls im Verdacht, eine Insulinresistenz im Gewebe auszulösen. Allerdings zeichnet sich bereits ein Therapieansatz ab: Forscher haben fettleibigen Mäusen spezielle Antikörper verabreicht, die das Hormon neutralisieren können. Wird Osteopontin auf diese Weise blockiert, bildet sich die chronische Fettgewebsentzündung der Versuchstiere zurück und der gestörte Zuckerstoffwechsel normalisiert sich.
- **Visfatin:** Dieses Zytokin, das die Insulinausschüttung in den Betazellen der Bauchspeicheldrüse hemmt, wurde erst 2004 entdeckt. Nimmt der Bauchumfang zu, steigen auch die Visfatinwerte im Blut. Verschiedene Untersuchungen haben ergeben, dass übergewichtige Typ-2-Diabetiker noch einmal einen deutlich höheren Visfatinspiegel haben. Eventuell hat Visfatin aber auch eine gefäßschädigende Wirkung, denn bei Menschen, die unter Arteriosklerose der Halsschlagadern leiden, haben Wissenschafler ebenfalls erhöhte Visfatinwerte gemessen.
- **Interleukin 1 beta (L-1 β) und Interferon-beta inducible factor (IP-10):** Der eine Stoff ist, wie alle Mitglieder der Interleukin-Familie (siehe Seite 28 f.), ein klassischer Entzündungsmediator, der andere spielt vor allem bei der Abwehr von Mikroorganismen eine Rolle. Beide finden sich erst seit kurzem auf der Liste der diabetesfördernden Substanzen und stehen in Verdacht, an der Zerstörung von insulinproduzierenden Betazellen in der Bauchspeicheldrüse beteiligt zu sein. Hierin sehen die Forscher eine der Hauptursachen, weshalb bis zu 20 Prozent der Typ-2-Diabetiker irgendwann einen absoluten Insulinmangel entwickeln: Bei ihnen versiegt – ebenso wie bei Typ-1-Diabetikern – die Insulinproduktion der Betazellen vollkommen, sodass sie für den Rest ihres Lebens das fehlende Insulin mit Insulinspritzen ausgleichen müssen.

Neue Ansatzpunkte für die Diagnostik …

Die diagnostische Bedeutung von erhöhten Entzündungsmarkern zur Früherkennung eines Diabetes und seiner Vorstufen wurde lange unterschätzt – die Ärzte kannten die Zusammenhänge einfach noch nicht. Jetzt werden sie (immer häufiger) als Alarmzeichen gewertet, die eine genauere Ursachenforschung erfordern. Dies geschieht mit weiterführenden Untersuchungen wie beispielsweise der Bestimmung von intaktem Proinsulin im Blut (bei Insulinresistenz zu hoch), einer Adiponektin-Messung (bei Insulinresistenz erniedrigt), einem oralen Glukosetoleranztest (bei Insulinresistenz in der Regel zu hoch), mitunter auch einem Blutzucker-Tagesprofil (bei Insulinresistenz zu hoch). Auf all diese Tests verzichteten viele Mediziner in früheren Jahren oft, wenn der Nüchternblutzuckerspiegel der Patienten noch im Normbereich lag.

… und die Diabetestherapie

Auch die Entwicklung neuer Therapiestrategien wird wohl in absehbarer Zeit von der Erkenntnis profitieren, dass es sich bei Diabetes um eine Entzündungskrankheit handelt. Einige Entzündungsstoffe haben, wie Sie inzwischen wissen, natürliche Gegenspieler. Werden diese zum Beispiel als Medikament verabreicht, könnte auf diese Weise die Entzündungskaskade im Organismus unterbrochen und so ein Fortschreiten der Erkrankung effektiv verhindert werden. Aber auch eine Behandlung mit klassischen Entzündungshemmern ist denkbar. Ob dieser Ansatz erfolgversprechend ist, wird gerade in Studien überprüft.

INTERVIEW

Kleine Wunden mit gefährlichen Folgen

Dr. med. Hans-Hermann Wörl ist Facharzt für Rekonstruktive und Plastisch-Ästhetische Chirurgie und seit 2002 in München in eigener Praxis niedergelassen. Davor war er unter anderem einige Jahre Oberarzt der Abteilung Plastische, Wiederherstellende und Handchirurgie, Zentrum für Brandverletzte sowie Mitglied des Mikrochirurgie- und Replantationsteams des Städtischen Klinikums München-Bogenhausen. Hier informiert er über die Gefahren, die für Diabetiker von einem »offenen Fuß« ausgehen.

Herr Dr. Wörl, jedes Jahr entwickeln etwa 100.000 Diabetiker ein Geschwür am Fuß oder Unterschenkel. Warum sind gerade Diabetiker so oft betroffen?

Ausgangspunkt sind meist verschiedene Faktoren, allen voran eine eingeschränkte Nervenfunktion und eine verminderte Durchblutung in den Beinen. Beides sind häufige Folgen eines Diabetes, insbesondere, wenn die Erkrankung lange Zeit nicht erkannt wurde oder der Blutzucker nicht richtig eingestellt ist.

Wie kann die Krankheit so lange unbemerkt bleiben?

Durch die Nervenschädigung empfinden Diabetiker oft kaum oder gar keine Schmerzen mehr – das wichtige Alarmsignal, dass etwas nicht stimmt, bleibt also aus. Dadurch kann sich eine Druckstelle etwa an der Ferse oder am Fußballen durch zu enge Schuhe oder ein Steinchen im Schuh innerhalb weniger Tage zu einer schlimmen Wunde entwickeln, ohne dass der Betroffene etwas davon bemerkt. Ist gleichzeitig die Durchblutung gestört, sind die Aussichten gering, dass die Wunde von selbst heilt. Oft kommt erschwerend hinzu, dass auch die Talg- und Schweißdrüsen der Haut nicht mehr richtig arbeiten. Dadurch ist die Haut sehr trocken und verliert ihre Schutzfunktion – sie wird anfällig für Infektionen.

Können Sie erklären, wie aus einer harmlosen Druckstelle ein gefährliches Geschwür wird?

Wird die Ursache für den Druck – etwa der kleine Kiesel im Schuh – nicht beseitigt, entsteht an der Druckstelle eine dicke Schwiele. Unter der Schwiele bildet sich ein Bluterguss. Bricht die trockene Haut darüber auf, entwickelt sich ein tiefes, offenes Geschwür, das sich rasch entzündet, weil die warme und feuchte Umgebung ein idealer Nährboden für Pilze und Bakterien ist. Durch die Entzündung lagert sich Flüssigkeit im Gewebe ein. Die Wasseransammlung hat zur Folge, dass sich die Durchblutung weiter verschlechtert, teilweise können sich Arterien auch ganz verschließen. Einige Bereiche des Fußes, etwa die Zehen, werden nun gar nicht mehr mit sauerstoffreichem Blut versorgt und drohen abzusterben. Große Gefahr geht auch von den infizierten Entzündungsherden aus, die sich immer weiter ausdehnen können. Im Extremfall kann sich der ganze Fuß bis hin zum Unterschenkel bakteriell infizieren.

Woran können Diabetiker erkennen, dass ihr Fuß gefährdet ist?

Hierfür gibt es viele Anzeichen. So sollten bereits ein hartnäckiger Nagelpilzbefall oder die Neigung zu Schwielen, Verhornungen und Einrissen ernst genommen werden. Gleiches gilt, wenn man feststellen muss, dass ein festes Kneifen in den Fuß oder Unterschenkel keinen Schmerz auslöst. Aber auch Missempfindungen wie Kribbeln, Ameisenlaufen, Taubheits- oder Pelzigkeitsgefühl weisen auf eine gestörte Nervenfunktion hin. Sind die Füße kalt, ist die Haut blass, dünn oder bläulich verfärbt, sollte man zum Arzt gehen. Und natürlich bei einer Wunde – auch wenn diese noch so klein ist.

Wie wird ein diabetischer Fuß behandelt?

Die Behandlung von diabetischen Fußwunden beruht im Wesentlichen auf drei Prinzipien: Druckentlastung, konsequente Wundpflege und Infektbekämpfung. Konkret bedeutet das: Sobald sie eine offene Stelle am Fuß bemerken, müssen Diabetiker den Fuß vollständig entlasten. Scheuen Sie sich nicht, notfalls auf eine Gehhilfe zurückzugreifen oder einen speziellen Schuh zu tragen. Vielleicht ist es sogar notwendig, dass Sie einige Tage das Bett hüten. Selbst zur Heilung einer kleinen Verletzung ist es von größter Wichtigkeit, jede Form der Belastung zu vermeiden. Nicht weniger wichtig ist eine sorgfältige Wundbehandlung. Es kann sein, dass Sie hierfür eine Weile täglich zum Arzt müssen, um die Wunde reinigen, abgestorbenes Gewebe um die offene Stelle herum entfernen und den Fuß neu verbinden zu lassen. Damit sich die Infektion nicht ausbreitet, ist oft auch die Einnahme von Antibiotika nötig.

Gibt es Fälle, in denen operiert werden muss?

Manchmal sind chirurgische Maßnahmen zur Deckung des Wundbetts unvermeidlich. Ziel ist es, den Fuß ebenso wie seine Funktionsfähigkeit möglichst vollständig zu erhalten. Vor allem die Fußsohlenhaut stellt uns dabei vor große Herausforderungen, denn als einzige gewichttragende Körperoberfläche muss sie auch nach einer chirurgischen Rekonstruktion noch in der Lage sein, Druck- und Scherkräfte abzufedern. Moderne Methoden und die spezialisierte Erfahrung der Plastisch-Ästhetischen Chirurgie erlauben heute in vielen Fällen ein zufriedenstellendes, optisch ansprechendes Ergebnis, ohne dass amputiert werden muss.

Was raten Sie Diabetikern?

Vermeiden Sie alles, was Ihre Füße in irgendeiner Form beeinträchtigen könnte. Achten Sie auf eine sorgfältige Fußpflege und inspizieren Sie regelmäßig Ihre Füße. Mindestens ebenso wichtig ist eine konstant gute Blutzuckereinstellung – dadurch lassen sich Nervenfunktion und Durchblutung deutlich verbessern. Wer raucht, sollte sofort aufhören. Und: Unterstützen Sie Ihr Immunsystem durch eine anti-entzündliche Lebensweise. Zu viel Zucker im Blut behindert unter anderem die Arbeit der weißen Blutkörperchen, die bei der Abwehr von Krankheitserregern eine wichtige Rolle spielen – und leistet so akuten Entzündungen Vorschub. Wenn dann noch üppige Bauchfettpolster für eine schwelende Entzündung im Körper sorgen, läuft das Immunsystem permanent auf Hochtouren. Kommt es zu einer weiteren Herausforderung, etwa in Form einer kleinen Wunde am Fuß, ist die körpereigene Abwehr nicht mehr schlagkräftig genug, um das Geschehen unter Kontrolle zu halten. Eine anti-entzündliche Lebensweise hilft einem angeschlagenen Immunsystem, wieder stabil zu werden.

INFO

Der Labor-Check: Diabetes

Zur Abklärung eines Diabetes(risikos) sind mehrere Blutwerte von Bedeutung:

Nüchternblutzucker (im Kapillarblut)

- Referenzwert: < 100 mg/dl (< 5,5 mmol/l)
- Gestörte Glukosetoleranz: 100–125 mg/dl (5,6–6,9 mmol/l)
- Diabetes: ab 126 mg/dl (ab 7,0 mmol/l)

Oraler Glukosetoleranztest

- (zwei Stunden nach Glukosebelastung): < 140 mg/dl (< 7,7 mmol/l)
- Gestörte Glukosetoleranz: 140–199 mg/dl (7,7–11,0 mmol/l)
- Diabetes: ab 200 mg/dl (ab 11,1 mmol/l)

Bewertung der Blutzuckereinstellung (anhand HbA1c-Wert)

- Referenzwert: HbA1c: 4–6 %
- < 6,5 % gut
- 6,5–7,5 % grenzwertig
- > 7,5 % schlecht

Insulin-Referenzwerte

- mehr als 6 Stunden nach der letzten Nahrungsaufnahme: 2–23 mU/l (14–165 pmol/l)
- mehr als 12 Stunden nach der letzten Nahrungsaufnahme: < 6 mU/l (43 pmol/l)
- Funktionstests, zum Beispiel frühe Insulinfreisetzung nach intravenöser Gabe von Glukose: 50-200 mU/l (360–1430 pmol/l)

C-Peptid-Referenzwerte

- mehr als 6 Stunden nach der letzten Nahrungsaufnahme: 1,0–2,1 µg/l (0,3–0,7 nmol/l)
- mehr als 12 Stunden nach der letzten Nahrungsaufnahme: < 0,7 µg/l (0,2 nmol/l)
- 90 Minuten nach einer Mahlzeit (600 Kilokalorien): 3,6–40 µg/l (0,5–5,5 nmol/l)

Proinsulin-Referenzwert

- mehr als 6 Stunden nach der letzten Nahrungsaufnahme: 17–103 ng/l (1,8–11 pmol/l)

Sind die Insulin-, C-Peptid- und Proninsulinwerte erhöht, ist der Blutzuckerstoffwechsel gestört. Dabei reichen die Stadien von einer gestörten Glukosetoleranz bis zur Anfangsphase eines Diabetes. Niedrige Werte treten auf, wenn der Typ-2-Diabetes bereits fortgeschritten ist.

Adiponektin-Referenzwerte

- > 10 mg/l — kein erhöhtes Risiko
- 10–12 mg/l — Frauen
- 8–10 mg/l — Männer
- 7–10 mg/l — grenzwertig
- < 7 mg/l — Insulinresistenz, erhöhtes Risiko

Ebenso lassen sich andere neu entdeckte Adipokine wie Resistin und Visfatin im Blut nachweisen. Deshalb wird gerade intensiv geforscht, ob sie sich als standardisierte Labormarker im Rahmen der Diabetesdiagnostik und vielleicht auch zur Abschätzung des Risikos für eine Herz-Kreislauf-Erkrankung eignen. Konkrete Ergebnisse, wie etwa eine verbindliche Festlegung von Referenzwerten, stehen aber noch aus.

Wichtig: Seit Mitte 2010 empfiehlt die Deutsche Diabetes-Gesellschaft (DDG) vor allem bei älteren Menschen statt der Bestimmung des Nüchternblutzuckers, direkt den HbA1c-Wert im Blut zu ermitteln.

GEFÄHRDETE GEFÄSSE, GEFÄHRDETES HERZ

Die Entwicklung eines Diabetes ist nur eine Folge eines überaktiven Stoffwechselgeschehens infolge der überblähten Bauchfettzellen. Ein Körper, dessen Stoffwechselvorgänge zunehmend durch eine Insulindominanz gestört wird, setzt nämlich immer mehr Speckrollen an. »Schuld« daran ist das viele Insulin, das die fettspaltenden Enzyme in den Fettzellen blockiert und so dafür sorgt, dass die überfüllten Energiedepots nicht mehr (ausreichend) geleert werden können. Gleichzeitig bringen die immer größeren Fettsäuremengen (und die in der Regel ebenfalls gewaltigen Zuckermengen) im Blut den gesamten Fettstoffwechsel in eine Schieflage: Das »gute« HDL-Cholesterin sinkt, während das »schlechte« LDL-Cholesterin sowie das Gesamtcholesterin steigen – der Triglyzeridspiegel ist ohnehin schon zu hoch.

WOHIN MIT DEM FETT?

Der Körper hat »alle Hände voll zu tun«, um all die Fettsäuren im Blut doch noch irgendwo »unterzubringen«. Einen Teil der Arbeit übernimmt die Leber, indem sie zum Beispiel Cholesterin in Gallensäuren umwandelt, die zur Unterstützung der Fettverdauung in den oberen Dünndarm abgegeben werden. Mit den unzähligen Triglyzeriden aber weiß auch die Leber nichts anzufangen. Und so lagert sich das Neutralfett in den Leberzellen ab; das Organ verfettet nach und nach. Daher leiden viele Übergewichtige auch dann unter einer Fettleber, wenn sie nur mäßig Alkohol konsumieren (normalerweise ist Alkohol der Hauptrisikofaktor für die Entwicklung einer Fettleber). Eine Fettleber ist gefährlich und schränkt die Stoffwechselleistung der Leber immer mehr ein. Der Körper vergiftet, wenn die Betroffenen nicht rechtzeitig mit einem konsequenten generellen Verzicht auf Alkohol und einer Ernährungsumstellung (wenig Fett, wenig Kalorien, viel Obst und Gemüse) dagegensteuern.

Blutgefäße als Fettdeponie

Doch nicht nur der Leber, auch den Blutgefäßen droht Gefahr, wenn in unserem Blut ein permanentes Überangebot an Fetten besteht. Die feine, geschmeidige Auskleidung (Endothel) der innersten Schicht (Intima) der Arterienwand bietet vor allem dem Cholesterin eine gute Haftfläche. Und so braut sich – zunächst im Verborgenen – weiteres Unheil zusammen. Denn die Ablagerungen schädigen die Arterienwand und rufen so das Immunsystem auf den Plan. Was dann passiert, nennen Mediziner arteriosklerotische Veränderungen. Sie sind der Ausgangspunkt für viele schwere Erkrankungen des koronaren Systems.

OHNE CHOLESTERIN GEHT NICHTS

Das Blutfett Cholesterin hat heutzutage keinen guten Ruf. Zu Unrecht: Als Bausubstanz für die Zellwände und Nervenfasern ist Cholesterin für den Körper lebensnotwendig. Außerdem brauchen wir den Fettstoff für die Bildung von Hormonen, Vitamin D_3 und Gallensäuren.
Wie alle Fette ist Cholesterin kaum wasserlöslich. Deshalb ist es für den Transport im Körper an spezielle Eiweißteilchen gebunden. Diese Verbindungen bezeichnet man als Lipoproteine (Fett-Eiweiß-Verbindungen). Solche Lipoproteine kennen Sie als »böses« LDL-Cholesterin (low density lipoprotein) oder als »gutes« HDL-Cholesterin (high densitiy lipoprotein); auch das weniger bekannte VLDL-Cholesterin (very low density lipoprotein) sowie Lipoprotein a gehören dazu. Letzteres gilt ebenfalls als Risikofaktor für Arteriosklerose, besonders wenn gleichzeitig das LDL erhöht ist (siehe Seite 82).

Das »böse« LDL-Cholesterin

LDL-Cholesterin gilt von allen Cholesterintransportern als der »schlechteste«: Ist es in der Überzahl, beginnt es die Innenschichten der Gefäße zu attackieren. Wirklich gefährlich wird es für die Gefäßwände aber erst, wenn das LDL-Cholesterin durch aggressive Sauerstoffmoleküle (freie Radikale) oxidiert. Das passiert, wenn die natürliche Menge an Antioxidanzien (beispielsweise die Vitamine C und E, Carotinoide und Coenzym Q 10) über die das LDL-Cholesterin normalerweise verfügt, durch die Oxidationsprozesse allmählich aufgebraucht ist und über die Ernährung nicht genug neue Radikalfänger nachkommen. Wer also zu wenig frisches Obst, Gemüse und Salat mit gesundem Olivenöl isst, riskiert, dass das LDL-Cholesterin in seinem Körper ranzig wird und die Gefäßwände angreift.

Das »gute« HDL-Cholesterin

Immerhin gibt es mit dem HDL einen fleißigen Gefäßputzer, der nicht nur überschüssiges Cholesterin aus dem Blut einfängt, sondern die Gefäßwände auch von den schädlichen LDL-Cholesterin-Kletten befreit und diese in die Leber »entsorgt«. Hohe HDL-Cholesterin-Werte (mehr als 60 mg/dl) gelten denn auch als Schutzfaktor für Herz und Gefäße: Je höher der Wert, desto geringer das Arteriosklerose-risiko. Möglicherweise kann ein hoher HDL-Cholesterin-Spiegel sogar auch vor anderen Entzündungskrankheiten wie Diabetes oder rheumatischen Erkrankungen schützen. Doch leider ist es bei vielen Menschen in den westlichen Industrienationen genau umgekehrt: Der LDL-Cholesterinwert ist hoch, der HDL-Cholesterinspiegel dagegen niedrig. Hat das »böse« Cholesterin jedoch das Zepter in der Hand, steht die Gesundheit von Herz und Gefäßen auf dem Spiel.

ARTERIOSKLEROSE DURCH ENTZÜNDETE GEFÄSSE

Arteriosklerose (»Arterienverkalkung«) entwickelt sich, weil sich die Gefäßwände entzünden: Die Signalproteine (Chemokine) legen den im Blut zirkulierenden Zellen des Immunsystems die chemische Spur direkt hinein in die Innenschicht der Gefäßwand. Die Monozyten reifen zu hochaktiven Makrophagen heran und die T-Lymphozyten beginnen sofort damit, Zytokine zu bilden. Wie Sie inzwischen wissen, ist das die Antwort des körpereigenen Abwehrsystems auf Gefahr. Und diese Gefahr geht vor allem von zu viel LDL-gebundenem Cholesterin an völlig falschen Stellen aus. Und das ist beileibe kein Einzelfall: Rund 160 000 Menschen werden in Deutschland jedes Jahr wegen Arteriosklerose stationär behandelt.

Arteriosklerose-Alarmstufe 1

Wenn sich immer mehr oxidiertes LDL-Cholesterin in den Gefäßen ansammelt, schlagen die Endothelzellen in der Gefäßwand Alarm und fordern Verstärkung durch das körpereigene Abwehrsystem an, um den Fremdkörper

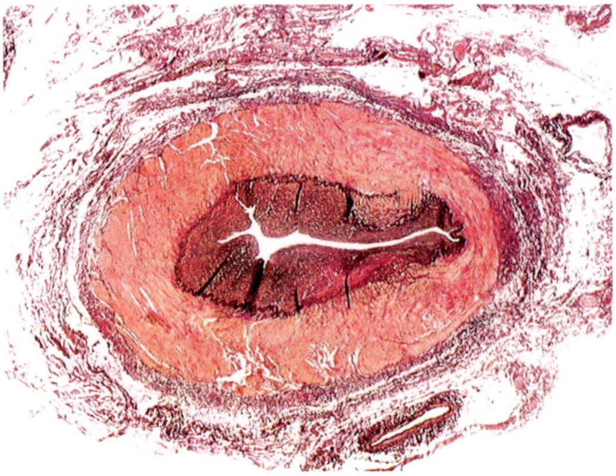

Die Mikroskopaufnahme zeigt ein stark verengtes Gefäß durch arteriosklerotische Plaques.

INFO

Vier Irrtümer über Cholesterin

»Cholesterin« ist für viele Menschen noch immer gleichbedeutend mit »schädlich«. Dabei sind viele Befürchtungen längst überholt.

Cholesterin ist schädlich für den Körper
Stimmt nicht (siehe Seite 73). Nur dann, wenn zu viel Gesamtcholesterin und »schlechtes« LDL-Cholesterin im Blut zirkulieren, wird es für Gefäße und Herz gefährlich.

Keine Eier und keine Butter bei erhöhten Cholesterinwerten
Stimmt nicht ganz. Der maßgebliche Cholesterinanteil wird vom Körper selbst hergestellt. Dagegen beträgt der Anteil, der mit der Nahrung aufgenommen wird, ca. zwei Prozent. Und weil Cholesterin so wichtig ist, achtet der Körper sehr genau auf seinen Cholesterinspiegel: Führen Sie ihm weniger Cholesterin mit der Nahrung zu, stellt er kurzerhand selbst mehr davon her; ist es mehr, produziert er weniger. Was den Cholesterinspiegel wirklich in die Höhe treibt, sind Essgewohnheiten mit einem hohen Anteil an tierischen Fetten, die reichlich gesättigte Fettsäuren liefern, wie Fleisch, Wurst, Käse mit hoher Fettstufe und Backwaren. Dazu passen dann auch wieder Eier und Butter, die ebenfalls reich an gesättigten Fettsäuren sind.

Hohe Cholesterinwerte liegen nicht in der Familie
Stimmt nicht. Inzwischen steht fest, dass die Neigung zu einem hohen Cholesterinspiegel bei vielen Menschen erblich bedingt ist. Deshalb können schon schlanke, sportlich aktive Kinder erhöhte Cholesterinwerte haben. Wenn Ihnen Ihr Arzt gerade eröffnet hat, dass Ihr Cholesterinwert zu hoch ist, Sie aber eigentlich fest davon überzeugt sind, sich vorbildlich zu ernähren, lassen Sie auch Ihren Triglyzeridspiegel bestimmen. Triglyzeride können vom Körper nicht selbst hergestellt werden und sind daher ein guter Indikator für günstige oder ungünstige Essgewohnheiten. Bei Triglyzeridwerten unter 100 mg/dl ist an Ihrer Ernährung tatsächlich nichts auszusetzen – oder Sie haben eine perfekte Fettverbrennung; der erhöhte Cholesterinspiegel ist bei Ihnen sehr wahrscheinlich genetisch bedingt. Liegen die Werte allerdings deutlich höher (> 150 mg/dl), sollten Sie sich fettärmer ernähren, um Ihre Werte wieder in den Normbereich zu bringen.

Gegen hohe Cholesterinwerte helfen nur Medikamente
Stimmt nicht. Zwar sind Arzneien zur Senkung eines erhöhten Cholesterinspiegels in der Regel sehr effektiv, trotzdem sollten sie nur dann eine Option sein, wenn hohe Werte nicht auf eine Ernährungsumstellung ansprechen. Wie alle Medikamente können auch Blutfettsenker Nebenwirkungen haben. Beispielsweise scheinen Statine, die ein Enzym der körpereigenen Cholesterinherstellung hemmen und derzeit am häufigsten verordnet werden, das Risiko für Lebererkrankungen, akutes Nierenversagen, Muskelschwäche und für das Augenleiden grauer Star zu erhöhen. Wer dagegen konsequent seine Ernährung umstellt und überflüssige Pfunde gezielt bekämpft, kann seine Blutfettwerte um die Hälfte des Ausgangswerts senken.

zu beseitigen. Hierfür entfalten sie spezielle Haftmoleküle, mit denen sie sich wie ein Klettverschluss an die frei im Blut zirkulierenden Monozyten heften. Wie es weitergeht, wissen Sie bereits: Aus den Monozyten werden fresswütige Makrophagen. Sie schlucken und schlucken, bis sie mit Fetttropfen überladen sind. Unter dem Mikroskop sehen sie nun aus wie Schaumzellen: unansehnliche Gebilde, die buchstäblich an den Gefäßwänden kleben bleiben.

Alarmstufe 2

Spätestens jetzt ist der Entzündungsprozess in vollem Gang. Denn inzwischen haben weitere Immunzellen angedockt, vor allem T-Lymphozyten, die Zytokine bilden. Diese feuern die Entzündung in der Arterienwand ordentlich an, sodass sie auf die nächste Schicht, die Media mit ihren Muskelzellen (Muskelschicht) übergreift. Gleichzeitig werden die Fettbeläge immer dicker. Das heizt die Entzündung abermals an – auf diese Weise hält sich das Geschehen munter selbst in Gang. Zwar ist eigentlich »Heilung« das Ziel aller Aktivitäten. Unglücklicherweise wird die Arterienwand jedoch nicht in ihren gesunden Originalzustand zurückversetzt, sondern der Körper versucht mit Umbauprozessen zu retten, was zu retten ist. Hieran sind auch zahlreiche Muskel- und Bindegewebszellen der Gefäßwand beteiligt. Sie werden durch die Turbulenzen in der entzündeten Intima dazu angeregt, sich vermehrt zu teilen. Das Ergebnis sind arteriosklerotische Plaques: voll bepackte Bindegewebskappen, in denen sich massenweise tote Schaumzellen, aber auch T-Lymphozyten, Entzündungsstoffe und inzwischen auch kleinere Kalkmengen tummeln.

INFO

Risikofaktoren für das Herz

Wer täglich drei oder mehr Überstunden macht, riskiert ein krankes Herz – das hat kürzlich eine Langzeitstudie (Whitehall II) ergeben, für die britische Forscher rund 6000 Angestellte 15 Jahre lang beobachtet haben. Womit ein weiterer Beweis erbracht wurde, dass es auch einige »weiche« Risikofaktoren gibt, die ein Herzkranzgefäßleiden begünstigen, allen voran Dauerstress, der eine permanente Anspannung mit sich bringt und kaum Erholung erlaubt, der einem den Schlaf raubt und für Ängste empfänglich macht. Am allerschlimmsten jedoch ist regelmäßiger Nikotinkonsum, wie zahlreiche andere Studien gezeigt haben. Wer jahre- oder gar jahrzehntelang raucht, kann noch so schlank und durchtrainiert sein – mit arteriosklerotischen Veränderungen seiner (Herzkranz-)Gefäße muss er auf jeden Fall rechnen.

Alarmstufe 3

Die Plaques verdicken und verhärten die Gefäßwand. Aus dem einstmals so elastischen »Schlauch« ist ein starres »Rohr« geworden, das anfällig für Verletzungen ist. Gleichzeitig wird es in den Gefäßen durch die nach innen wachsenden Plaques enger und enger. Irgendwann kann das Blut dann nicht mehr einfach so durchrauschen wie gewohnt. Mit ernsten Folgen: Das Gewebe, das hinter den Engstellen liegt, wird immer weniger mit Sauerstoff versorgt – ein Zustand, den die Ärzte als Durchblutungsstörungen bezeichnen. Diese Durchblutungsstörungen gehen meist mit Schmerzen einher. Sind die Beine betroffen, werden längere Gehstrecken zur Qual: Immer wieder legt

INFO

Bluthochdruck schadet den Gefäßen

Wenn Ihr Arzt oder Sie selbst mit einem Blutdruckmessgerät mindestens dreimal zu verschiedenen Zeiten einen Wert über 140/90 mm Hg ermittelt haben, gehören Sie zu den 35 Millionen Menschen in Deutschland, die einen zu hohen Blutdruck haben. Bluthochdruck tut nicht weh und er beeinträchtigt Sie (zunächst) nicht – trotzdem ist auch er ein Risikofaktor, der das Leben deutlich verkürzen kann.
In den allermeisten Fällen tritt Bluthochdruck »aus heiterem Himmel« in unser Leben (bei Frauen sehr oft gegen Ende oder nach den Wechseljahren). Meist merken wir erst einmal nichts davon. Einige Hinweise für einen erhöhten Blutdruck gäbe es allerdings schon. Wenn zum Beispiel der Waist-to-height ratio über dem empfohlenen Wert (siehe Seite 61) liegt und man auf die Lebensmitte zugeht (oder schon darüber hinaus ist), ist es sehr wahrscheinlich, dass auch der Blutdruck nicht mehr den empfohlenen Werten von 120/80 mmHg entspricht.

Hand in Hand dem Unheil entgegen

Bluthochdruck begünstigt die Entstehung einer Arteriosklerose: Durch den erhöhten Druck, der im Blutkreislauf herrscht, nehmen die Innenwände der Arterien Schaden. Dadurch reißen sie leichter ein, sodass das oxidierte LDL-Cholesterin noch weniger Mühe hat, sich dort abzulagern. Die körpereigene Wundversorgung tut ihr Übriges, um ungünstige Umbauprozesse voranzutreiben. Mit der Zeit verdickt sich dann auch die Muskelschicht der Arterien. Dadurch verlieren sie weiter an Elastizität, sie können sich dem Blutdruck immer schlechter anpassen, was diesen weiter in die Höhe treibt.

Was sind die Ursachen?

Seit die Forscher wissen, dass in der Adiponektinmixtur, die von überfüllten Bauchfettzellen freigesetzt werden, auch einige Hormone sind, die an der Regulierung des Blutdrucks beteiligt sind, gibt es erste Ansatzpunkte, die erklären könnten, warum vor allem Übergewichtige – und ebenso Typ-2-Diabetiker – besonders oft unter einem zu hohen Blutdruck leiden.
Ein solches Hormon ist zum Beispiel der Blutdruckstimulator Angiotensin II, der ein wichtiger Bestandteil des Renin-Angiotensin-Systems ist (das unter anderem in Herz, Lunge, Nieren und Gefäßen vorkommt) und einen großen Anteil daran hat, wenn der Blutdruck in die Höhe schießt. Das Bauchfett produziert sowohl Angiotensin II als auch das Vorläuferhormon Angiotensinogen – und sorgt so dafür, dass noch mehr blutdrucksteigernder »Treibstoff« in Umlauf ist. Die Wirkung von Angiotensin II einzudämmen ist demnach auch ein wichtiges Ziel der modernen Hochdrucktherapie.

Weitere Faktoren für Bluthochdruck

Zu viel Fett im Bauch steigert die Ausschüttung von Stresshormonen und fördert so Kalziumeinlagerungen in die Blutgefäßwände. Die Gefäße werden enger, der Blutdruck steigt. Auch zu viel Insulin im Blut wirkt sich ungünstig auf den Blutdruck aus. Eine Insulinresistenz kann ebenfalls alle Bemühungen zunichte machen, den Bluthochdruck mit Medikamenten zu senken. Dass Übergewicht generell mit einem erhöhten Blutvolumen einhergeht, wodurch dem Kreislauf deutlich mehr an Arbeit abverlangt wird, kommt auch noch dazu.

man kleine Pausen ein, damit das Ziehen in den Beinen nachlässt – deshalb auch der Name »Schaufenster-Krankheit« (die Ärzte sprechen von peripherer arterieller Verschlusskrankheit). Später schmerzen die Beine auch in der Nacht; es kann zu Hautveränderungen bis hin zu offenen Geschwüren (Ulcus arteriosum) kommen – ein bedrohliches, aber von den Betroffenen oft unterschätztes Krankheitsbild, das eine konsequente Behandlung erfordert, andernfalls drohen Infektionen. (Im Extremfall kann das Hautgewebe sogar absterben – bis hin zum Verlust von Zehen oder dem ganzen betroffenen Unterschenkel.) Dabei kommt es nicht nur auf eine sorgfältige Wundversorgung an, sondern auch darauf, die eigentliche Ursache anzugehen: die Durchblutungsstörungen – allen voran das Ausschalten der Risikofaktoren (Rauchen? Übergewicht? Bluthochdruck? Hohe Blutzuckerwerte? Hohe Blutfettwerte?), damit der Lebenssaft wieder besser durch die Gefäße fließen kann.

ANGINA PECTORIS – LEITSYMPTOM DER KORONAREN HERZKRANKHEIT

Sehr unangenehm sind die Beschwerden, wenn der Herzmuskel nicht mehr ausreichend mit Blut versorgt wird. Dann fühlt es sich beim Treppensteigen, beim Tragen schwerer Einkaufstüten oder bei anderen körperlichen Anstrengungen, für die der Herzmuskel eine Extradosis Sauerstoff benötigt, so an, als lege sich ein Stahlring um den Brustkorb. Oft dehnt sich das Enge- oder Druckgefühl auf andere Körperregionen aus, etwa in die linke Schulter, den linken Arm oder Oberbauch, aber auch in den Hals, Unterkiefer oder Rücken. Und es macht Angst. Das sind die typischen Krankheitszeichen einer Angina pectoris, wegen der hierzulande im Jahr über 300 000 Patienten im Krankenhaus behandelt werden. Zu diesem Zeitpunkt ist (mindestens) eines der drei großen Herzkranzgefäße durch die Plaques schon 75 Prozent und mehr verengt. Bis dahin schafft es das Herz meist noch, mit den Sauerstoffmangel-Episoden zurechtzukommen.

Die stumme Phase

Beschwerden treten im Allgemeinen erst dann auf, wenn eines oder mehrere Herzkranzgefäße stark verengt (ab etwa 75 Prozent) ist. Bis dahin sprechen die Mediziner von der »stummen« Phase (latente KHK). In der Regel lassen sich die Gefäßveränderungen lange vor dem Einsetzen von Schmerzen, zum Beispiel mithilfe eines Ruhe- und Belastungs-EKGs oder einem Kalkscorescreening mittels Computertomographie, nachweisen.

Die »stumme« Phase kann in eine Angina pectoris (in 40 Prozent der Fälle) münden, sie kann aber auch einen Herzinfarkt (zu 40 Prozent) oder den plötzlichen Herztod (zu 20 Prozent) zur Folge haben, ohne dass im Vorfeld die typischen Angina-pectoris-Beschwerden eingesetzt haben. Deshalb sind bei einer einmal diagnostizierten Herzkranzverengung regelmäßige Kontrolluntersuchungen so wichtig: Jedes zusätzliche Prozent kann tödlich sein.

Die Klassifikation der Canadian Cardiovascular Society (CCS) teilt die Angina pectoris in vier Schweregrade (CCS-Stadien) ein:

- **CCS I:** Keine Angina pectoris unter Alltagsbelastungen wie Laufen oder Treppensteigen, jedoch bei sehr hohen oder längeren Anstrengungen wie Schneeräumen oder Dauerlauf.
- **CCS II:** Angina pectoris bei stärkeren Anstrengungen wie schnelles Treppensteigen, Bergaufgehen oder bei psychischen Belastungen.
- **CCS III:** Angina pectoris bei leichter körperlicher Belastung wie normalem Gehen.
- **CCS IV:** Angina pectoris nach wenigen Schritten oder im Sitzen und Liegen.

INFO

Erhöhter hs-CRP-Wert – Vorbote der koronaren Herzkrankheit

Der Entwicklung einer koronaren Herzkrankheit geht fast immer ein erhöhter Spiegel des hochsensitiven C-reaktiven Proteins (hs-CRP, siehe Seite 19) voraus (> 3 mg/l, aber < 10 mg/l) – eine Folge der entzündlichen Reaktion der Gefäßwand auf die Angriffe des oxidierten LDL-Cholesterins. Diese Entzündung veranlasst die Leber dazu, den Entzündungsstoff zur Unterstützung der Immunabwehr zu bilden.

Immer mehr Ärzte plädieren dafür, den hochempfindlichen Entzündungsmarker als eigenständigen Risikofaktor für KHK zu bewerten. Leider jedoch wird ein hs-CRP-Test nur bei einem konkreten Krankheitsverdacht von den gesetzlichen Krankenkassen erstattet. Es lohnt sich aber, in den sauren Apfel zu beißen und die Kosten (ca. 13–15 Euro) selbst zu übernehmen: Vielleicht könnte ein erhöhter hs-CRP-Wert Sie ja dazu ermuntern, endlich mit dem Rauchen aufzuhören (siehe Seite 80) oder Ihre Essgewohnheiten kritisch zu überprüfen. Bevor diagnostische Schlüsse gezogen werden, sollten Sie Ihren hs-CRP jedoch stets zweimal bestimmen lassen. Falls Sie gerade von einer Erkältung oder einer anderen Infektion genesen sind, müssen Sie drei Wochen warten, bis Sie den hs-CRP-Test machen können. Vorher würden die Werte vermutlich – typisch für eine akute Entzündung – über 10 mg/l liegen. Leiden Sie unter einer chronisch-entzündlichen Krankheit, beispielsweise unter einer rheumatischen Erkrankung, hilft Ihnen der hs-CRP zur Einschätzung Ihres KHK-Risikos ebenfalls nicht weiter, da er wegen der chronischen Entzündung in Ihrem Körper ohnehin mit ziemlicher Sicherheit erhöht sein wird.

Therapie bei Angina pectoris

Eine stabile Angina pectoris wird zunächst meist mit Medikamenten behandelt, die die Herzkranzgefäße erweitern (vor allem Nitroglyzerin als Spray oder Kapseln) und bei akuten Beschwerden rasch für Besserung sorgen. Manchmal müssen zusätzlich Arzneimittel eingenommen werden, die die Gerinnungsfähigkeit des Blutes herabsetzen und so die Gefahr eines Blutgerinnsels verringern (zum Beispiel Azetylsalizylsäure). Hochgradige Verengungen der Herzkranzgefäße ziehen meist eine interventionelle Therapie nach sich: eine Gefäßaufdehnung mithilfe eines Ballonkatheters (Ballondilatation), den Einsatz einer Gefäßstütze (Stent-Implantation) und – wenn mit diesen Maßnahmen kein dauerhafter Therapieerfolg zu erreichen ist – eine Bypass-Operation.

Hierbei schafft der Herzchirurg künstlich eine Gefäßverbindung, wodurch die Engstelle umgangen und das Blut »umgeleitet« wird. Diese Umgehungsgefäße werden vorher an anderen Körperstellen entnommen, etwa eine Vene aus dem Bein oder Teile aus der Handgelenksarterie. Sind mehrere Herzkranzgefäße von einer Verengung betroffen, können auch mehrere Bypässe angelegt werden.

In Deutschland werden jährlich knapp 70 000 Bypass-Operationen durchgeführt – in der Mehrzahl der Fälle können auf diese Weise die Angina-pectoris-Beschwerden gelindert und ein Herzinfarkt vermieden werden.

HERZINFARKT

Manchmal wird eine Plaque so groß, dass sie den Blutfluss im Herzkranzgefäß komplett zum Erliegen bringt. Dann kommt es zum Herzinfarkt, an dem allein in Deutschland jährlich etwa 250 000 Menschen sterben. Der Herzmuskelabschnitt, der normalerweise von dem betroffenen Herzkranzgefäß versorgt wird, bekommt keinen Sauerstoff mehr; die betroffenen Herzmuskelzellen drohen abzusterben. Lebensgefährlich sind auch Herzrhythmusstörungen (Kammerflimmern), die sich in dem untergehenden Muskelgewebe entwickeln – im Extremfall sorgen sie dafür, dass die gesamte Pumpfunktion des Herzens zum Erliegen kommt und es nur noch unkontrolliert zuckt. Jetzt kommt es darauf an, wie rasch die Notfallbehandlung einsetzt: Je schneller das verschlossene Gefäß wieder geöffnet und die Durchblutung wiederhergestellt wird – am besten innerhalb der nächsten drei Stunden –, desto größer ist die Chance zu überleben.

Blutgerinnsel als Auslöser

Statistisch gesehen, ereignen sich aber nur wenige Herzinfarkte durch intakte »Monsterplaques«. Viel häufiger kommt es vor, dass zunächst die Bindegewebskappe einer Plaque platzt und so die körpereigenen Reparaturmechanismen des Körpers aktiviert, damit das Leck rasch geschlossen wird. Dabei wird eine höchst sinnvolle Einrichtung der Natur wieder einmal zur tödlichen Bedrohung. Denn neben den Blutgerinnungsmechanismen spielen auch

TIPP

Hören Sie mit dem Rauchen auf und lassen Sie es sich gutgehen

Ob Sie irgendwann nicht mehr Ihre Haus- oder Gartenarbeit erledigen können, ohne von Herzschmerzen geplagt zu werden, oder ob Sie gar einen Herzinfarkt erleiden, liegt weitgehend in Ihrer Hand: Wenn es Ihnen gelingt, sämtliche Risikofaktoren (wie Übergewicht, zu wenig Bewegung, Stress) auszuschalten, sind Sie schon bald wieder auf der sicheren Seite.

Das Rauchen aufzugeben ist die wichtigste und wirksamste Maßnahme: Raucher haben nicht nur vermehrt Fettablagerungen in den Arterien, sondern ihr Blut neigt auch zur Gerinnselbildung. Davon abgesehen, kennen Sie die wichtigsten Empfehlungen bereits: Eine Änderung des Speiseplans hin zu fettarmen Gerichten, wenig Süßem und dafür viel frischem Obst und Gemüse (Rezepte ab Seite 120), aber auch viel Bewegung im Alltag und in Form eines regelmäßigen moderaten sportlichen Trainings sind auf lange Sicht in etwa so wichtig wie der Rauchverzicht. Und weil immer auch die Seele eine wichtige Rolle spielt, sollten Sie versuchen, ab sofort alles etwas gelassener zu nehmen: Hören Sie auf, dauernd Überstunden zu machen. Versuchen Sie, Druck, Hektik und Stress möglichst aus Ihrem Leben zu verbannen. Planen Sie jeden Tag eine möglichst lange wohlverdiente Pause von den Strapazen ein, und öffnen Sie sich wieder (mehr) für die schönen Dinge des Lebens. Viele profitieren auch von dem Erlernen einer Entspannungsmethode, zum Beispiel autogenem Training oder der progressiven Muskelrelaxation nach Jacobson (mehr dazu ab Seite 94).

die Blutplättchen eine wichtige Rolle: Sie ballen sich zu einem Pfropf zusammen und dichten den Bruch ab; plötzlich ist ein Blutgerinnsel entstanden. Wenn ein solches einen großen Teil des Gefäßes verengt oder es sogar ganz verschließt, kommt es zum Herzinfarkt oder zu schweren Herzrhythmusstörungen, manchmal auch zum plötzlichen Herztod.

SCHLAGANFALL

Landet das Blutgerinnsel nicht im Herz, sondern im Gehirn, entsteht ein Schlaganfall: Plötzlich wird in einer Hirnregion (oft im Großhirnbereich) die Sauerstoffversorgung unterbrochen und Nervenzellen sterben ab. Je nachdem, welches Gebiet betroffen ist, kann man nicht mehr sprechen, nicht mehr sehen, nicht mehr gehen oder seinen Arm nicht mehr bewegen – und oft genug endet ein Schlaganfall auch tödlich. Dies passiert trotz medizinischer Fortschritte immer noch so häufig, dass ein Schlaganfall hierzulande nach dem Herzinfarkt die zweithäufigste Todesursache ist. Umso wichtiger ist es, sofort den Notarzt zu rufen – auch wenn man sich nicht ganz sicher ist, ob es sich um einen Schlaganfall handelt: Eine Behandlung innerhalb der ersten Stunden ist ganz wesentlich für die Langzeitprognose. Hin und wieder entsteht das Blutgerinnsel, das einen Schlaganfall verursacht, auch in arteriosklerotisch verengten Halsschlagadern (Karotisstenose), die das Blut vom Herzen zum Gehirn befördern. Vor allem, wenn die Verengung mehr als 70 Prozent beträgt, muss damit gerechnet werden, dass sich an der Engstelle in der Halsschlagader ein Blutgerinnsel ablagert. In diesem Fall wird der Arzt sehr wahrscheinlich zu einer Operation raten, um die Ablagerungen an den Gefäßwänden herauszuschälen und so die normale Durchgängigkeit der Halsschlagader wiederherzustellen. Bleibt der Eingriff aus, ist die Gefahr groß, in den nächsten drei bis sechs Monaten einen Schlaganfall zu erleiden.

TIA – die erste Warnung

Es kommt vor, dass dem »großen« Schlaganfall ein »kleiner« vorausgeht – die Ärzte sprechen von einer transitorischen ischämischen Attacke, kurz TIA (»Schlägelchen«). Eine TIA dauert wenige Minuten bis einige Stunden – danach scheint alles wieder bestens zu sein. Eine oft trügerische Sicherheit, denn in 40 Prozent der Fälle folgt in den nächsten Wochen und Monaten der eigentliche Schlaganfall: Nun bilden sich die Funktionsausfälle nicht mehr von allein wieder zurück – der medizinische Notfall ist eingetreten. Typische Symptome einer TIA sind:

- Plötzliche Schwäche oder Gefühlsstörungen einer Körperseite, etwa des Gesichts oder Arms. Oft hängt auch der Mundwinkel der betroffenen Gesichtsseite herab.
- Ein plötzlich auftretender Verlust der Sprechfähigkeit oder Schwierigkeiten, Gesprochenes zu verstehen.
- Eine plötzlich auftretende Sehstörung, wobei meist nur ein Auge betroffen ist.
- Plötzlich auftretende, sehr heftige Kopfschmerzen, häufig in Kombination mit dem Sehen von Doppelbildern und/oder plötzlich einsetzendem Schwindel, wodurch es schwerfällt, sicher zu gehen.

Die Signale des Körpers ernst nehmen

Wer von einer solchen Attacke heimgesucht wird, sollte möglichst noch am gleichen Tag zum Arzt gehen. Handelt es sich tatsächlich um eine TIA, werden in der Regel sofort blutverdünnende Medikamente (zum Beispiel Azetylsalizylsäure) verordnet, um der Bildung von Blutgerinnseln vorzubeugen und damit das Schlaganfallrisiko zu minimieren.

INFO

Der Labor-Check: Arteriosklerose

Eine (beginnende) Arteriosklerose lässt sich im Blut erkennen. Einige der dafür wichtigen Parameter wie die Bestimmung der einzelnen Cholesterinwerte oder des Triglyzeridspiegels gehören zum Basisprogramm der zweijährlichen Check-up-Untersuchung. Andere Untersuchungen, etwa die Bestimmung des Homocysteins oder der hs-CRP-Test, sind »IGel«-Leistungen, was bedeutet, dass der Patient die Kosten selbst tragen muss.

hs-CRP

- Normwert: < 1 mg/l
- > 1–3 mg/l: mäßig erhöhtes Arteriosklerose-Risiko
- 3–10 mg/l: hohes Arteriosklerose-Risiko
- > 10 mg/l: höchstwahrscheinlich akute Entzündung und hat deshalb keinen Aussagewert für die Bestimmung des persönlichen Arteriosklerose-Risikos. Die Messung muss dann drei Wochen später wiederholt werden.

Homocystein

Homocystein ist eine schwefelhaltige Aminosäure und eines der zahlreichen Zwischenprodukte des Eiweißstoffwechsels. Da der Homocysteinwert bei Menschen mit fortgeschrittener Arteriosklerose meist erhöht ist, nimmt man an, dass es an der Schädigung der Gefäßwände beteiligt ist. Außerdem erhöht Homocystein offenbar das Thromboserisiko.

- Normwert: < 10 µmol/l (günstig, Therapieziel)
- 0–12 µmol/l: mäßig erhöhtes Arteriosklerose-Risiko
- > 12–30 µmol/l: hohes Arteriosklerose-Risiko

Bestimmung der verschiedenen Fettwerte im Blut

Lipoprotein a:

Wie LDL und HDL ist das Lipoprotein ein Eiweiß, das Fette im Blut transportiert. Bezeichnenderweise ähnelt es in seinem Aufbau stark dem LDL-Cholesterin und kann sich deshalb genauso gut in arterielle Gefäße einlagern. Außerdem behindert zu viel Lipoprotein a die Auflösung von Blutgerinnseln.

- Normwert: < 30 mg/dl
- Ein erhöhter Wert gilt als eigenständiger Risikofaktor für Arteriosklerose und koronare Herzkrankheit.

Gesamtcholesterin:

Normwert: ≤ 160 mg/dl (≤ 4,14 mmol/l)

LDL-Cholesterin:

- Normwert, wenn keine weiteren Risikofaktoren bestehen: < 160 mg/dl (< 4,1 mmol/l)
- Wenn bereits Risikofaktoren für Arteriosklerose (zum Beispiel Bluthochdruck und/oder Diabetes mellitus und/oder Rauchen, aber auch erniedrigte HDL-Cholesterinwerte) bekannt sind: < 135 mg/dl (< 3,5 mmol/l)
- Wenn eine Arteriosklerose beziehungsweise eine koronare Herzkrankheit besteht: < 100 mg/dl (< 2,6 mmol/l)

HDL-Cholesterin

- Normwert: 40–60 mg/dl (0,46–0,69 mmol/l)

Triglyzeride (Neutralfette)

- Normwert: ≤ 150 mg/dl (≤ 1,71 mmol/l)

METABOLISCHES SYNDROM

Was ist Ursache, was ist Wirkung? Was war zuerst da, die Henne oder das Ei? Jahrelang war dies die große Frage, die die Wissenschaftler in ihren Untersuchungen rund um das metabolische Syndrom zu beantworten versuchten. Zum metabolischen Syndrom oder »tödlichen Quartett« gehören alle Wohlstandsleiden, über die Sie auf den letzten Seiten gelesen haben: bauchbetontes Übergewicht, Störungen des Zucker- und Fettstoffwechsels, Bluthochdruck. Und davon ist hierzulande durchschnittlich jeder fünfte Erwachsene betroffen, ab einem Alter von 50 Jahren sogar jeder vierte. Bis heute ist es nicht gelungen, sämtliche Einzelheiten der komplexen Kausalkette hin zum metabolischen Syndrom aufzudecken. Vor allem ringen die Forscher noch um eine schlüssige Erklärung, wie Ursache und Folge im Wechselspiel der einzelnen Komponenten klar voneinander abgegrenzt werden können. Deshalb konnte man sich bislang auch nicht auf eine allgemein gültige Definition des metabolischen Syndroms einigen. Trotzdem kann man seit den bahnbrechenden Erkenntnissen der Fettzellforschung von einem Durchbruch sprechen. Denn alles deutet nun darauf hin, dass die stoffwechselaktiven Fettzellen im Bauch die fehlenden Puzzleteilchen (»missing links«) sind, nach denen jahrelang geforscht wurde.

DIE RICHTWERTE

Viele Ärzte richten sich in der Beurteilung des »tödlichen Quartetts« nach den Vorgaben des National Cholesterol Education Program (NCEP) der American Heart Association. Danach besteht ein metabolisches Syndrom, wenn zumindest drei dieser fünf Kriterien erfüllt sind:

- Bauchbetonte Fettverteilung (Bauchumfang > 102 cm bei Männern und > 88 cm bei Frauen,
- Triglyzeride von > 150 mg/dl,
- HDL-Cholesterin von < 40 mg/dl bei Männern beziehungsweise < 50 mg/dl bei Frauen,
- Blutdruck von 130/85 mmHg oder mehr,
- Nüchternblutzucker von > 110 mg/dl (oder ein nachgewiesener Typ-2-Diabetes).

INFO

Faktoren für Übergewicht

- Genetische Prädisposition: Es gibt Menschen, die essen und essen, ohne ein Gramm zuzunehmen. Andere essen viel weniger und nehmen trotzdem zu.
- Übergewicht kann Folge einer Krankheit sein: In ca. zwei Prozent der Fälle liegt eine hormonelle Erkrankung zugrunde, wie eine Schilddrüsenunterfunktion oder Störungen des Kortisolhaushalts (Cushing-Syndrom).
- Medikamente wie Kortisonpräparate, trizyklische Antidepressiva, »Antibabypille«, Betablocker oder einige blutzuckersenkende Arzneien führen oft zu einer Gewichtszunahme. Wird das Medikament abgesetzt, normalisiert sich das Gewicht meist wieder.
- Psychosoziale Faktoren wie Unzufriedenheit, emotionale Leere oder chronischer Stress können zu Überessen verleiten und damit Kummerspeck verursachen.
- Statistiken zeigen, dass vor allem Raucherinnen häufig zögern, sich das Rauchen abzugewöhnen, aus Angst, sie könnten dicker werden. Doch auch wenn Sie im Extremfall fünf Kilo und mehr zunehmen, sollten Sie versuchen, sofort mit dem Rauchen aufzuhören: Die gesundheitlichen Vorteile sind in jedem Fall größer als die Nachteile einer eventuellen Gewichtszunahme.

INFO

An diesen Stellen brennt es – ein Überblick

Wenn das große Organ Fettgewebe außer Rand und Band gerät und den Körper mit Hormonen, Entzündungsbotenstoffen und freien Fettsäuren überflutet, hat das, wie Sie auf den vorangegangenen Seiten gelesen haben, weitreichende Konsequenzen. Hier noch einmal die Hauptangriffsorte im Überblick:

Stoffwechselaktivität von Insulin

Weil die Zellen immer mehr verfetten, schafft es das Insulin irgendwann nicht mehr, die mit der Nahrung zugeführten Nährstoffe in die Zellen zu schleusen oder die Fettverarbeitung und -speicherung in den Fettzellen zu steuern – Diabetes entsteht. Außerdem führt die Gewichtskurve steil nach oben, weil die Energiespeicher in den Fettzellen nicht mehr ausreichend abgebaut werden können.

Mögliche Folgeerkrankungen: Adipositas und metabolisches Syndrom; Glukosetoleranzstörung beziehungsweise Diabetes vom Typ 2

Die Bauchspeicheldrüse

Einige Adipokine (zum Beispiel Visfatin, siehe Seite 69) scheinen direkt die Betazellen der Bauchspeicheldrüse anzugreifen. Dadurch können sie immer weniger Insulin bilden.

Mögliche Erkrankungen: Glukosetoleranzstörung beziehungsweise Diabetes vom Typ 2

Die Blutgefäße

Entzündliche beziehungsweise arteriosklerotische Prozesse durch überschüssiges oxidiertes LDL-Cholesterin etwa an den Herzkranzgefäßen oder den Halsschlagadern sind besonders gefährlich: Im schlimmsten Fall drohen ein Herzinfarkt oder ein Schlaganfall. Faktisch kann jedoch jedes große und kleine Gefäß im Körper von einer Arteriosklerose betroffen sein.

Mögliche Folgeerkrankungen: Arteriosklerose und damit ein erhöhtes Risiko insbesondere für koronare Herzkrankheit, Herzinfarkt beziehungsweise plötzlichen Herztod und Schlaganfall, aber auch für Durchblutungsstörungen zum Beispiel in Bein- und/oder Beckenarterien (periphere arterielle Verschlusskrankheit), Erektionsstörungen beim Mann, Parodontitis

Blutgerinnung

Verschiedene Entzündungsstoffe (vor allem PAI-1) hemmen die Fähigkeit des Körpers, Blutgerinnsel (Thrombus) aufzulösen (Fibrinolyse). Dadurch steigen nicht nur das Thrombose- und Embolierisiko. Auch die Gefahr, dass sich eine Arteriosklerose entwickelt, nimmt zu. Übergewichtige mit Bluthochdruck sind besonders stark gefährdet.

Mögliche Folgeerkrankungen: Neigung zu Venenthrombose und der damit einhergehenden Gefahr, dass sich das Blutgerinnsel von der Gefäßwand löst, mit dem Blutstrom in die Lunge verschleppt wird und dort lebenswichtige Gefäße verstopft (Embolie)

Blutdruck

Übergewicht steigert das Risiko für Bluthochdruck. Ein dauerhaft zu hoher Druck in den Arterien wiederum belastet das Herz, verengt die Gefäße, beschleunigt eine Arteriosklerose und verschlechtert so die Durchblutung von Geweben und Organen, allen voran die des Herzens.

Mögliche Folgeerkrankungen: Bluthochdruck, der wiederum der Entstehung einer Arteriosklerose (siehe oben) Vorschub leistet und zudem ein eigenständiger Risikofaktor für Schlaganfall und Herzschwäche (Herzinsuffizienz) ist.

Fettstoffwechsel

Typischerweise sind mindestens die Triglyzeridwerte zu hoch. Oft trifft es aber auch das Cholesterin: Die »guten« HDL-Cholesterinwerte sind erniedrigt, die »bösen« LDL-Werte sowie das Gesamtcholesterin sind erhöht.
Mögliche Folgeerkrankungen: Arteriosklerose (siehe oben) und metabolisches Syndrom

Leber

Als eines der wichtigsten stoffwechselaktiven Organe ist die Leber Hauptakteur beim Abbau von stoffwechseleigenen und stoffwechselfremden Substanzen und daher so gut wie überall beteiligt: am Zucker-, Fett- und Eiweißstoffwechsel, aber auch an der Regulation von Immunsystem und Hormonen oder als Produzent lebenswichtiger Eiweiße. Auch für die Leber gehen vom Bauchfett Gefahren aus: Über die Hälfte der bauchbetonten Übergewichtigen leidet unter einer Fettleber – ausgelöst vor allem durch die frei zirkulierenden Triglyzeride im Blut, die sich in den Leberzellen ansammeln und dort eine Entzündung hervorrufen.
Mögliche Folgeerkrankungen: Fettleber und damit ein erhöhtes Risiko für eine Leberzirrhose: Durch eine vermehrte Bildung von Bindegewebe gehen zahlreiche Leberzellen zugrunde und die normale Leberstruktur wird zerstört, sodass die Leber ihre Aufgaben immer schlechter erfüllen kann. Außerdem haben Menschen mit Leberzirrhose ein stark erhöhtes Leberkrebsrisiko. Nicht zuletzt beeinträchtigt eine Fettleber die Wirkung von Insulin und leistet so einem Typ-2-Diabetes Vorschub.

Gelenke

Dass die Hüftgelenke und noch mehr die Kniegelenke von Menschen mit ausgeprägten Fettpolstern buchstäblich schwer zu tragen haben und deshalb besonders oft von einem vorzeitigen Verschleiß – von einer Arthrose – betroffen sind, lässt sich schlüssig erklären. Doch warum haben Übergewichtige auch sehr viel häufiger als Normalgewichtige eine Arthrose in den Fingergelenken, die keiner mechanischen Überbelastung durch einen schweren Körper ausgesetzt sind? Diese Frage bereitete den Medizinern lange Zeit Kopfzerbrechen. Inzwischen steht fest: Die Entzündungsstoffe aus dem Bauchfett ebenso wie hohe Leptinspiegel schaden auch dem Gelenkknorpel. Dadurch werden die natürlichen Abnutzungsprozesse erheblich beschleunigt. Bis der Orthopäde das Ganze dann als »krankhaften Knorpelabbau« – eben als Arthrose – einstuft. In diesem Stadium ist der Knorpelverschleiß meist schon so weit fortgeschritten, dass die Knochen des Gelenks beim Bewegen anein-ander reiben – was sehr oft mit heftigen Schmerzen verbunden ist. Immerhin: Schon mit einigen Pfunden weniger Körperfett lassen die Arthroseschmerzen deutlich nach – nicht nur in den überlasteten Kniegelenken, sondern auch in arthrotisch veränderten Fingergelenken. Dies haben viele Studien eindrucksvoll belegt.
Mögliche Folgeerkrankungen: (vorzeitige) Arthrose an verschiedenen Gelenken

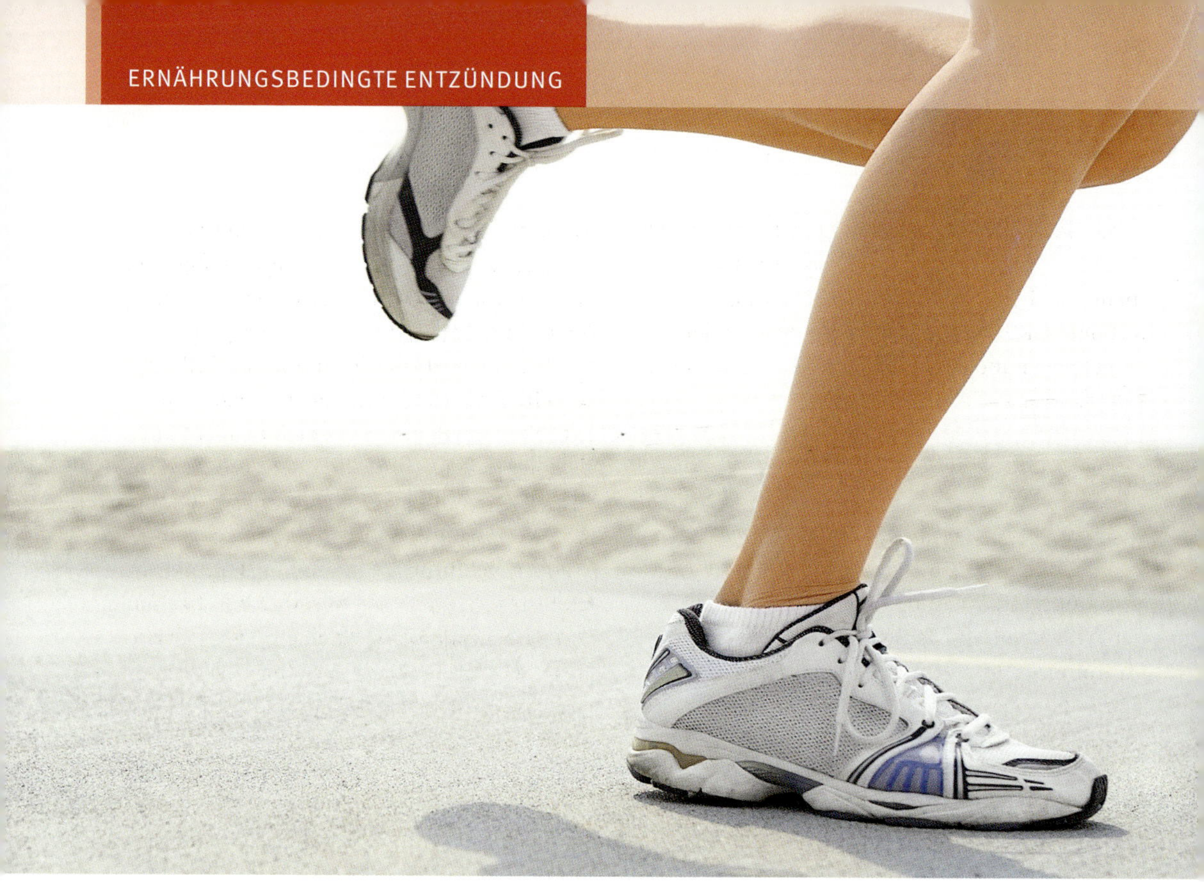

Aktiv gegen Entzündungen

WEIL EIN GROSSTEIL der vom Bauchfettgewebe freigesetzten Adipokine Entzündungsstoffe sind, ist das Fazit der Wissenschaftler inzwischen einhellig: Ein dicker Bauch versetzt den Körper in einen Zustand chronisch schwelender Entzündung. Die gute Nachricht: Die Produktion von zu viel Hormonen, Boten- und Entzündungsstoffen lässt sich innerhalb weniger Monate stoppen, indem Sie sich antientzündlich ernähren (Rezepte ab Seite 120) und auf regelmäßige Bewegung achten. Auf diese Weise werden die »bösen« Fettzellen kleiner – und die Menge der gesundheitsschädlichen Adipokine beziehungsweise Zytokine verringert sich von ganz allein.

Jeden Tag 1000 Schritte gehen und dazu dreimal pro Woche 45 Minuten den Puls auf Trab und den Körper zum Schwitzen zu bringen – das genügt bereits, um Fettpolster abzubauen und den Grundumsatz zu steigern, also jene Energie, die der Körper rund um die Uhr zur Aufrechterhaltung der Lebensfunktionen benötigt. Je höher der Grundumsatz, desto mehr Kalorien werden verbrannt, sogar im Schlaf. Wie hoch der Grundumsatz ist, hängt vor allem von der Muskelmasse ab.

Aber Bewegung kann noch viel mehr: Sie macht die Muskelzellen empfindlicher für Insulin, baut entzündungsfördernden Stress ab, senkt erhöhte CRP-Werte, steigert die Anzahl der Killerzellen und stärkt das ganze Immunsystem.

WOHLDOSIERT – DANN PROFITIERT AUCH DAS IMMUNSYSTEM

Laufen macht fit und vital. Doch schützt Laufen auch vor Entzündungskrankheiten? Ja und nein. Es kommt darauf an, wie oft und vor allem wie lange gelaufen wird. Ein zu intensives Training schadet dem Immunsystem: Die Immunzellen werden in ihrer Funktion beeinträchtigt, die Antikörperbildung nimmt ab, es werden massiv Entzündungsstoffe ausgeschüttet. Außerdem setzen die Nebennieren verstärkt das Stresshormon Cortisol frei, das die Aktivität des Immunsystems zusätzlich hemmt. Dadurch wird die Abwehr so geschwächt, dass Krankheitserreger nun wie durch ein offenes Fenster ins Körperinnere gelangen können. Immunologen sprechen deshalb auch vom »Open-Window-Phänomen«, wenn Sportler immer wieder von Infekten heimgesucht werden, weil sie ihrem Körper zu viel an sportlicher Leistungsfähigkeit abverlangen.

Wer jedoch Sport in Maßen betreibt, stärkt sein Immunsystem. Der Kölner Immunologe Gerd Uhlenbruck, der die positiven Effekte von Ausdauersport auf das Immunsystem viele Jahre lang erforscht hat, meint sogar, dass durch ein – moderat betriebenes – Ausdauertraining im Prinzip die gleichen Immunprozesse angeregt werden, die auch zu Beginn einer Infektionskrankheit anlaufen: Die Zahl der Abwehrzellen – Fresszellen, natürliche Killerzellen, T-Zellen – steigt, es werden vermehrt Entzündungsbotenstoffe wie IL-2, IL-6 und TNF-a freigesetzt, die Leberzellen produzieren verstärkt Akute-Phase-Proteine. Also durchaus eine kleine Entzündungsreaktion, die, wenn sie regelmäßig durch Sport in Gang gesetzt wird, jedoch sehr effektiv die anti-entzündlichen Gegenregulationsmechanismen stärkt. Sogar erhöhte CRP-Werte (sehe Seite 18 f.) normalisieren sich. Das Ergebnis: Ausdauersportler leiden nicht nur seltener an akuten Infekten, sondern auch seltener an chronischen Entzündungskrankheiten. Dass sich mit moderatem sportlichem Training gefährliche Entzündungsprozesse herunterregulieren lassen und so der Entstehung von Arteriosklerose oder einem Typ-2-Diabetes entgegengewirkt wird, ist inzwischen auch wissenschaftlich belegt. Und – so die Erkenntnisse des Kölner Immunologen: Vieles spricht dafür, dass sich mit regelmäßigem Ausdauertraining zugleich das Risiko senken lässt, an einer Allergie, einer Autoimmunkrankheit oder an Krebs zu erkranken.

AUSDAUERTRAINING – WENIGER IST MEHR

Der Sprinter, der läuft, um eine 100-Meter-Strecke in möglichst wenigen Sekunden zu schaffen, oder der Marathonläufer, der viele, viele Kilometer läuft, ohne eine Pause zu machen, verlangen ihrem Körper eine ganz andere Art von Höchstleistung ab als der Läufer, der höchstens eine Stunde im gemütlichen Tempo läuft, ohne dass ihm die Puste ausgeht. Das nennt man Ausdauertraining – die ideale Bewegungsform, um Entzündungskrankheiten vorzubeugen und schwelenden Entzündungsvorgängen im Körper entgegenzuwirken. Ausdauer bedeutet Widerstandsfähigkeit gegen Ermüdung. Bei einer auf Ausdauer angelegten Sportart wird also die Fähigkeit trainiert, die körperliche Leistung über einen möglichst langen Zeitraum hinweg aufrechtzuerhalten. An den dafür notwendigen Anpassungsreaktionen des Körpers sind fast alle Organe und Stoffwechselsysteme beteiligt – auch wenn man den Kraftaufwand nur in bestimmten Muskelpartien, zum Beispiel in den Beinmuskeln beim Laufen oder Radfahren, spürt. Ausdauer wird vor allem durch regelmäßige dynamische (isotone) Belastung trainiert. Hierbei besteht ein ständiger Wechsel zwischen Anspannung und Entspannung der arbeitenden Muskulatur. Typische dynamische Bewegungsformen sind zügiges Gehen (Walking), Nordic Walking, Jogging, Skilanglauf, Radfahren, Rudern und Schwimmen. Auch mit dem Ergometer oder Crosstrainer betreiben Sie Ausdauersport.

Aerob besser als anaerob

Sofern man es nicht übertreibt, bleibt man beim Ausdauertraining im aeroben Bereich. Das bedeutet: Es steht den Muskeln für ihre Arbeit genug Sauerstoff zur Verfügung, sodass die kleinen Kraftwerke in den Muskeln, die Mitochondrien, nicht dazu übergehen müssen, die Energie anaerob, das heißt, ohne Sauerstoff zu produzieren. Bei dieser Form der Energiegewinnung fällt nämlich ein Abfallprodukt an, das den Körper sofort in die Erschöpfung treibt: Das Laktat (Milchsäure) macht die Muskeln so sauer und müde, dass die Belastung schließlich abgebrochen werden muss. Das passiert vor allem Untrainierten in der Anfangsphase ihres sportlichen Trainings sehr häufig, aber auch Ausdauersportlern, die immer länger und immer häufiger trainieren. Um im aeroben Bereich zu bleiben – und damit dem Körper all die gesundheitsfördernden Wirkungen der sportlichen Betätigung zu sichern – ist es wichtig, während des Trainings die individuelle Belastungsgrenze nicht zu überschreiten und zwischen den einzelnen Trainingseinheiten genug Pausen einzuplanen. Übrigens lässt nur das aerobe Training die Pfunde purzeln, da sich die Muskeln die notwendige Energie aus Fettvorräten holen. Beim anaeroben Training verbrennen die Muskeln dagegen nur Zucker – das nutzt nichts im Kampf gegen Speckrollen.

Auf den richtigen Pulswert kommt es an

Wichtigster Indikator für den Grad der Anstrengung ist der Trainingspuls. Als einfache Faustregel gilt: Er sollte einen Wert von 180 minus Lebensalter nicht überschreiten. Ein 50-Jähriger tut also gut daran, seinen Puls während des Sports nicht über 130 Schläge pro Minute zu treiben. Die errechnete Pulszahl stellt den Wert der empfehlenswerten Dauerbelastung während der sportlichen Betätigung dar, kann aber ruhig kurzzeitig überschritten werden, etwa wenn beim Laufen oder Gehen ein Anstieg zu bewältigen ist. Am besten messen Sie Ihren Puls mit einem Pulsmessgurt (Sportfachhandel). Noch besser ist es, wenn Ungeübte beim Arzt erst einmal einen Leistung-Check machen (Kosten: ca. 100–150 Euro), bevor sie loslegen. Dabei wird genau ermittelt, wie hoch ihr Maximalpuls sein darf. Meist gehört auch ein Laktattest dazu, der Auskunft über die persönliche Belastungsgrenze gibt, sowie ein Ruhe- und Belastungs-EKG, um die Herzfunktion zu überprüfen.

DREIMAL PRO WOCHE GENÜGT

Den größten gesundheitlichen Nutzen haben Sie, wenn Sie jeweils 45 Minuten lang drei Trainingseinheiten pro Woche absolvieren – und zwar so regelmäßig wie möglich und am besten für den Rest Ihres Lebens. Natürlich spricht nichts dagegen, wenn Sie vier- bis fünfmal pro Woche trainieren – aber nur, wenn Ihr Körper bereits an die Ausdauerportart gewöhnt ist. Wenn es Ihnen aus Zeitgründen schwerfällt, kontinuierlich Woche für Woche am Ball zu bleiben, reduzieren Sie lieber die Zeit pro Einheit auf 30 Minuten, als nur einmal pro

INFO

Sport hilft bei entzündeten Gelenken

Menschen mit chronischen Entzündungskrankheiten kann ein moderates Ausdauertraining zu mehr Lebensqualität verhelfen. Früher wurde zum Beispiel Patienten mit rheumatoider Arthritis strikte Schonung verordnet – Sport war tabu. Heute weiß man, dass auf die Aktivitäten nur während eines akuten Krankheitsschubs verzichtet werden sollte (siehe Seite 90). Besonders geeignet sind Sportarten, bei denen die Gelenke schonend bewegt und die Muskeln gestärkt werden, also Schwimmen, Radfahren oder Skilanglauf. Abzuraten ist dagegen von Sportarten mit Stoß- und Schlagbewegungen, wie zum Beispiel Tennis, Fußball oder Volleyball.

Woche zwei Stunden am Stück zu trainieren. Ganz wichtig: Pausen machen den Erfolg. Nach dem Sport – (Aqua-)Joggen, Radfahren oder Schwimmen – sollten Sie Ihrem Körper mindestens 36 Stunden Pause bis zur nächsten Trainingseinheit gönnen. Zwischen einzelnen Krafttrainingseinheiten im Fitnessstudio sollten sogar 48 Stunden Ruhe liegen. Den täglichen Spaziergang oder die Einkaufstour mit dem Fahrrad brauchen Sie hierbei jedoch nicht mit zu berücksichtigen – das geht immer.

DREI SCHRITTE ZUR FITNESS

Unabhängig davon, für welche Sportart Sie sich entscheiden – jedes Bewegungstraining sollte aus drei Phasen bestehen: Warm-up, Training und Erholung.

Das Warm-up

Das Warm-up bereitet den Körper auf die bevorstehende Anstrengung vor und sollte mindestens fünf Minuten in Anspruch nehmen. Geeignet sind zum Beispiel Dehn- und Lockerungsübungen, aber auch spezielle sportartspezifische Übungen, die gezielt die Durchblutung bestimmter Muskelgruppen steigern, etwa der Beinmuskulatur bei Laufsportarten oder der Armmuskulatur beim Schwimmen. Auf diese Weise werden Herz-Kreislauf-System und Energiestoffwechsel angemessen aktiviert, das Zusammenspiel von Muskeln, Sehnen und Bändern verbessert und so das Risiko für Verletzungen und Herz-Kreislauf-Zwischenfälle verringert.

Das »eigentliche« Training

Während des Trainings ist es wichtig, sich körperlich nicht zu überanstrengen beziehungsweise sofort einen Gang zurückzuschalten, wenn Sie merken, dass Sie an Ihre Leistungsgrenze gelangen. Eine Übung aus Erschöpfung abbrechen zu müssen oder nach dem Sport derart ermüdet zu sein, dass man sich regelrecht unwohl fühlt, bringt keinerlei gesundheitlichen Nutzen. Außerdem tendiert die Motivation, weiterhin Sport auszuüben, schnell gegen Null.

Die Erholungsphase

Eine fünf- bis zehnminütige Erholungsphase entwöhnt Herz und Kreislauf schonend von der vorausgegangenen Ausdauerbelastung. Reduzieren Sie dafür die sportliche Belastung langsam: Verringern Sie zum Beispiel beim Radfahren allmählich das Tempo. Gehen Sie nach Beendigung eines Dauerlaufs eine Weile langsam weiter oder bleiben Sie nach dem Schwimmen so lange im Wasser, bis Ihre Herzschlagzahl pro Minute annähernd den gleichen Wert hat wie vor dem Training.

AQUA-FITNESS – SPASS IM WASSER

Es gibt viele Arten, in Bewegung zu kommen. Sie können zum Beispiel mit dem Rad auf einer ebenen, geteerten Strecke (wenig anstrengend) oder auf einem sandigen Weg (anstrengender) beziehungsweise bergan (besonders anstrengend) fahren. Oder Sie üben sich im Inlineskating, rudern im Sommer und machen Skilanglauf im Winter – was immer Ihnen Spaß macht, das sollten Sie tun. Besonders effektiv ist Training im Wasser. Der Grund: Die Wasserdichte ist viel höher als die Luftdichte; der Widerstand beziehungsweise Druck des Wassers erfordert mehr Energie. Zusätzlich muss der Körper die Wassertemperatur ausgleichen – und vernichtet schon dadurch automatisch Kalorien. Ein Aqua-Training ist also der ideale Schlankmachersport. Und: Er ist ein hervorragender Ausgleichssport, der keine Strapazen für die Wirbelsäule, Gelenke und Bänder mit sich bringt und zudem weniger anstrengend ist als beispielsweise Joggen.

Aqua-Jogging

Schwimmen und Joggen sind klassische Ausdauersportarten – beim Aqua-Jogging sind die Vorteile der beiden Disziplinen kongenial vereint. Allein die Zahlen sprechen für sich: Bei 30 Minuten Jogging verbrennt unser Körper etwa 250 Kilokalorien, beim Aqua-Jogging ist es fast das Doppelte, nämlich 400 Kilokalorien. Es gibt prinzipiell zwei Möglichkeiten, im Wasser zu joggen:

- Beim Water Running joggen Sie im hüft- oder brusthohen Wasser, wobei die Füße den Boden berühren.
- Beim Deep Water haben Sie keinen Bodenkontakt mehr. Stattdessen sorgt ein Auftriebsgürtel für die nötige Balance und ein schwereloses Bewegen im nassen Element. Das Training scheint Ungeübten daher weniger anstrengend.

Aquarobic

Eine Alternative zum Aqua-Jogging ist Aquarobic, das in vielen Hallen- und Freibädern angeboten wird. Die intensive Wassergymnastik erfordert anders als das Aerobictraining im Fitnessstudio keine komplizierten Bewegungsabfolgen. Das Wasser macht Übungen wie Beinkreisen, Radfahren, verschiedene Sprünge und Schritte harmonisch und fließend. Die Vorteile: Trotz intensiver Muskelarbeit gibt es keinen Muskelkater. Gelenke, Sehnen und Bänder werden geschont. Und da Wasser eine höhere Dichte hat, trägt es auch schwere Körper.

INFO

Kein Sport bei akuten Entzündungen

Auch wenn es sich nur um einen harmlosen Schnupfen handelt: Wenn sich im Körper eine akute Entzündung abspielt, ist Sport tabu. Am besten, Sie lassen nach dem Abklingen der Beschwerden mindestens noch eine Woche verstreichen, bevor es wieder losgeht. Nach einem abgeklungenen fieberhaften grippalen Infekt sollten Sie sogar zwei Wochen Pause einplanen: Wer eine Grippe nicht richtig auskuriert, kann eine Herzmuskel-Entzündung (Myokarditis) erleiden. Diese bleibt meist unbemerkt, da sie zunächst kaum Symptome hervorruft. Unbehandelt führt die Entzündung jedoch im schlimmsten Fall zum plötzlichen Herztod. Auch bei Sportverletzungen sollten Sie so lange mit dem Training aussetzen, bis sämtliche Beschwerden vollständig abgeklungen sind. Andernfalls besteht die Gefahr, dass die Verletzungen chronisch werden.

INFO

Gute Gründe für Ausdauersport

Regelmäßiger Ausdauersport ...

... senkt einen erhöhten CRP-Wert im Blut und stärkt sehr effektiv das Immunsystem.

... regt den Stoffwechsel an, steigert den Kalorienverbrauch und bringt so Fettpolster zum Schmelzen. Wenn Sie Ihre überschüssigen Pfunde loswerden möchten, gibt es keine bessere Methode als regelmäßige körperliche Aktivität. Und weil Sie auf diese Weise auch Ihre Muskeln (wieder) empfindlicher für Insulin machen, beugen Sie auch einem Typ-2-Diabetes vor. Diabetiker brauchen weniger Insulin und reduzieren das Risiko, eine diabetesbedingte Folgeerkrankung zu erleiden.

... sorgt dafür, dass das Herz wirtschaftlicher arbeitet: Durch regelmäßiges Ausdauertraining schlägt es unter Belastung und in Ruhe langsamer. Zugleich nimmt das Herzvolumen zu, die Durchblutung wird gesteigert. Das Herz wird kräftiger, belastbarer und leistungsfähiger.

... verbessert die Energiegewinnung im Muskel: Durch das Training vergrößern sich die beanspruchten Muskeln, sodass diese mehr Arbeit leisten können. Umgekehrt steht bei gleicher Belastung mehr Muskelkraft zur Verfügung.

... sorgt dafür, dass die Blutgefäße weit gestellt werden, um die Muskeln mit dem notwendigen Sauerstoff zu versorgen. Dadurch verringert sich der Strömungswiderstand des Bluts – der Blutdruck sinkt. Untersuchungen zeigen, dass regelmäßiges Ausdauertraining den oberen (systolischen) Blutdruckwert um 12–15 mmHG, den unteren (diastolischen) um 6–8 mmHg senken kann.

... erhöht das Blutvolumen und verbessert die Fließeigenschaften des Bluts. Die Zahl der roten Blutkörperchen steigt, wodurch die Versorgung des Körpers mit Sauerstoff optimiert wird.

... reduziert die Gerinnungsneigung des Bluts. Dadurch verringert sich die Verklumpungsneigung der Blutplättchen und somit die Gefahr der Bildung von Blutgerinnseln, die verengte Arterien verstopfen könnten.

... wirkt sich positiv auf Fettstoffwechselstörungen aus. Der Anteil des »guten« HDL-Cholesterins wird gesteigert, wogegen sich die Konzentration des »schädlichen« LDL-Cholesterins verringert; auch erhöhte Triglyzeridwerte sinken.

... verbessert die Atemleistung (vor allem Lungenvitalkapazität und Atemminutenvolumen).

... fördert den Knochenaufbau (Osteoporoseprophylaxe). Die Gefäße werden elastisch und die Gelenke beweglich gehalten.

... wirkt anti-depressiv. Erstens werden während des Trainings Glücksbotenstoffe wie Serotonin und (wenn man ausreichend lange trainiert) Glückshormone wie Endorphine freigesetzt, die stimmungsaufhellend wirken. Zweitens beschert Sport viele schöne Erfolgserlebnisse und verhilft zu einem Körper, in dem man sich einfach wohlfühlt.

SCHLUSS MIT STRESS

Seit einigen Jahren gibt es eine medizinische Fachrichtung, die es sich zur Aufgabe gemacht hat, die Wechselwirkungen zwischen Nervensystem, Hormonsystem und Immunsystem zu erforschen und dem Zusammenspiel zwischen unseren Gedanken, unseren Gefühlen und unserem Körper mit wissenschaftlichen Methoden auf den Grund zu gehen: Sie nennt sich Psychoneuroimmunologie oder auch Neuroendokrinoimmunologie. Und die Psychoneuroimmunologen haben in kürzester Zeit schon viele interessante Dinge herausgefunden. Zum Beispiel, dass Wunden schlechter heilen, wenn wir stark unter Stress stehen. Oder dass der Genesungsprozess nach einer Erkrankung länger dauert, wenn wir uns Sorgen machen oder von Ängsten geplagt werden. Auch dass Männer seltener einen Herzinfarkt erleiden, wenn sie in einer glücklichen Beziehung leben, und dass Kinder, deren Eltern sich trennen, anfällig für Allergien sind, gehört zu den Erkenntnissen der Psychoneuroimmunologie. Nicht zuletzt verdanken wir ihr auch das Wissen, warum ein Arzneimittel auch ohne Wirkstoff (Plazebo) helfen kann, wenn man nur ganz fest daran glaubt.

INFO

Zentralen im Stressgeschehen

- **Hypothalamus:** Abschnitt des Zwischenhirns, der verschiedene Botenstoffe (Hormone) bildet und damit die vegetativen Funktionen des Körpers steuert.
- **Hypophyse** (auch Hirnanhangdrüse): Hormondrüse, die mit dem Hypothalamus verbunden ist und der eine zentrale Rolle bei der Regulation der Steuerung des körpereigenen Hormonsystems zukommt.
- **Nebennieren:** Hormondrüsen auf den oberen Polen beider Nieren, die dem hormonellen Regelkreislauf und dem vegetativen Nervensystem unterliegen.

ZYTOKINAUSSCHÜTTUNG DURCH STRESS

Vor allem aber hat die Psychoneuroimmunologie uns die Augen geöffnet, wie schädlich Stress nicht nur für unsere Psyche, sondern auch für unsere körpereigenen Abwehrmechanismen ist: Über die Achse von Hypothalamus, Hypophyse und Nebennieren, die über Gehirn und Rückenmark verläuft, wird Stress nämlich mithilfe von Hormonen auch direkt an das Immunsystem vermittelt. Dabei heften sich spezielle Botenstoffe des Nervensystems, die Neuropeptide, an Monozyten und Makrophagen. Diese wiederum schütten umgehend vermehrt Zytokine aus, wenn sie von den Neuropeptiden aktiviert werden. Man kann sich vorstellen, wie viele von diesen Entzündungsstoffen im Körper zirkulieren, wenn man über längere Zeit stark unter Strom steht – deshalb wird Stress inzwischen als eigenständiger Entzündungsfaktor gehandelt. Und: Zu viel Cortisol – eines der Hormone, dessen Produktion in stressigen Zeiten ebenfalls verstärkt wird – hemmt die Abwehrzellen, vor allem die zytotoxischen T-Zellen (Seite 12). Dadurch haben Viren leichteres Spiel, sich in den Körperzellen einzunisten – einer der Gründe, warum wir immer dann besonders anfällig für Infekte sind, wenn wir dauerbelastet sind.

Resistent gegenüber Cortisol

Dauerstress kann aber auch zur Folge haben, dass das Immunsystem mit der Zeit immer weniger empfindlicher auf einen permanent hohen Cortisolspiegel reagiert. Und das ist ebenfalls nicht gut. Weil Cortisol die Immunantwort dämpft, wirkt es auf diese Weise zugleich entzündlichen Prozessen im Körper entgegen – so wie ja auch das Medikament Kortison sehr effektiv bei der Linderung von Entzündungen wirkt (siehe Seite 46 f.). Bei permanenter Anspannung kommt das Signal »Entzündungsstopp«, welches das Cortisol an die Immunzellen sendet, jedoch nicht an. Die Folge: Das Immunsystem wird in einen andauernden Alarmzustand versetzt und bahnt so den Weg für Entzündungskrankheiten.

STRESS – WAS PASSIERT IN IHREM KÖRPER?

Außergewöhnliche Belastungen waren schon vor Urzeiten Teil des menschlichen Lebens. Da galt es allerdings noch wilde Tiere zu jagen, unwegsames Gelände zu erkunden oder sich vor Naturgewalten zu schützen. In diesen Gefahrensituationen mit allen Sinnen auf der Hut zu sein, um blitzschnell entscheiden zu können, ob Flucht oder Verteidigung die angemessene Reaktion ist, entschied im Extremfall über Leben und Tod. Die Voraussetzungen für die erhöhte Leistungsbereitschaft »auf Knopfdruck« schafft das Gehirn: Innerhalb von Millisekunden setzt es bestimmte Botenstoffe des Nervensystems (Neurotransmitter) frei. Diese wiederum stoßen weitere wichtige Prozesse im Körper an, an denen nicht nur das Nervensystem, sondern auch die hormonproduzierenden Drüsen beteiligt sind. So setzen zum Beispiel die Nebennieren verstärkt die Stresshormone Adrenalin und Noradrenalin frei, die dann umgehend in die Blutbahn ausgeschüttet werden. Beide Hormone sorgen dafür, dass sich Herzschlag, Puls und Atemfrequenz beschleunigen, der Blutzucker ansteigt und Muskeln stärker durchblutet werden. Gleichzeitig werden größere Mengen von Nährstoffen aus den Depots mobilisiert, um die notwendigen Energiereserven bereitzustellen. Im Gegenzug werden alle Vorgänge im Körper, die im Augenblick nicht überlebenswichtig sind, auf Sparflamme geschaltet: Die Körpertemperatur sinkt, die Verdauung läuft langsamer ab, die Blutgefäße verengen sich, die Insulinwirkung ist reduziert. »Triebe« wie Hunger oder sexuelle Lust werden gehemmt. Der Mensch der Urzeit war bereit, sich dem Gegner im Kampf zu stellen oder vor ihm zu fliehen. Sobald die akute Bedrohung vorbei war, wurden die Stresshormone wieder abgebaut, und sämtliche Körperfunktionen kehrten zu ihrer normalen Tätigkeit zurück – auf Anspannung folgte Entspannung.

Energiestau durch körperliche Stressreaktion

Heute ist es eigentlich nur noch selten nötig (und auch meist nur schwer möglich), eine Stresssituation mittels körperlicher Aktivität zu bewältigen. Trotzdem reagiert Ihr Körper immer noch so wie vor vielen tausend Jahren. Und so lösen zum Beispiel ein Stau auf der Autobahn oder Termindruck im Job genau die gleichen Reaktionen aus wie bei unseren Vorfahren der Anblick eines wilden Bären. Ihr Organismus stellt sich also immer wieder auf Flucht oder Kampf ein, kann aber die dafür bereitgestellten Energiereserven nicht adäquat verwerten. Der »Energiestau« verschärft sich, wenn weitere Stressauslöser hinzukommen und die notwendige Phase der Entspannung ausbleibt. Viele von uns hetzen ohne größere Pausen durch den Tag, weil zu viele Aufgaben auf einmal bewältigt werden müssen. Aber auch Konkurrenzdruck oder permanent hohe Anforderungen am Arbeitsplatz stressen – genauso wie Konflikte in Partnerschaft oder Familie. Stresserzeugend ist auch das typische Streben unserer leistungsbetonten Gesellschaft, immer perfekt, immer fehlerlos, immer herausragend zu sein. Auf Dauer ist diese permanent vorhandene überschüssige Energie natürlich ziemlich schädlich für den Körper. Irgendwann schwächelt nicht nur das Immunsystem, sondern auch Organe wie Magen und Darm, Herz oder Kreislaufsystem beginnen zu »streiken«. Zudem beeinträchtigt Daueranspannung unsere Handlungsfähigkeit und unsere Gefühlswelt. Kreativität und Produktivität lassen nach, die Neigung zu Fehlverhalten nimmt zu, was die Stressbelastung weiter verschärft. Hinzu kommt: Gestresste sind oft nervös, gereizt und übellaunig. Sie stumpfen ab, fangen an zu resignieren. Und erkranken dann an einem Burnout-Syndrom, an einer Depression oder entwickeln Angststörungen.

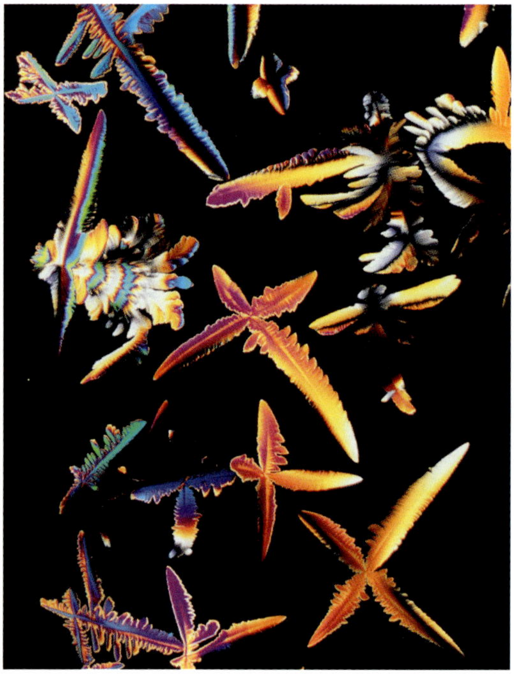

Traumhafte Gebilde mit negativer Wirkung: Mikroskopaufnahme des Stresshormons Cortisol.

Entspannen können – das A und O der Stressbewältigung

Ganz ohne Stress wird vermutlich keiner durchs Leben gehen. Immer wieder wird es belastende Situationen geben, denen Sie sich stellen müssen und die Sie nicht verhindern können. Gleichwohl hat es jeder zu einem großen Teil selbst in der Hand, stressige Ereignisse und Situationen zu entschärfen. Sich im positiven Denken zu üben (»Ich schaffe das, wie ich schon vieles andere in meinem Leben geschafft habe«), »Ich muss«-Sätze zu vermeiden, dem Genießen wieder mehr Raum zu geben, zu versuchen, mit einem guten Zeitmanagement den Stressfaktor Zeitdruck zu entschärfen oder auch bestimmte Glaubenssätze zu hinterfragen, die vielleicht unbewusst dem Anspruch zugrunde liegen, immer alles zu 100 Prozent erledigen zu wollen: All das gehört ebenso dazu wie für regelmäßige Auszeiten zu sorgen. Denn nur im Wechsel von Anspannung und Entspannung können Körper und Psyche optimal regenerieren und sich für künftige Herausforderungen stärken. Hier kann bewusst herbeigeführte Entspannung mithilfe einer Entspannungstechnik wertvolle Dienste leisten. Auch mit Ausdauersport (siehe ab Seite 86) bauen Sie die angesammelte Energie ab und verhindern so, stresskrank zu werden.

BEWÄHRTE ENTSPANNUNGSMETHODEN IM ÜBERBLICK

Wer sich effektiv davor schützen will, dass Stress und Unruhe sein Leben und damit auch Gesundheit und Wohlbefinden bestimmen, dem sei empfohlen, eine spezielle Entspannungstechnik zu erlernen. Denn wenn Sie sich mehrmals in der Woche (oder sogar täglich) ein paar Minuten aus dem Alltag »ausklinken« und aktiv entspannen, gelingt es leicht, das Gleichgewicht von Anspannung und Entspannung wiederherzustellen beziehungsweise zu bewahren. Entspannungsübungen nehmen vor allem Einfluss auf das vegetative Nervensystem (also denjenigen Teil des Nervensystems, den wir nicht willentlich beeinflussen können) und lassen sich in jeder Belastungssituation abrufen. Haben Sie sich die Technik erst einmal zu eigen gemacht – etwa durch einen Kurs an der Volkshochschule –, werden Sie feststellen, wie gut das sichere Gefühl tut, die Anspannung aktiv selbst auflösen zu können und damit über eine wirksame Strategie zu verfügen, mit Alltagsbelastungen besser umzugehen.

Autogenes Training

Autogenes Training, eine Entspannungsmethode, die bereits 1926 von dem Berliner Psychiater Johannes H. Schultz vorgestellt wurde, zielt darauf ab, durch die ruhige und konzentrierte Vorstellung von Körperempfindungen einen nachhaltigen Entspannungszustand zu erlangen. Dies geschieht durch Autosuggestion, eine Methode der Selbstbeeinflussung, die durch gedankliche Wiederholung bestimmter Sprachformeln erfolgt. Dabei werden die immer gleichen Befehle nach einem festen Schema in monotoner Reihung wiederholt – auf diese Weise wird das vegetative Nervensystem positiv beeinflusst. Die Formeln beziehen sich direkt auf die einzelnen Körperfunktionen und -empfindungen (zum Beispiel Wärme oder Schwere) und beeinflussen so zugleich die unbewusste Körpersteuerung durch das vegetative Nervensystem.

Progressive Muskelentspannung nach Jacobson

Die Progressive Muskelentspannung wurde Anfang der 1920er Jahre von Edmund Jacobson entwickelt und zielt auf eine bewusste Entspannung der Körpermuskulatur ab. Zugleich geht es darum, den Gegensatz zwischen Anspannung und Entspannung zu erspüren beziehungsweise muskuläre Spannungszustände frühzeitig wahrzunehmen und diese aktiv zu vermindern. So lernen Sie, durch eine intensiv erlebte Entspannung der Muskeln sich innerlich zu beruhigen und auf Anspannung sofort mit Entspannung zu reagieren. Während des Trainings werden nacheinander die wichtigsten Muskelgruppen zunächst einige Sekunden lang bewusst angespannt und dann wieder entspannt beziehungsweise gelockert. Dabei sorgt die Anspannung für eine verstärkte Durchblutung der Muskeln, die in der Entspannungsphase als fließende Wärme und angenehme Schwere empfunden wird. Dieser Entspannungszustand dauert auch nach Beendigung der Übung noch an.

Yoga

Yoga ist ein jahrtausendealtes, buddhistisch geprägtes Übungssystem aus Indien und bis heute eine anerkannte Methode, um Stresssituationen zu bewältigen und innerlich ausgeglichener zu werden. Yoga umfasst verschiedene Techniken, zum Beispiel Atemtraining oder Konzentrationsübungen, aber auch verschiedene Körperübungen, die unter anderem auf ein verbessertes Körperbewusstsein sowie auf den Abbau von seelischen und körperlichen Spannungen abzielen. Vorausgesetzt, Yoga wird regelmäßig durchgeführt, kann Ihnen dieses Übungssystem zu innerer Ruhe, geistiger Klarheit, mehr Lebensfreude, aber auch zu einer verbesserten Beweglichkeit verhelfen.

Meditation

Es gibt zahlreiche Varianten der Meditation, die jedoch alle das gleiche Ziel haben: sich von den äußeren Sinneswahrnehmungen zurückzuziehen und den Blick ins Innere zu lenken.

In fast allen Religionen gehört die Meditation seit jeher zu den Mitteln der Besinnung. In der Regel steht bei der Meditation im Vordergrund, sich intensiv auf etwas zu konzentrieren. Dies kann ein Gegenstand sein, ein Punkt im Raum, Klänge, bestimmte Bilder (Mandalas), die tonlose Wiederholung einer Silbe (Mantra) oder der Rhythmus des eigenen Atems. Dabei wird die Atmung tiefer und ruhiger, bis ein vollkommen entspannter Zustand erreicht wird. Meditation ist ein hervorragendes Mittel, um Stress abzubauen. Zugleich fördert der Blick nach innen die geistige Entspannung und seelische Ausgeglichenheit. Wenn Sie diese Entspannungtsechnik einmal ausprobieren wollen, empfiehlt sich zum Beispiel die Atemübung auf Seite 97.

Qi Gong

Qi ist die Lebenskraft, die nach chinesischer Vorstellung in Leitbahnen (Meridianen) durch den menschlichen Körper zirkuliert und die wichtigsten Lebensfunktionen aufrechterhält. In Zeiten starker Stressbelastung und auch im Krankheitsfall ist sie dagegen gestört. Ziel von Qi Gong (wörtlich übersetzt: Beherrschen der Energie oder Energie-Arbeit), dessen Wurzeln bis weit vor den Beginn der christlichen Zeitrechnung reichen, ist es, das Qi im Körper zu harmonisieren, es wieder in gleichmäßigen Fluss zu bringen und so seelische Anspannung abzubauen. Zunächst konzentrierten Sie sich darauf, Ihr eigenes Qi zu erfassen, es dann zu aktivieren und es mittels Vorstellungskraft über die Meridiane durch den Körper zu leiten, um so Energieblockaden aufzulösen. Dies geschieht mithilfe einer Kombination von Atem-, Bewegungs- und Meditationsübungen. Mitunter werden auch Qi-Gong-Kugeln eingesetzt. Mit ihnen können Sie verschiedene Drehtechniken durchführen, Akupressurpunkte oder Hände und Füße massieren. Dadurch verbessert sich unter anderem die Durchblutung, der Blutdruck sinkt und die Konzentrationsfähigkeit steigt. Wichtig bei Qi Gong ist, dass sich die Gedanken bei allen Übungen – allerdings nie zwanghaft – immer auf einen bestimmten Körperbereich konzentrieren, zum Beispiel auf einzelne Punkte der Wirbelsäule oder die Fußsohlen.

Tai Chi Chuan

Wie Qi Gong hat auch das fernöstliche Entspannungsverfahren Tai Chi Chuan eine uralte chinesische Tradition. Und auch hierbei stehen die positiven Wirkungen auf die Lebensenergie Qi im Vordergrund, damit diese wieder ungehindert fließen kann. Tai Chi Chuan wird auch als Bewegungsmeditation bezeichnet, weil sie neben heilgymnastischen meditative Aspekte enthält, außerdem spielt die richtige Atmung eine wichtige Rolle. Hinzu kommen Elemente der Selbstverteidigung. Die einzelnen Übungen (Figuren) von Tai Chi Chuan beziehen den ganzen Körper und alle Muskeln mit ein. Richtig ausgeführt bewirken sie eine Idealspannung im Körper – zwischen angespannt und entspannt. Tai Chi Chuan besteht aus ruhigen fließenden Bewegungen und vermittelt dem Betrachter eine Leichtigkeit, die unter anderem vom fließenden Wechsel der Leere und Gewichtung von Schritten und Bewegungen herrührt. Die Technik sollte – wie Qi Gong – unbedingt in einem Kurs erlernt werden. Später können Sie gut auch selbstständig zu Hause üben.

Biofeedback

Biofeedback (engl.: Rückkopplung) ist ein Verfahren, das dazu dient, normale körperliche Vorgänge bewusst zu machen und zu lernen, diese zu steuern. Die Methode wird zum einem bei bestimmten körperlichen Beschwerden eingesetzt, zum Beispiel bei Migräne oder Bluthochdruck. Zum anderen können mithilfe von Biofeedback Zusammenhänge zwischen bestimmten psychischen Situationen wie Stress oder Angst und den damit einhergehenden körperlichen Reaktionen aufgezeigt werden. Hierfür werden Körperfunktionen, die normalerweise unbewusst ablaufen, mit geeigneten Geräten gemessen und mithilfe moderner Computertechnik audio-visuell rückgemeldet. Gemessen werden dabei zum Beispiel die Atem- und Herzfrequenz, die Muskelspannung oder die Hautfeuchtigkeit. In einem zweiten Schritt wird dann versucht, diese Werte durch gezieltes Training, Visualisierung, Meditation, Elemente der Atemtherapie oder auch durch Entspannungsverfahren ganz gezielt zu beeinflussen und so die körperlichen Beschwerden zu lindern.

Der therapeutische Nutzen des Verfahrens, das erstmals in den 60er Jahren des vergangenen Jahrhunderts angewandt wurde, ist inzwischen wissenschaftlich belegt. Langfristig sollen Sie die durch Biofeedback erworbenen Fertigkeiten auch ohne Gerät anwenden können und zu Hause üben. Bis es so weit ist, finden zunächst jedoch regelmäßig Sitzungen unter der Anleitung eines Therapeuten statt. Wer in Ihrer Nähe Biofeedback anbietet, erfahren Sie über die Deutsche Gesellschaft für Biofeedback (Adresse siehe Seite 186).

TIPP

Atmen Sie den Stress weg!

Die Konzentration auf die Atmung ist Teil vieler Entspannungsverfahren, sie kann aber auch gezielt durch eigenständige Übungen herbeigeführt werden. Denn während einer Atemübung kommt die Entspannung ganz automatisch. Die ersten Male sollten Sie die Übung im Liegen durchführen; später ist auch jede andere Position geeignet. Wichtig ist, dass Sie Ihre Gedanken immer wieder auf Ihre Atmung lenken, wenn Sie merken, dass Sie gedanklich abschweifen. Und so geht's:

1. Legen Sie beide Hände oberhalb des Bauchnabels locker übereinander. Lenken Sie jetzt die Aufmerksamkeit auf Ihre Atmung: Spüren Sie, wie Sie ruhig und gleichmäßig ein- und ausatmen – ein und aus.
2. Beginnen Sie als Nächstes mit einem leisen »P« auszuatmen. Steigern Sie die Stärke des »P«-Lauts beim Ausatmen schrittweise mit kleinen Zwischenpausen. Spüren Sie, wie sich Ihr Zwerchfell langsam löst und wie sich Ihre Bauchatmung vertieft.
3. Jetzt legen Sie Ihre Hände unterhalb des Bauchnabels übereinander. Konzentrieren Sie sich erneut darauf, wie Sie gleichmäßig und tief ein- und ausatmen.
4. Beginnen Sie mit einem sanften »Sch« auszuatmen. Wechseln Sie dann schrittweise mit kleinen Zwischenpausen zu einigen kurzen, kräftigeren »Sch«-Lauten.

Vorsicht: Falls Ihre Hände und Füße während der Atemübung zu kribbeln beginnen und/oder Ihnen schwindelig wird, beenden Sie die Bauchatmung. Bleiben Sie noch kurz liegen und atmen Sie wie gewohnt weiter. Stehen Sie dann auf und bewegen Sie sich.

TEST

Wie entzündungsgefährdet sind Sie?

Mit folgendem Test können Sie Ihr Risiko für Entzündungskrankheiten abschätzen. Kreuzen Sie an, was am ehesten auf Sie zutrifft (bei den Fragen 9 und 11 sind Mehrfachnennungen möglich)

1. Wie alt sind Sie?
- unter 40 Jahre [0]
- 40 bis 50 Jahre [1]
- über 50 Jahre [2]

2. Sind Sie angespannt und/oder gestresst?
- Selten [0]
- Phasenweise [1]
- Häufig [2]
- Fast immer [3]

3. Leiden Sie unter Schlafproblemen?
- Nein [0]
- Höchstens einmal im Monat [1]
- Mehr als einmal im Monat [2]
- Mindestens einmal pro Woche [3]

4. Wie essen Sie?
- Ich ernähre mich meist ausgewogen, esse viel Obst, Gemüse und Fisch, wenig Fleisch, Weißmehlprodukte und recht fettarm. [0]
- Ich versuche, mich ausgewogen zu ernähren, doch es gelingt mir nicht immer. [1]
- Ich esse gern und viel Fleisch, Wurst und Fertigprodukte. Süßes mag ich weniger. [2]
- Ich esse gern und viel Fleisch, Wurst und Fertigprodukte – und auch Süßes. [3]

5. Wie viel Sport treiben Sie pro Woche?
- Mindestens 3-mal 30 Minuten und mehr [0]
- Ich treibe 1-mal in der Woche Sport. [1]
- Ich treibe ab und zu Sport. [2]
- Ich treibe keinen Sport. [3]

6. Rauchen Sie?
- Nein [0]
- Ja, bis zu 10 Zigaretten pro Tag [1]
- Ja, bis zu 20 Zigaretten pro Tag [2]
- Ja, mehr als 20 Zigaretten pro Tag [3]

7. Wie viel Alkohol trinken Sie?
- Ich trinke keinen Alkohol. [0]
- Täglich ein Glas Bier oder ein Glas Wein [1]
- Täglich bis zu 3 Gläser Bier oder Wein [2]
- Täglich mehr als 3 Gläser Bier oder Wein [3]

8. Leiden Sie unter einer chronischen Entzündungserkrankung?
- Nein [0]
- Ich habe den Verdacht, aber der Arzt konnte nichts feststellen. [1]
- Ja, aber erst seit kurzem bekannt [2]
- Ja, schon seit einigen Jahren [3]

9. Leiden Sie unter einer der folgenden Erkrankungen?
- Verengung der Halsschlagadern [3]
- Herzrhythmusstörungen [3]
- Koronare Herzkrankheit [3]
- Chronische Nierenerkrankung [3]
- Glukoseintoleranz [3]
- Keine dieser Krankheiten [0]

10. Erlitten Eltern oder Geschwister einen Herzinfarkt oder Schlaganfall?
- Nein [0]
- Ja [2]

11. Leiden Eltern oder Geschwister an einer der folgenden Krankheiten?

- Bluthochdruck [2]
- Koronare Herzkrankheit [2]
- Erhöhte Blutfettwerte [2]
- Diabetes Typ 2 [2]
- Gicht [2]
- Chronische Nierenerkrankung [2]
- Keine dieser Krankheiten [0]

12. Haben Sie manchmal Schmerzen in der Brust?

- Nein [0]
- Ja, bei Belastung [2]
- Ja, bei Belastung und in Ruhe [3]

13. Haben Sie Schmerzen in den Beinen, wenn Sie längere Strecken zu Fuß gehen?

- Nein [0]
- Manchmal [2]
- Immer [3]

14. Nehmen Sie regelmäßig Schmerzmittel?

- Nein [0]
- Hin und wieder, aber nicht regelmäßig [1]
- Ja [2]
- Ja, und außerdem noch Kortisontabletten [3]

15. Nehmen Sie regelmäßig blutdrucksenkende Medikamente?

- Nein [0]
- Ja [2]

16. Nehmen Sie regelmäßig Cholesterin- bzw. Blutfettspiegel-Senker?

- Nein [0]
- Ja [2]

17. Nehmen Sie regelmäßig Medikamente zur Senkung des Blutzuckerspiegels (Diabetes)?

- Nein [0]
- Ja [2]

18. Sind Sie mehr als dreimal im Jahr erkältet?

- Nein [0]
- Ja [2]

19. Hatten Sie in den letzten drei Monaten eine Pilzinfektion oder Herpesbläschen?

- Nein [0]
- Ja [2]

20. Leiden Sie unter Verdauungsstörungen (Verstopfung, Blähungen etc.)?

- Nein [0]
- Ja [2]

21. Leiden Sie unter Wundheilungsstörungen?

- Nein [0]
- Manchmal kommt es vor, dass eine Wunde sich entzündet und dann länger braucht, um zu verheilen. [2]
- Ja, sogar kleine Wunden neigen dazu, sich zu entzünden. [3]

22. Leiden Sie unter einer chronischen Parodontitis?

- Nein [0]
- Nein, dank einer konsequenten Behandlung habe ich sie überwunden. [1]
- Ja, aber mein Zahnarzt meint, dass die Entzündung langfristig in den Griff zu bekommen ist. [2]
- Ja, und ich werde sie trotz aller Bemühungen nicht los. [3]

TEST

23. Lassen Sie sich regelmäßig durchchecken?

- Ich gehe alle zwei Jahre zum Check-up. [0]
- Ich war zwar schon einmal beim Check-up, aber der nächste ist längst überfällig. [1]
- Nein, bis jetzt noch nicht, weil ich noch nicht 35 bin [1]
- Nein, obwohl ich über 35 Jahre bin [2]

24. Wie hoch ist Ihr BMI (Körpergewicht geteilt durch das Quadrat der Körpergröße)?

- BMI unter 25 [0]
- BMI zwischen 25 und 30 [1]
- BMI über 30 [2]

25. Ermitteln Sie Ihren Waist-to-height Ratio (WHtR)

Wenn Sie zwischen 20 und 40 Jahre alt sind:

- Zwischen 0,40 und 0,50 [0]
- Zwischen 0,51 und 0,56 [1]
- Zwischen 0,57 und 0,68 [2]
- Über 0,68 [3]

Wenn Sie älter als 40 Jahre sind:

- Zwischen 0,40 und 0,60 [0]
- Zwischen 0,61 und 0,66 [1]
- Zwischen 0,67 und 0,78 [2]
- Über 0,78 [3]

26. Messen Sie Ihren Blutdruck oder lassen Sie ihn messen

Ihr Blutdruck ______

- ca. 120/80 mmHG [0]
- ca. 140/90 mmHG [1]
- ≥ 160/100 mmHG [2]
- ≥ 180/110 mmHG [3]

Die folgenden Werte ermittelt Ihr Arzt

27. Wie hoch ist Ihr Nüchternblutzucker?

- < 100 mg/dl [0]
- > 100 mg/dl [2]

28. Wie hoch ist Ihr Triglyzeridwert?

- < 150 mg/dl [0]
- > 150 mg/dl [1]
- > 200 mg/dl [2]

29. Wie hoch ist Ihr HDL-Cholesterin?

- > 40 mg/dl [0]
- < 40 mg/dl [1]

30. Wie hoch ist Ihr LDL-Cholesterin?

- < 160 mg/dl [0]
- > 160 mg/dl [1]
- > 200 mg/dl [2]

31. Wie hoch ist Ihr Gesamtcholesterin?

- < 160 mg/dl [0]
- > 160 mg/dl [1]
- > 200 mg/dl [2]

32. Wie hoch ist Ihr LDL/HDL-Quotient?

- < 4:1 [0]
- > 4:1 [1]

33. Wie hoch ist Ihr Harnsäurewert?

- < 6,5 mg/dl [0]
- > 6,5 mg/dl [1]

34. Wie hoch ist Ihr Lipoprotein a?

- < 30 mg/dl [0]
- > 30 mg/dl [1]
- > 50 mg/dl [2]

35. Wie hoch ist Ihr Homocystein-Wert?

- < 10 µmol/l [0]
- > 10 µmol/l [1]
- > 12 µmol/l [2]

36. Wie hoch sind Ihre Entzündungswerte hs-CRP (hochsensitives C-reaktives Protein)?

- < 1 mg/l [0]
- > 1 bis 3 mg/dl [1]
- > 3 bis 10 mg/dl [2]

Gesamt-Risiko-Punkte: ______

Auswertung

15 Punkte oder darunter

Herzlichen Glückwunsch! Ihr Risiko für eine chronische Entzündungskrankheit beziehungsweise das metabolische Syndrom oder eine Herz-Kreislauf-Erkrankung ist derzeit gering. Unsere Empfehlung für Sie lautet: Schauen Sie sich Ihre Testergebnisse noch einmal genau an. Überlegen Sie, wo Sie Ihre aktuelle Lebensweise noch gesundheitsbewusster gestalten könnten. Bleiben Sie trotz Ihres guten Testergebnisses weiterhin sich selbst und Ihrem Körper gegenüber wachsam. Dann gelingt es Ihnen bestimmt, Ihr Risiko für eine Entzündungskrankheit auch künftig gering zu halten.

16 bis 35 Punkte

Leider sind Sie auf dem besten Weg, ein Entzündungspatient zu werden. Aber noch ist es nicht zu spät, denn Sie haben das Problem rechtzeitig erkannt. In einem ersten Schritt sollten Sie Ihre aktuelle Lebens- und Ernährungsweise einer kritischen Überprüfung unterziehen: Was können Sie sofort ändern? Welche Änderungen sind mittel- bis langfristig notwendig? Ist es ratsam, zusätzlich ärztliche Hilfe in Anspruch zu nehmen? In vielen Fällen genügt es bereits, zwei wichtige Änderungen vorzunehmen: 1. Halten Sie sich ab sofort zunächst 30 Minuten, in zwei bis drei Wochen dann 60 Minuten und nach weiteren drei bis vier Wochen 90 Minuten pro Woche für körperliche Aktivität frei. 2. Stellen Sie außerdem Ihre Ernährung konsequent auf eine anti-entzündliche Kost um (Rezepte finden Sie ab Seite 120).

36 bis 60 Punkte

Alarmstufe! Vermutlich haben Sie bereits eine beginnende Entzündungskrankheit – in Richtung metabolisches Syndrom oder in Richtung immunologischer Entzündung. Für Sie gelten die gleichen Anmerkungen wie in der voranstehenden Auflösung. Wichtig ist, dass Sie sich zusätzlich an einen Arzt wenden: Möglicherweise sind weitere therapeutische Maßnahmen notwendig, um Ihre Gesundheitsprobleme in den Griff zu bekommen.

Mehr als 61 Punkte

Sie kennen die Diagnose Ihrer Entzündungskrankheit sehr wahrscheinlich schon. Aber Sie wollen wissen, was Sie selbst zusätzlich zur ärztlichen Therapie tun können, damit Sie mit Ihrer Erkrankung besser zurechtkommen. Beherzigen Sie auf jeden Fall die Tipps und Ernährungsempfehlungen in diesem Buch. Sprechen Sie jedoch vorher mit Ihrem Arzt ab, was Sie zu ändern gedenken – dann dürfte einer nachhaltigen Besserung Ihres Gesundheitszustands nichts im Weg stehen.

10 Wege in ein entzündungsfreies Leben

1

Der **optimale Körperfettanteil** liegt bei Frauen zwischen 20 und 30 Prozent, bei Männern zwischen 10 und 20 Prozent. Genaue Auskunft über den Körperfettanteil liefert die Bioimpedanzmessung (BIA), die Sie beispielsweise im Fitnessstudio oder in einigen Arztpraxen durchführen lassen können. Zur Selbstmessung empfiehlt sich der **Waist-to-height ratio** (WHtR, siehe Seite 61).

2

Studien zufolge verbringen Übergewichtige bis zu zweieinhalb Stunden pro Tag länger im Sitzen als Schlanke. Dabei sind es vor allem die Alltagsabläufe (wie Treppensteigen oder die Intensität des körperlichen Aufwands bei der Haus- und Gartenarbeit), die letztlich den Unterschied im Aktivitätsniveau ausmachen. Schon 1000 Schritte am Tag genügen, um **in Bewegung zu kommen** – wenn Sie zügig gehen, brauchen Sie dafür höchstens 20, vielleicht auch nur 15 Minuten.

3

Übergewichtige haben offenbar eine andere Bakterienzusammensetzung im Darm als Menschen ohne Gewichtsprobleme. Ihre Darmbakterien holen aus der Nahrung mehr Energie heraus, die dann in Körperfett umgewandelt wird. Jetzt gibt es Hinweise, dass bereits eine **Ernährungsumstellung** (energiereduzierte Vollwertkost mit viel Gemüse, Obst, Vollkorn- und fettarmen Milchprodukten, aber wenig Fleisch und Süßem) die Darmflora positiv beeinflusst.

4

Wer sein Essen eilig hinunterschlingt, riskiert nicht nur Aufstoßen und Magendrücken, sondern auch überflüssige Pfunde. Bei jeder Mahlzeit dehnt sich der Magen und sendet mithilfe von Hormonen und Nervenreizen Signale an das Gehirn. Durch zu schnelles Essen wird dieser Mechanismus gestört, das **Sättigungsgefühl stellt sich zu spät ein**. Man isst mehr als nötig und nimmt zu. Besser: Langsam essen.

5

Ausdauersport stimuliert vor allem jene Abwehrstrategen, die der Organismus beim Angriff von Erregern als Erstes zu Hilfe ruft: Akute-Phase-Proteine, Fresszellen, natürliche Killerzellen. Aber übertreiben Sie es nicht: Wer sich bis zur Erschöpfung verausgabt, riskiert das Gegenteil: **Extreme Anstrengung belastet die Körperabwehr** – und schwächt sie dadurch.

6

Wenn Sie wissen möchten, wie viel Energie (Kalorien) Sie pro Tag verbrauchen, müssen Sie Ihren **Grundumsatz** und Ihr **Aktivitätsniveau** bestimmen.
Formel für den Grundumsatz: Körpergewicht (in kg) x 24 Stunden x 1 Kilokalorie (kcal) beziehungsweise 4,2 Kilojoule (kJ).
Zu diesem Ergebnis addieren Sie den Leistungsumsatz (= Grundumsatz x Prozent):

- 10 bis 20 Prozent: mäßige körperliche Bewegung (zum Beispiel Senioren)
- 30 Prozent: leichte körperliche Tätigkeit (wie Bildschirmarbeit, Studenten, Lehrer)
- 50 Prozent: mittelschwere körperliche Tätigkeit (Handwerker, Mechaniker, Hausfrauen)
- 70 bis 100 Prozent: schwere körperliche Tätigkeit (Bauarbeiter, Landwirte)

7

Vitamin C, Zink und Selen sind die Powernährstoffe für das Immunsystem. Alle drei unterstützen die Abwehrkräfte im Kampf gegen die zellschädigenden Sauerstoffradikale und sind teilweise sogar an der Bildung von Antikörpern beteiligt. Viel Vitamin C steckt in Schwarzen Johannisbeeren, Hagebutten, Kiwis oder Zitrusfrüchten, Zink in Weizenkleie, Mohn, Linsen und Erbsen. Gute Selen-Lieferanten sind vor allem Hering, Thunfisch, Sardinen und Sojabohnen.

8

Regelmäßige Saunabesuche, kalt-warme Wechselgüsse – der Wechsel von heiß und kalt trainiert nicht nur die Gefäße, sondern auch das Immunsystem. Besonders gut wirken **Wechselduschen**: Zunächst wird warm, dann kalt geduscht. Beginnen Sie herzfern am rechten Arm. Dann geht es mit dem linken Arm weiter, es folgen das rechte und linke Bein, immer von unten nach oben. Als Nächstes ist der ganze Körper dran, wobei Sie vorn beginnen. Achtung: Wenn sich ein Infekt ankündigt, ist das Wechselduschen tabu.

9

Wenn Sie jede Nacht **genug schlafen**, beugt das Entzündungskrankheiten vor. Denn im Schlaf arbeitet Ihr Immunsystem auf Hochtouren: Es werden besonders viele immunaktive Stoffe ausgeschüttet. Außerdem nehmen die Zahl der natürlichen Killerzellen und die Aktivität der Fresszellen zu; auf diese Weise kann manch ein Infekt bereits im Schlaf buchstäblich im Keim erstickt werden. Studien zeigen, dass Schlafmangel schon nach sechs Tagen zu einer verminderten Antikörperantwort führt.

10

Vermeiden Sie Stress! Er schwächt das Immunsystem und macht anfällig für Infektionen und Entzündungen. Hier eine Anleitung für eine Blitz-Entspannung, wenn Sie sich gerade (mal wieder) in einer akuten Stresssituation befinden: Öffnen Sie das Fenster und atmen Sie einige Male tief ein und aus. Denken Sie an etwas anderes und lassen Sie den Blick in die Ferne schweifen. So erhalten Sie im wahrsten Sinn des Wortes einen anderen Blick auf die Dinge.

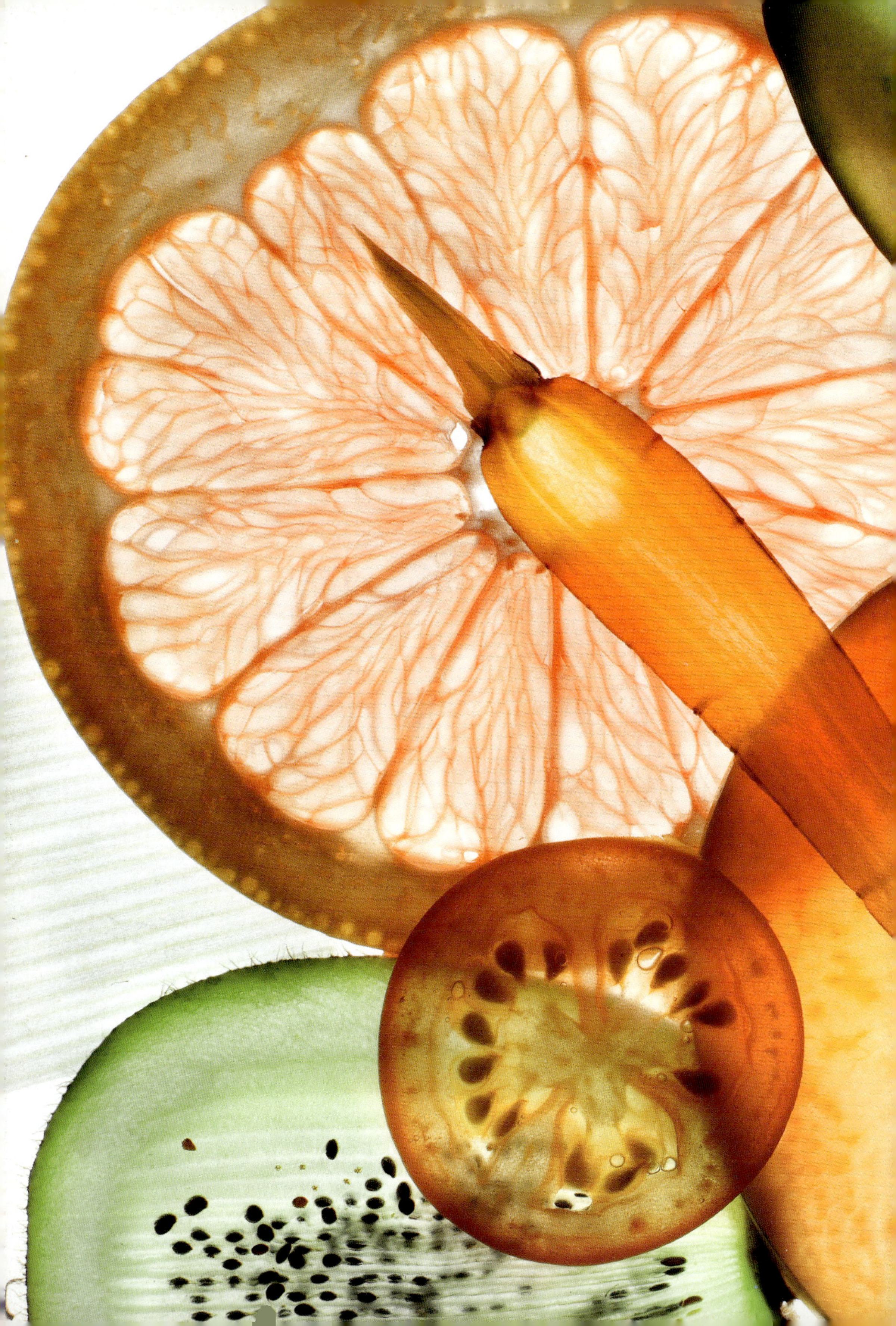

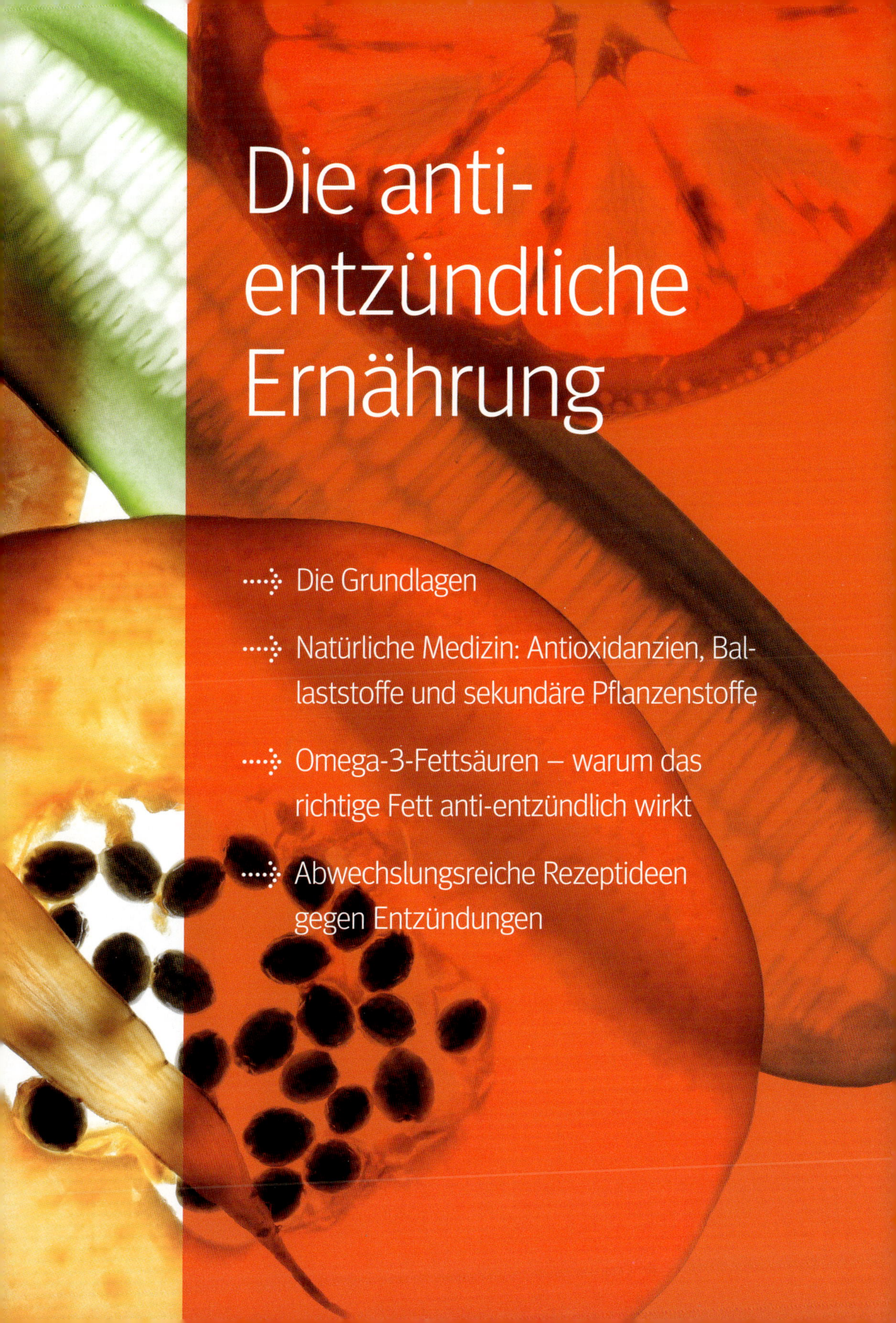

Die anti-entzündliche Ernährung

- Die Grundlagen
- Natürliche Medizin: Antioxidanzien, Ballaststoffe und sekundäre Pflanzenstoffe
- Omega-3-Fettsäuren – warum das richtige Fett anti-entzündlich wirkt
- Abwechslungsreiche Rezeptideen gegen Entzündungen

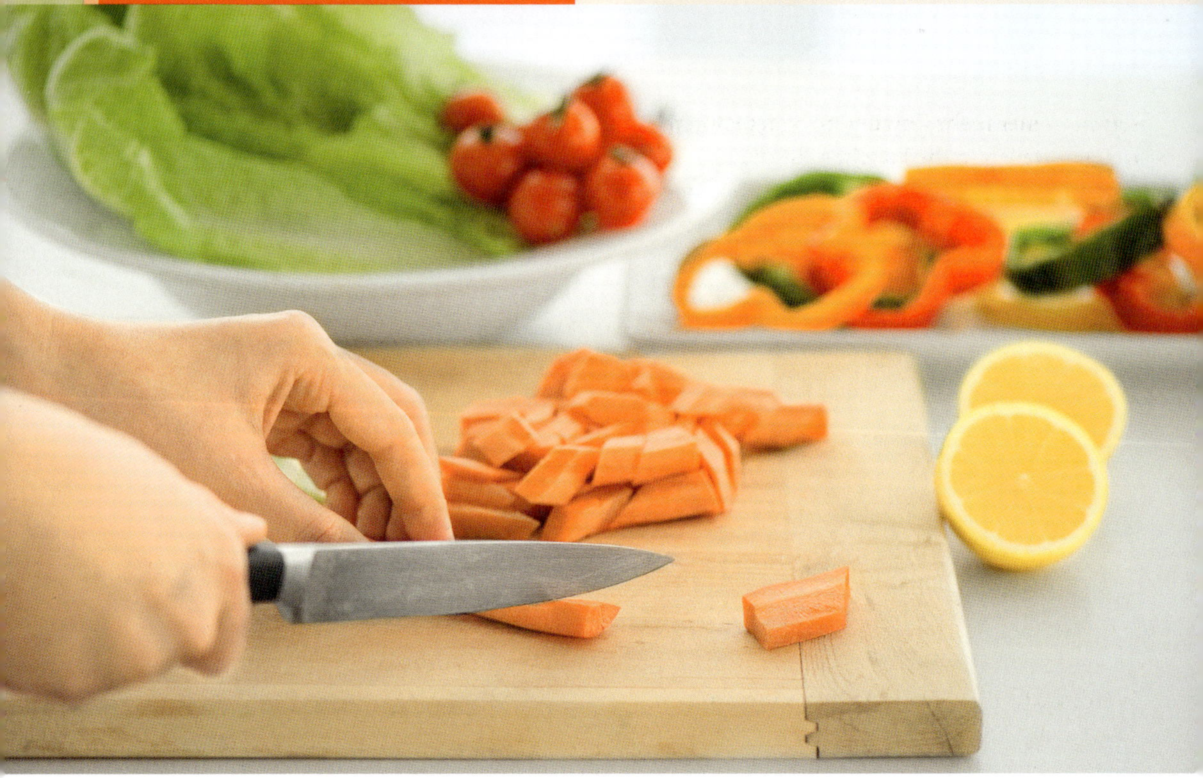

Bewusst essen – Entzündungen genussvoll vorbeugen

ÜPPIG UND DEFTIG – so mögen die Deutschen ihre Mahlzeiten am liebsten, wie groß angelegte Ernährungsstudien der letzten Jahre ergeben haben. Ein gekochtes Ei und ein Brötchen mit Marmelade oder Wurst zum Frühstück, mittags eine ordentliche Portion Fleisch mit Salzkartoffeln und etwas gekochtem Gemüse als Beilage, abends zwei bis drei Butterbrote, die mit Salami, Leberwurst oder Käse belegt sind – das ist der tägliche Speiseplan vieler deutscher Familien. Die Zeiten zwischen den großen Hauptmahlzeiten werden gern mit etwas Süßem überbrückt; für den gemütlichen Teil des Abends, etwa beim Fernsehen, stehen neben Schokolade nach wie vor Chips oder salzige Erdnüsse hoch im Kurs.

Inzwischen wissen Sie, dass diese typisch deutsche – und letztlich in vielen westlichen Industrienationen verbreitete – Esskultur im Körper Entzündungsprozesse entfachen beziehungsweise bereits vorhandene Entzündungen verschlimmern kann. Denn zu viele Kalorien, zu viele ungesunde Fette und »leere«, vom Körper nicht verwertbare Kohlenhydrate blähen die Fettzellen insbesondere im Bauchraum auf, bis sie buchstäblich zu zündeln anfangen: Sie setzen immer mehr Entzündungsmediatoren frei und stellen so die Weichen für die Entwicklung eines Diabetes, einer Arteriosklerose und all der anderen Wohlstandskrankheiten – bis hin zum Herzinfarkt. Und dieses Essverhalten bereitet auch für chronisch-entzündliche Erkrankungen buchstäblich den Nährboden. Der entzündungsfördernde Effekt ist sogar messbar. So zieht zum Beispiel ein Frühstück mit Eiern und Speck umgehend eine Erhöhung des Entzündungsmarkers CRP im Blut nach sich (siehe Seite 18 f.). Es dauert Stunden, bis sich die Werte wieder normalisieren.

WIR ESSEN ZU WENIGE ANTI-ENTZÜNDLICHE SCHUTZSTOFFE

Würden wir jeden Tag viel Obst und Salat, schonend gekochtes und noch besser rohes Gemüse essen, ließe sich das Entzündungsrisiko auf ein Minimum senken. In einer Studie der Bundesforschungsanstalt für Ernährung und Lebensmittel sank der CRP-Wert um 30 Prozent, als die Teilnehmer jeden Tag zusätzlich zu ihrer gewohnten Alltagskost ein halbes Pfund Kirschen aßen. Mit einem durchschnittlichen Verzehr von gerade einmal 250 Gramm Obst und Gemüse pro Tag liegen wir jedoch deutlich unter der von der Deutschen Gesellschaft für Ernährung (DGE) empfohlenen Tageszufuhr von 650 Gramm (genauer: 400 Gramm Gemüse und 250 Gramm Obst). Damit bringen wir uns um die vielfältigen gesundheitsfördernden Wirkungen, welche die Pflanzenkost zu bieten hat. Bereits in einem einzigen Apfel stecken unzählige kleine Gesundheitshelfer, allen voran Vitamine, Mineralstoffe und Spurenelemente, Ballaststoffe und natürlich sekundäre Pflanzenstoffe, deren vielfältige Schutzfunktionen für unseren Körper erst vor einigen Jahren erkannt wurden. Sie alle hemmen Entzündungen, stärken das Immunsystem, schützen die Zellen vor freien Radikalen (aggressive Sauerstoffmoleküle), töten Krankheitserreger ab, beugen Krebs vor, regulieren die Verdauung und, und, und.

VITAMINE C UND E – WICHTIGE ANTIOXIDANZIEN

Mit Ausnahme des Vitamin D, das der Körper unter Einfluss von UV-Strahlung selbst herstellen kann, müssen wir ihm alle Vitamine über die Ernährung zuführen. Dabei genügt es schon, dass nur ein Vitamin nicht in ausreichender Menge vorhanden ist, um den sonst reibungslosen Ablauf des gesamten Stoffwechsels zu gefährden.
Um sich gegen Entzündungen zu wappnen, sind vor allem die Vitamine C und E wichtig. Sie schützen die Körperzellen vor aggressiven Sauerstoffradikalen und werden deshalb auch Antioxidanzien genannt. Sauerstoffradikale entstehen zum Beispiel bei der Atmung, die in den Energiekraftwerken der Zellen (Mitochondrien) abläuft. Ihnen fehlt ein Elektron. Beim Versuch, sich dieses Elektron von anderen Molekülen zu beschaffen, schädigen sie Zellen und Erbgut. Treiben besonders viele Sauerstoffradikale ihr Unwesen, kommt es zum oxidativen Stress im Gewebe. Dieser lässt uns nicht nur vorzeitig altern, sondern kann auch Krebs und chronische Entzündungskrankheiten auslösen. Ist die Entzündung erst einmal in vollem Gang, entstehen noch mehr Sauerstoffradikale – ein Teufelskreis: Denn nun kurbeln die Sauerstoffradikale wiederum die Freisetzung von vielen weiteren Entzündungsstoffen (und von Arachidonsäure) an. So werden immer neue Entzündungsreaktionen entfacht.
Antioxidanzien wie Vitamin C, Vitamin E, aber auch Zink, Selen, Kupfer und Mangan können Sauerstoffradikale abfangen, bevor sie

Unheil anrichten. Sie können sogar bereits bestehende Entzündungsreaktionen unterbrechen. Akute entzündliche Schübe wie zum Beispiel Gelenkschwellungen bei Rheuma- oder Arthrosepatienten nehmen ab, Entzündungsschmerzen lassen nach, überfüllte Bauchfettzellen beruhigen sich und schicken weniger Entzündungsstoffe in Umlauf, wenn der Körper gezielt mit Antioxidanzien versorgt wird. Am besten ist es, von jedem Antioxidans genug aufzunehmen; im Team rücken sie gefährlichen Sauerstoffradikalen besonders wirkungsvoll zu Leibe.

Die besten Quellen

Gute Vitamin-C-Lieferanten sind Schwarze Johannisbeeren und Sanddornbeeren, Hagebutten, Kiwis, Zitrusfrüchte, Kartoffeln, Brokkoli, Paprika, glatte Petersilie und Sauerkraut. Besonders viel Vitamin E steckt in Weizenkeimen, Pflanzenölen wie Oliven-, Distel- oder Sonnenblumenöl (ein Esslöffel davon pro Tag genügt) und etwas weniger in Traubenkernöl, Haselnüssen und Mandeln.

TIPP

Top-Radikalenfänger

Sie ist klein, violett bis schwarz und dank ihres hohen Anthocyangehalts der Radikalfänger unter den Beeren: die Apfelbeere (Aroniabeere). Während 100 Gramm frische Apfelbeeren 800 Milligramm enthalten, liefern blaue Trauben, deren anti-entzündliche Wirkung ebenfalls belegt ist, gerade einmal 160 Milligramm Anthocyan. Studien aus dem Jahr 2005 von der Pommerschen Medizinischen Universität im polnischen Szczecin zeigen: Regelmäßig zugeführt, senken Aroniabeeren die CRP- sowie die Interleukin-6-Konzentrationen (siehe Seite 28 f.) im Blut. Außerdem schützen sie vor Arteriosklerose und mildern akute Schübe von Neurodermitis. Aroniabeerenextrakt ist als Saft im Reformhaus erhältlich. Am besten trinken Sie jeden Tag 20 Milliliter davon.

BALLASTSTOFFE

Es klingt paradox: Obwohl sie unverdaulich sind und der Organismus sie eigentlich nicht verwerten kann, sind Ernährungswissenschaftler inzwischen davon überzeugt, dass Ballaststoffe nicht nur die Darmtätigkeit anregen und deshalb ein gutes Mittel gegen Verstopfung sind, sondern dass sie auch vor Übergewicht, Fettstoffwechselstörungen, Arteriosklerose, Darmkrebs und Entzündungen schützen können. Sogar die Insulinwirkung wird durch Ballaststoffe verbessert. Eine ballaststoffreiche Kost ist deshalb ein wichtiger Bestandteil der Ernährungstherapie von Typ-2-Diabetikern.

Unverdaulich und trotzdem unverzichtbar

Die Verdauungsenzyme in Magen und Dünndarm können mit den Ballaststoffen nichts anfangen. Das ist gut so, denn auf diese Weise gelangen diese unverdaut in den Dickdarm. Für die Darmwand ist der Nutzen besonders groß: Die rauen Fasern der Ballaststoffe reiben während ihres Transports an der Darmwand entlang und fördern so den Erneuerungsprozess der Darmschleimhaut. Den natürlichen Bakterien der Darmflora dienen Ballaststoffe als Nahrung: Sie bauen die Ballaststoffe zu kurzkettigen Fettsäuren (wie Buttersäure) ab und sorgen so für die Schutzstoffe, die den Entstehungsmechanismen von Darmkrebs entgegenwirken. Ballaststoffe binden Cholesterin: Statt die Blutgefäße zu verkleben, wird der Fettstoff mithilfe der Ballaststoffe über den

Darm kurzerhand nach draußen befördert. Und: Seit kurzem wissen die Ernährungswissenschaftler, dass die Fasern auch die Produktion des entzündungshemmenden Eiweißes Interleukin-4 anregen und damit einen wichtigen Beitrag zur Eindämmung von Entzündungen leisten. Nicht zuletzt sind Ballaststoffe sehr gute Sattmacher: Wer zum Beispiel morgens sein Müsli mit Leinsamen zubereitet (siehe Rezepte Seite 121) wird am Vormittag bestimmt keine Hungerattacken mehr erleiden. Denn die wasserlöslichen Ballaststoffe binden Wasser und vergrößern so im Magen ihr Volumen. Besonders viele Ballaststoffe stecken auch in Haferkleie und natürlich in Obst, Salat, Gemüse und Hülsenfrüchten. Diese Nahrungsmittel sollten daher stets den Großteil einer Mahlzeit ausmachen – unabhängig von der Tageszeit.

SEKUNDÄRE PFLANZENSTOFFE – SCHUTZSTOFFE FÜR PFLANZEN UND MENSCHEN

Pflanzen wurden von der Natur mit einem sehr effizienten Selbsthilfesystem ausgestattet: Sie bilden Verteidigungsstoffe, die sie vor Erkrankungen, intensiver UV-Strahlung oder vor Fressfeinden schützen. Lange Zeit nahm man an, dass sekundäre Pflanzenstoffe für unsere Gesundheit völlig unbedeutend sind. Heute wissen wir, dass es sich genau gegenteilig verhält: Sekundäre Pflanzenstoffe üben auch im menschlichen Körper eine Vielzahl von Schutzfunktionen aus und beeinflussen einen Großteil der Stoffwechselprozesse. So hemmen sie Entzündungen, stärken das Immunsystem, schützen die Zellen vor Sauerstoffradikalen, töten Krankheitserreger ab, beugen Krebserkrankungen vor, regulieren Blutdruck, Verdau-

INFO

Anti-entzündliche Pflanzenschutzstoffe auf einen Blick

- **Flavonoide:** Viele Flavonoide sind ausgezeichnete Antioxidanzien. Vor allem das im roten Traubensaft und Rotwein enthaltene OPC (oligomere Procyanidin) gilt als besonders guter Radikalfänger. Außerdem beeinflussen Flavonoide die Blutgerinnung und hemmen die Krebsentstehung. Flavonoide stecken vor allem in rotem und violettem Obst und Gemüse wie zum Beispiel Preiselbeeren, Tomaten, rote Trauben, rote Paprikaschoten, Äpfel, Kirschen und Rotkraut, aber auch in Zwiebeln, Schnittlauch, Grünkohl, Aprikosen, grünem Tee oder Tees mit Holunderblüten, Schachtelhalm, Mariendistel, Weißdorn und Birkenblättern.
- **Protease-Inhibitoren:** Diese Substanzen haben wie die Flavonoide einen ausgeprägten antioxidativen Effekt. Zudem wirken sie entzündungshemmend und krebsvorbeugend. Besonders reich an Protease-Inhibitoren sind Getreide, Hülsenfrüchte und Kartoffeln.
- **Carotinoide:** Sie wirken vor allem entzündungshemmend und können erhöhte CRP-Werte senken. Carotinoide finden sich insbesondere in gelben und roten Gemüse- und Obstsorten, zum Beispiel Tomaten, Möhren und Aprikosen.
- **Glucosinolate** (in Wirsing, Brokkoli, Kresse, Senf), **Saponine** (in Sojabohnen, Erbsen, Bohnen), **Sulfide** (in Zwiebeln, Knoblauch, Lauch) und **Phytosterine** (in fettreichen Pflanzenteilen wie Samen und Nüsse) stärken das Immunsystem, senken erhöhte Cholesterinwerte und schützen damit auch vor Arteriosklerose.

ung, Zucker- und Cholesterinstoffwechsel. Im Augenblick sind etwa 10 000 dieser bioaktiven Stoffe identifiziert – weitere 50 000 Substanzen warten noch darauf, dass ihre gesundheitsfördernden Eigenschaften von den Forschern entschlüsselt werden.

SCHLÜSSELFAKTOR FETT

Fett liefert fast doppelt so viel Energie wie Kohlenhydrate und Eiweiß und ist damit der wichtigste Aktivposten für die Energiegewinnung und -speicherung im menschlichen Organismus. Hinzu kommt: Fett ist nicht nur ein ausgezeichneter Geschmacksträger, sondern es schützt auch vor Kälte, polstert die Organe gegenüber Stößen und Druck ab, ist Träger der fettlöslichen Vitamine A, D, E und K, liefert lebensnotwendige mehrfach ungesättigte Fettsäuren, die der Körper nicht selbst bilden kann, und ist ein wichtiger Baustoff für Nerven-, Gehirn- und Immunzellen. Und: Fett macht glücklich, weil es die Ausschüttung des körpereigenen Glückshormons Serotonin anregt.

DAS ENTZÜNDUNGSFÖRDERNDE FETT

Sogar an der Appetitregulation ist Fett beteiligt. Denn ob Sie beim und nach dem Essen eher Hunger auf mehr haben oder sich das Gefühl einstellt, genug gegessen zu haben, hängt vom Sättigungsgrad der Fettsäuren ab. Ungesättigte Fettsäuren (zum Beispiel aus Pflanzenölen und Fisch) greifen nicht in den natürlichen Regulationsmechanismus ein und überlassen es den Hormonen Leptin und Insulin, dem Gehirn zu melden, wann man sich satt gegessen hat. Gesättigte Fettsäuren wie Butter dagegen nehmen einen direkten Einfluss auf die appetitregulierenden Signalwege zwischen Zellen und Gehirn und hemmen so das Sättigungsgefühl. Die Folge: Man isst mehr, als der Körper eigentlich benötigt – und setzt so Fettpolster an. Es gibt aber auch noch einen anderen Grund für den direkten Zusammenhang zwischen Übergewicht und dem häufigen Verzehr von gesättigten Fettsäuren: Durch ihre chemische Zusammensetzung reagieren gesättigte Fettsäuren extrem langsam mit anderen chemischen Stoffen und sind damit für den Stoffwechsel weitgehend unbrauchbar. Und so wandert die gesamte konzentrierte Energie ungebremst in die Fettzellen von Bauch, Hüften, Po und Beinen. Dabei könnten wir auf gesättigte Fettsäuren gut verzichten. Denn der Körper hat genug andere Möglichkeiten, sich die notwendige Energie zu beschaffen, zum Beispiel aus ungesättigten Fettsäuren, Kohlenhydraten oder Eiweiß.

Reich an gesättigten Fettsäuren

Braten, Wurst, Vollfettmilch, Sahne, Butter, Kokosnuss- oder Palmkernfett, Rindertalg und andere tierische Fette: All diese Nahrungsmittel enthalten besonders viele gesättigte Fettsäuren. Stehen sie zu oft auf dem wöchentlichen Speiseplan, drohen jedoch nicht nur überschüssige Pfunde, sondern auch erhöhte Cholesterinwerte im Blut. Vor allem das »böse« LDL-Cholesterin steigt an – womit über kurz oder lang auch die Gesundheit von Gefäßen und Herz auf dem Spiel steht (siehe Seite 74).

Brennstoff Arachidonsäure

In Fleisch stecken nicht nur Unmengen an gesättigten Fettsäuren, sondern auch viel Arachidonsäure – ein Abbauprodukt der Omega-6-Fettsäure Linolsäure und die Ausgangssubstanz, aus der unser Körper die entzündungsfördernden Eicosanoide baut. Alle tierischen Fette enthalten Arachidonsäure, auch Butter, Sahne, Eier und Milch. Mehr als 90 Prozent der aufgenommenen Arachidonsäure wird nicht in Energie umgewandelt, sondern wandert über einen eigenen Stoffwechselweg direkt in die Körperzellen. Zusammen mit dem Anteil, den der Körper selbst aus zugeführter Linolsäure bildet, kommt so eine ganze Menge Brennstoff für den Umbau in Eicosanoide zusammen. Entzündungskranke spüren unmittelbar, wenn ihre Fettspeicher randvoll mit Arachidonsäure gefüllt sind: durch akute Entzündungsschübe, Schmerzattacken oder eine Verschlimmerung ihrer Allergie. Viele haben aber auch die Erfahrung gemacht, dass es ihnen deutlich besser geht, sobald sie konsequent nur noch zwei Portionen fettarmes Fleisch und Wurst pro Woche essen und auf Schweinfleisch, Geflügelhaut, Schmalz, Leber und Eigelb völlig verzichten. Zehn bis zwölf Wochen kann es zwar schon dauern, bis die Arachidonsäurereserven im Körper weitgehend abgebaut sind. Dann aber ist der Erfolg überwältigend: Die Symptome gehen zurück, der Bedarf an entzündungshemmenden Tabletten sinkt und es gibt so gut wie keine Rückfälle.

Zu viele Omega-6-Fettsäuren machen krank

Nun ist die Zufuhr von Omega-6-Fettsäuren nicht generell verkehrt. Im Gegenteil: Auch Linolsäure und ihr Abbauprodukt Arachidonsäure sind für die Aktivitäten von Zellen, Immun- oder Nervensystem unverzichtbar. Ohne sie würden beispielsweise die Infektabwehr oder die Wundheilung nur halb so gut funktionieren. Allerdings: Die meisten Menschen essen einfach zu viel davon. Nicht nur in Fleisch- und Milchprodukten, sondern auch in Brot, Nudeln, Cornflakes, Kuchen oder Plätzchen, in Margarine, Weizenkeim-, Sonnenblumen-, Distel- oder Maiskeimöl – in fast allen Lebensmitteln, die wir hierzulande besonders gern und besonders oft verzehren, stecken Omega-6-Fettsäuren. Lange Zeit dachten die Ernährungsexperten, das sei auch gut so, gemäß der einfachen Formel: Omega-6-Fettsäure = mehrfach ungesättigte Fettsäure = lebensnotwendig = gesund. Dabei hat man übersehen, dass diese Gleichung nur dann stimmt, wenn auch den Omega-3-Fettsäuren ein Stammplatz in der täglichen Ernährung eingeräumt wird. Davon kann jedoch bei uns keine Rede sein: Kaum jemand verwendet für sein Pfannengericht Rapsöl und viel zu selten kommt ein Fischgericht auf den Tisch.

DAS ANTI-ENTZÜNDLICHE FETT

Anders als gesättigte Fettsäuren werden die ungesättigten nur zu etwa 60 Prozent in Körperfett umgewandelt, den Rest nutzt der Organismus für die Zellen und den Stoffwechsel – beispielsweise um die Zellwände geschmeidig zu halten oder Hormone und Enzyme bereit-

INFO

Eicosanoide

Eicosanoide sind Gewebshormone und gewissermaßen die Werkzeuge des Körpers: Es gibt praktisch kaum einen Vorgang im Stoffwechselgeschehen, an dem Eicosanoide nicht auf die eine oder andere Art beteiligt sind. Ob sie dabei fördernd oder hemmend wirken, hängt davon ab, aus welcher Fettsäure sie gebaut sind. Im Entzündungsstoffwechsel sind beide Kräfte wirksam: Bestimmte Eicosanoide heizen Entzündungen an, wohingegen andere Entzündungsvorgänge sehr effektiv entgegenwirken. Welche Gruppe die Oberhand gewinnt, bestimmen Sie selbst: Essen Sie Fleisch, Wurst und die falschen Fette, heizen Sie das Entzündungsgeschehen im Körper an.

zustellen, die den Fettstoffwechsel ankurbeln. Das gilt sowohl für einfach ungesättigte Fettsäuren, die zum Beispiel kalt gepresstes Olivenöl liefert, als auch für mehrfach ungesättigte Fettsäuren aus Weizenkeim- und Leinöl, Nüssen, Saaten oder Fisch. Nicht zuletzt sind ungesättigte Fettsäuren maßgeblich an der Regulierung des Entzündungsstoffwechsels beteiligt. Sie liefern den Zellen die Ausgangssubstanz, die sie benötigen, um die Eicosanoide zu bilden (siehe Kasten Seite 111).

Omega-3-Fettsäuren

Die Omega-3-Fettsäure Alpha-Linolensäure und ihre Wesensverwandten Eicosapentaensäure (EPA) und Docosahexaensäure (DHA) sind die natürlichen Gegenspieler der Omega-6-Fettsäuren. Chemisch gesehen, trennt sie zwar nur eine Doppelbindung voneinander, sodass sie von den gleichen Enzymen verarbeitet werden. Geht es jedoch um die Erfüllung ihrer jeweiligen Aufgaben, wirken sie entweder gegeneinander oder sie heben sich in ihrer Wirkung gegenseitig auf. Wenn also eine Substanzgruppe die Omega-6-Fettsäuren in Schach halten kann, dann sind das die Omega-3-Fettsäuren. Die Deutsche Gesellschaft für Ernährung (DGE) empfiehlt daher, Omega-6-Fettsäuren und Omega-3-Fettsäuren im Verhältnis von 5:1 aufzunehmen – im Moment liegt das Verhältnis in der Regel ungefähr bei 20:1.

Fischöl – der beste Omega-3-Fettsäure-Lieferant

Der beste Omega-3-Lieferant ist Fischöl: Im Fett von Seefisch steckt besonders viel EPA und DHA. Im Leberfett von Seefisch finden sich zudem Furanfettsäuren, denen ebenfalls eine gesundheitsfördernde Wirkung zugeschrieben wird. Alpha-Linolensäure aus pflanzlicher Kost (besonders reich daran ist Leinöl) ist zwar in unserem Körper viel weniger wirksam, trägt

INFO

So viel Omega-3 steckt im Fisch

Am besten ist es natürlich, wenn Sie frischen Fisch essen. Im Zweifellsfall gehen auch Fischkonserven – ihr Gehalt an EPA und DHA ist jedoch meist geringer.

Angaben in Gramm pro 100 Gramm Fisch			
Art	**Fettgehalt**	**EPA**	**DHA**
Hering	17,8	2,04	0,68
Thunfisch	15,5	1,08	2,29
Lachs	13,6	0,71	2,15
Makrele	11,9	0,63	1,12
Forelle	2,7	0,15	0,44
Seezunge	1,4	0,03	0,16
Kabeljau	0,6	0,06	0,12

aber als gute Ergänzung auf Dauer ebenso zu einer guten Omega-3-Omega-6-Bilanz bei. Anders ausgedrückt: Mit zwei Portionen Lachs, Makrele, Thunfisch oder Hering pro Woche anstelle von Kotelett und Schweinebraten sind Sie fast schon auf der sicheren Seite. Menschen wie die grönländischen Inuit oder die Japaner werden zum Beispiel nur selten von Gewichtsproblemen, Herzschwäche oder chronisch-entzündlichem Rheuma geplagt: Für sie gehören frischer Seefisch und gesunde Pflanzenöle einfach zu den Grundnahrungsmitteln – Fleisch dagegen kommt nur selten auf ihren Tisch. Wenn Sie außerdem zum Braten Rapsöl verwenden, Ihren Salat mit Walnuss-, Traubenkern- oder Olivenöl zubereiten und Butter oder Margarine aus Linolsäure gegen eine Margarine austauschen, die auf Rapsölbasis hergestellt ist, haben Sie ein wichtiges Prinzip der antientzündlichen Ernährung perfekt umgesetzt.

Fischölkapseln für Gesunde ...

Wenn Sie keinen Fisch mögen oder ihn nicht vertragen, sind Fischölkapseln eine Alternative (120 Stück kosten zwischen 3 und 24 Euro). Die meisten Präparate enthalten vor allem Lachsöl, oft in Kombination mit einer Portion des Antioxidans Vitamin E, die verhindert, dass die Omega-3-Fettsäuren ranzig werden. Meist stecken in einer Kapsel 500 Milligramm Fischöl. Mit zwei bis drei Kapseln pro Tag decken Sie also den von der DGE empfohlenen täglichen Bedarf von 1–1,5 Gramm Omega-3-Fettsäuren ab. Mehr sollte es aber nicht sein, auch wenn die Dosierungsempfehlungen der Hersteller teilweise deutlich darüber liegen. Größere Mengen können den Cholesterinspiegel ungünstig beeinflussen, die Blutungsneigung erhöhen und das Immunsystem schwächen. Wichtig ist, dass eine Kapsel nicht weniger als 0,3 Gramm EPA enthält.

... und für Entzündungskranke

Menschen mit chronischen Entzündungskrankheiten haben einen besonders hohen Bedarf an Omega-3-Fettsäuren: Sie brauchen Massen an guten Eicosanoiden, um all die entzündungsfördernden Eicosanoide zu neutralisieren und so der Entzündung den Brennstoff zu entziehen. Mit einer Omega-3-betonten Ernährung allein ist das oft nicht zu schaffen. Studien zeigen, dass Fischölkapseln eine gute Ergänzung sind – zum Beispiel bei Polyarthritis, Colitis ulcerosa, Crohn-Krankheit und multipler Sklerose, aber auch bei Herzkranken oder Menschen mit einem erhöhten Erkrankungsrisiko. Ob und in welcher Dosierung Sie solche Präparate schlucken dürfen, sollten Sie jedoch vorab unbedingt mit Ihrem Arzt klären. Vor allem, wenn Sie gleichzeitig Medikamente einnehmen, die wie Aspirin® oder Marcumar® die Blutgerinnung hemmen, ist Vorsicht geboten. Denn durch die Fischölkapseln kann sich die Wirkung dieser Arzneimittel verstärken und so die Blutungsneigung erhöhen. Leiden Sie unter einer Leber- oder Gallenerkrankung, sollten Sie keine Fischölkapseln einnehmen.

TIPP

Fischölkapseln einnehmen

Lösen Fischkapseln bei Ihnen Aufstoßen aus, schlucken Sie die Kapseln am besten vor dem Essen mit viel Wasser oder mit etwas fettreduzierter Milch. Eine Alternative sind Omega-3-Fettsäure-Kapseln auf Pflanzenbasis (7–13 Euro/100 Stück): Das darin enthaltene EPA und DHA wird aus Algen gewonnen und wirkt ähnlich gut wie »klassische« Fischölpräparate.

Leinöl – gesund, aber gewöhnungsbedürftig

Absoluter Spitzenreiter unter den pflanzlichen Omega-3-Lieferanten ist Leinöl. Am wertvollsten sind Produkte in kalt gepresster Form. Bei ihnen können Sie sicher sein, dass alle Gesundstoffe enthalten sind, die Ihr Körper benötigt. Beim Einsatz in der Küche sind dem Leinöl jedoch leider Grenzen gesetzt. Denn von allen Ölen ist Leinöl das empfindlichste: Es oxidiert sehr rasch und schmeckt dann ranzig und bitter. Daher muss Leinöl unbedingt kühl aufbewahrt und spätestens drei Monate nach seiner Herstellung aufgebraucht werden. Am besten schmeckt Leinöl zu Salaten, Rohkost und Kartoffelgerichten – zum Braten, Backen oder Frittieren ist es dagegen nicht geeignet, weil es nicht erhitzt werden sollte. Wenn Sie den Geschmack insgesamt zu streng finden, können Sie Leinöl auch mit anderen, milderen Ölsorten mischen, zum Beispiel mit Oliven-, Traubenkern-, Walnuss- oder Kürbiskernöl.

TIPP

Leinöl plus Eiweiß

Die Wirkung der positiven Eigenschaften von Leinöl wird noch verstärkt, wenn Sie es mit eiweißhaltigen Speisen wie Quark oder Joghurt kombinieren. Ein klassisches Rezept ist Leinöl-Quark: Hierfür geben Sie auf 250 Gramm Magerquark zwei Esslöffel Leinöl. Mit frischen Schnittlauchröllchen vermischt und mit Salz und frisch gemahlenem Pfeffer aus der Mühle abgeschmeckt, eignet der Quark sich gut als Beilage zu Pellkartoffeln, aber auch als Aufstrich auf Vollkornbrot oder Dip zu frischer Rohkost. Sie können auch einen Teelöffel Leinöl ins Frühstücksmüsli geben. Manche Menschen beginnen den Tag sogar mit einem Teelöffel Leinöl pur. Der Geschmack ist allerdings gewöhnungsbedürftig: Er erinnert an frisch geschnittenes Heu und ist daher nicht jedermanns Sache.

Glückliche Kühe liefern viel Omega-3-Fettsäuren

Es muss nicht immer Lachs, Makrele, Thunfisch oder Hering sein, die auf den Tisch kommen. Sofern sie fettarm und von guter Bioqualität sind, liefern auch Geflügel, Kalb, Wild und sogar das zarte Filetstück vom Schwein hochwertiges Eiweiß. Darüber hinaus ist und bleibt Fleisch die beste Eisenquelle. Je artgerechter ein Tier lebt, desto größer ist zudem die Chance, dass sein Fleisch auch einen gewissen Beitrag zu einer anti-entzündlichen Ernährung liefert. So fand das Forschungsinstitut für die Biologie landwirtschaftlicher Nutztiere (FBN) in einer Langzeitstudie heraus, dass fettarmes Rindfleisch erstaunlich viel Omega-3-Fettsäuren enthält – allerdings nur dann, wenn es von Tieren stammt, die zu Lebzeiten viel auf der Weide grasen durften. Das Muskelfleisch von Rindern, die im Sommer auf der Weide frisches Gras und im Winter Kraftfutter mit Leinsamen gefressen hatten, enthielt doppelt so viele gesunde Omega-3-Fettsäuren wie das Fleisch von Artgenossen, die das ganze Jahr über im Stall standen. Denn in Mastbetrieben wird das Vieh fast immer überwiegend mit Mais gefüttert; das ist billiger und lässt die Nutztiere schneller wachsen. Dafür aber liefert dieses Getreide so gut wie keine Omega-3- und umso mehr Omega-6-Fettsäuren. Deshalb gilt: Wer auf Steaks und Braten nicht ganz verzichten möchte, sollte das Fleisch lieber beim Bio-Metzger oder direkt vom Bauernhof seines Vertrauens kaufen.

INFO

Omega-3-Fettsäure – das Gesundheitselixier

Das Fazit aus knapp 20 000 Studien ist eindeutig: Omega-3-Fettsäuren, speziell EPA und DHA, gehören zu den besten Schutzstoffen, die die Natur unserem Organismus zu bieten hat.

Omega-3-Fettsäuren gehen dabei gleich von zwei Seiten gegen Entzündungsprozesse vor: Zum einen liefern sie den Stoff für die entzündungshemmenden Eicosanoide und tragen auf diese Weise dazu bei, die Entzündungsbereitschaft im Körper herabzusetzen. Ein Segen für Menschen mit chronisch-entzündlichen Erkrankungen: Akute Entzündungsreaktionen und -schübe werden gelindert und können im Idealfall vermieden werden. Zum anderen hemmen Omega-3-Fettsäuren Enzyme, die an der Bildung und Bereitstellung von Arachidonsäure beteiligt sind, und bremsen so die Produktion von entzündungsfördernden Eicosanoiden. Der therapeutische Effekt für Menschen mit chronisch-entzündlichen Erkrankungen: Dem Entzündungsgeschehen wird der Brennstoff entzogen und die Entzündungssymptome lassen nach oder verschwinden sogar ganz.

Rheumaprophylaxe

Omega-3-Fettsäuren schützen definitiv vor rheumatischen Gelenkerkrankungen und vermutlich auch vor anderen chronisch-entzündlichen Erkrankungen.

Gesundes Herz

Auf die Funktionsfähigkeit des Herzens wirken sich Omega-3-Fettsäuren gleich auf mehreren Ebenen aus:

- Sie beugen Entzündungsreaktionen in den Blutgefäßen vor – und verhindern so effektiv die Entstehung von Arteriosklerose, Herzinfarkt und Schlaganfall.
- Sie stabilisieren die Herzmuskelzellen und wirken somit gefährlichen Herzrhythmusstörungen sowie Herzinfarkt entgegen.
- Sie senken erhöhte Triglyzeridwerte und haben einen positiven Einfluss auf den Cholesteringehalt im Blut.
- Sie verbessern die Fließeigenschaften des Bluts und senken so die Neigung zu Blutgerinnseln beziehungsweise die Thrombosegefahr.

In der Krebstherapie

Verschiedene Untersuchungen legen nahe, dass Omega-3-Fettsäuren bei Krebskranken (vor allem bei Dickdarm-, Speiseröhren- und Brustkrebs) die Immunfunktion verbessern und Krebszellen in ihrem Wachstum hemmen – auch während einer Chemotherapie.

Natürlicher Schlankmacher

Omega-3-Fettsäuren haben sich als Schlankmacherfett erwiesen, weil sie die Thermogenese (Umwandlung der Nahrungsenergie in Wärme) erhöhen und Enzyme hemmen, die die Kohlenhydrate in Fett umwandeln. Man wird nicht dick. Und das senkt automatisch das Risiko für Entzündungskrankheiten.

»Balsam« fürs Gehirn

Omega-3-Fettsäuren lindern Ängste, Depressionen und wahrscheinlich auch Hyperaktivitätsstörungen bei Kindern. Möglicherweise können Omega-3-Fettsäuren sogar Alzheimer vorbeugen, wie internationale Studien in den vergangenen zwei Jahrzehnten nahelegen.

NATURBELASSENE KOHLENHYDRATE

Kohlenhydrate sind in den letzten Jahren vermehrt in Verruf geraten. Und tatsächlich lässt es sich nicht leugnen, dass industriell verarbeitete Kohlenhydrate wie raffiniertes Weißmehl (Tpye 405) oder Haushaltszucker als »leere« Kalorienträger unserem Körper nichts anderes zu bieten haben als pure Energie. Verständlich, dass man diese Nahrungsmittel möglichst meiden sollte. Warum aber plötzlich auch gesunde Lebensmittel wie Bananen oder Weintrauben problematisch sein sollen, ist zumindest auf den ersten Blick weniger klar.

»Schuld« daran ist die Erkenntnis, dass kohlenhydratreiche Lebensmittel nicht nur nach ihrem Vitamingehalt, sondern auch nach dem glykämischen Index (kurz GLYX) beurteilt werden können – was vor allem dann wichtig ist, wenn es ums Abnehmen geht. Der glykämische Index misst auf einer Skala von 1 bis 100 den Einfluss eines Lebensmittels auf den Blutzuckerspiegel beziehungsweise darauf, wie schnell und wie viel Insulin die Bauschspeicheldrüse nach dem Verzehr ausschüttet. Lässt ein Lebensmittel den Blutzucker rasch und hoch ansteigen – wie eben Bananen –, wird besonders viel Insulin freigesetzt. Das macht auf Dauer dick und erhöht das Diabetesrisiko (siehe auch Seite 66 ff.). Andere Lebensmittel erzeugen diesen Effekt nicht: Sie haben einen niedrigen glykämischen Index (unter 51) und gelten damit als natürliche Schlankmacher.

Auch die Art der Zubereitung hat Einfluss auf den glykämischen Index: Werden Nudeln »al dente« gekocht oder lässt man gegarte Kartoffeln erst abkühlen und wärmt sie dann noch einmal auf, haben sie einen niedrigeren glykämischen Index als weich gekochte Nudeln oder frisch zubereitete Kartoffeln.

DAS EMPFEHLEN DIE EXPERTEN

Was aber soll man tun, wenn man trotzdem den Empfehlungen der Deutschen Gesellschaft für Ernährung folgen will, die rät, mindestens 50 Prozent der täglichen Energiezufuhr in Form von Kohlenhydraten zu decken? Das entspricht pro Tag immerhin rund 230 Gramm für Frauen und 300 Gramm für Männer.

Den Weg hinaus aus der Glykämischer-Index-Falle und hinein in eine gesunde, anti-entzündliche Ernährungsweise finden Sie mit den

INFO

Mit Vollkorn gegen Bauchfett

Eine Studie der Tufts University in Medford (Massachusetts/USA) hat ergeben, dass sich bei Menschen, die viele Vollkornprodukte essen, deutlich weniger Bauchfett bildet als bei Weißmehlfans. Für ihre Studie untersuchten die US-Forscher das Fettgewebe von 2800 Erwachsenen und befragten diese nach ihren Ernährungsgewohnheiten. Das Ergebnis: Wer regelmäßig mindestens drei Portionen Vollkornprodukte pro Tag verzehrte, hatte kaum Bauchfett angesammelt. Anders bei den Probanden, die sich überwiegend von Weißmehlprodukten ernährten: Auch wenn sie nicht mehr Kalorien zu sich nahmen als die Vollkornliebhaber, erwies sich ihre Körperfettverteilung als deutlich bauchbetonter. Die positive Wirkung von Vollkornprodukten wird vor allem dem im Vollkorn enthaltenen hohen Anteil an Ballaststoffen zugeschrieben, die vom Darm nicht aufgespalten und deshalb vom Körper auch nicht zur Energiegewinnung genutzt werden können.

naturbelassenen Kohlenhydraten in vollem Korn, Linsen, Obst oder Gemüse. All diese Lebensmittel lassen den Blutzuckerspiegel nur moderat ansteigen, weil sie viele Ballaststoffe enthalten. Kohlenhydratreiche Lebensmittel wie Bananen, die zwar gemäß dem glykämischen Index weniger günstig sein sollen, werden von der DGE ausdrücklich nicht (!) von der Liste der empfohlenen kohlenhydratreichen Lebensmittel gestrichen. Das passt, denn eine Banane pro Tag lässt sich gut mit den Prinzipien der anti-entzündlichen Ernährung vereinbaren: viel frisches Gemüse und Obst.

GUTE EIWEISSKOMBINATIONEN

Menschen bestehen – neben Wasser und Fett – vor allem aus Eiweiß (Proteine) und seinen Bausteinen, den Aminosäuren. Ohne sie läuft im Körper gar nichts. Nicht eine Reaktion oder Funktion, nicht ein Auf- oder Umbau im Körper, an denen die Aminosäuren nicht in irgendeiner Form beteiligt sind. Einige von ihnen wirken zudem positiv auf das Entzündungsgeschehen im Körper ein, etwa indem sie die Wirkung von Antioxidanzien unterstützen, entzündungsfördernde Sauerstoffradikale entschärfen oder auch Infektionen vorbeugen.
Weil der Körper 8 der insgesamt 20 Aminosäuren nicht selbst herstellen kann, sollten Sie etwa 50 bis 55 Gramm Eiweiß am Tag essen. Wichtig dabei ist, dass es das richtige Eiweiß in der richtigen Kombination ist. In diesem einen Punkt ist Fleisch der Pflanzenkost überlegen: Tierisches Eiweiß kann vom Körper nämlich besser verwertet werden als pflanzliches. Gleichwohl sollten Sie versuchen, Ihren Bedarf zu gleichen Teilen mit tierischem und pflanzlichem Eiweiß zu decken. Gut zusammen passen zum Beispiel Naturreis mit Wild, Fisch mit Kartoffeln (aber auch Kartoffeln mit Ei oder Kartoffeln mit Magerquark), Hafer mit fettarmem Naturjoghurt sowie Naturreis oder Fleisch mit Bohnen oder anderen Hülsenfrüchten.
Das allerbeste Eiweiß liefert Fisch – egal, ob er aus heimischen Gewässern stammt oder aus dem Meer. Das zweitbeste Eiweiß stammt aus der Sojabohne (Tofu). Beide sollten daher mindestens einmal pro Woche auf dem Speiseplan stehen. Dagegen sollten Sie einen Bogen um das Eiweiß aus fettem Fleisch und fetter Wurst machen: Es schadet mehr, als es nützt.

QUALITÄT IST ENTSCHEIDEND

Und auch das gehört zu einer anti-entzündlichen Ernährungsweise: Setzen Sie auf Qualität. Frische pflanzliche Produkte der Saison aus biologischem Anbau enthalten sehr viel weniger Nitrate und Rückstände von chemisch-synthetischen Pflanzenschutzmitteln als Produkte aus konventionellem Anbau. Ebenso weisen Biogemüse und -obst einen höheren Gehalt an gesundheitsfördernden sekundären Pflanzeninhaltsstoffen und essenziellen Nährstoffen wie Vitamine, Mineralstoffe und Spurenelemente auf. Hierfür gibt es zwei Gründe: Da Bio-Erzeugnisse sich selbst vor Fressfeinden und Krankheitserregern schützen müssen, bilden sie mehr Antioxidanzien und andere auch für den Menschen gesundheitsfördernde Stoffe (siehe Seite 109). Zudem nehmen gedüngte Pflanzen mehr Wasser auf, sodass sich der Gehalt an Nährstoffen extrem verdünnt.
Im Übrigen sollte Pflanzenkost möglichst aus der Region stammen: Auf diese Weise ist gewährleistet, dass sie keinen langen, nährstoffraubenden Transport hinter sich hat.
Das Qualitätsgebot gilt übrigens auch für den Verzehr von tierischen Produkten, die möglichst aus einer artgerechten Haltung und ökologischer Aufzucht stammen sollten.

10 Wege in ein entzündungsfreies Leben

1 **Fisch, Fisch und noch mal Fisch:** Wenn es Ihnen gelingt, mindestens zwei Fleischmahlzeiten pro Woche durch ein Fischgericht zu ersetzen, machen Sie bereits einen wichtigen Schritt hin zu einem entzündungsfreien Leben. Wegen ihres hohen Omega-3-Fettsäuren-Gehalts stehen Lachs, Thunfisch, Makrele und Hering an erster Stelle der anti-entzündlichen Ernährung.

2 Wenn Sie eiweißreiche Lebensmittel wie Fisch, Quark oder Hähnchenbrust **mit etwas Zitronensaft beträufeln**, kann Ihr Körper das wertvolle Eiweiß besonders gut verwerten.

3 Wenn es Fleisch sein soll, **greifen Sie zu mageren Sorten**, wie Hähnchen- oder Putenbrust, Wild, Kalb, Rinderhüftsteak oder Rinderfilet. Innereien sollten übrigens grundsätzlich tabu sein, weil sie besonders reich an entzündungsfördernder Arachidonsäure sind.

4 **Meiden Sie Transfette!** Diese Fettsäuren sind so ungesund, dass es New Yorker Restaurants inzwischen verboten ist, Gerichte damit zu servieren. Transfette entstehen nicht nur in der Industrie durch die Härtung von Pflanzenölen (etwa in Pommes frites, Chips und Crackern), sondern auch wenn das falsche Öl beim Braten zu stark erhitzt wird.

5 Wenn Sie merken, dass Ihr Darm auf die Ernährungsumstellung mit Blähungen reagiert, **gehen Sie es etwas langsamer an**. Essen Sie zum Beispiel statt drei Äpfeln am Tag erst einmal nur einen oder statt Vollkornbroten morgens und abends zunächst nur eine Vollkornsemmel zum Frühstück. Mit der Zeit wird sich auch Ihr Darm an die neuen Sitten gewöhnen und immer weniger rebellieren.

6 Studien belegen: **Sojaprodukte schützen** vor Krebs, senken Blutfette, halten das Blut flüssig und beugen so Herzinfarkt oder Schlaganfall vor. Sie machen Sauerstoffradikale unschädlich und sind damit für die anti-entzündliche Ernährung unverzichtbar. Zudem wirkt Soja einer Übersäuerung des Blutes entgegen. Hiervon profitieren nicht nur Menschen mit Rheuma oder einer chronisch-entzündlichen Darmerkrankung, sondern auch Diabetiker.

7 Zu viel tierisches Eiweiß, Fett, raffinierter Zucker, Säfte, gesüßter Kaffee und kohlensäurehaltiges Mineralwasser, Nikotin und Alkohol (bei gleichzeitig zu wenig Obst und Gemüse), aber auch zu wenig Bewegung und zu viel Stress scheinen den Säure-Basen-Haushalt des Organismus in Richtung sauer zu verschieben. Mit einer anti-entzündlichen Lebensweise **beugen Sie der Übersäuerung des Körpers** vor.

8 Naturjoghurt, Kefir, Buttermilch, Rote Beten, Sauerkraut und milchsaure Gärgetränke enthalten probiotische Milchsäure – ein wichtiger Stoff für Ihre Darmgesundheit: **Milchsäure reguliert die Darmflora** und stärkt so unter anderem auch die immunologische Abwehrfunktion des Darms. Planen Sie daher einmal täglich ein Glas Buttermilch oder Kefir ein.

9 **Trinken Sie täglich eine Tasse grünen Tee.** Auf diese Weise senken Sie Ihren CRP-Wert und schützen sich vor Herz-Kreislauf-Erkrankungen. Auch schwarzer Tee hat einen anti-entzündlichen Effekt und wirkt positiv auf die Blutgefäße; 1–3 Tassen pro Tag sind erlaubt. Aber nur, wenn Sie keine Milch zugegeben. Denn die darin enthaltenen Kaseine hemmen den Gesundheitsfaktor.

10 **Täglich 1–2 Stücke Schokolade** (mindestens 70 Prozent Kakao) schützen vor Bluthochdruck und Herzinfarkt. Zu diesem Ergebnis kamen Forscher, nachdem sie acht Jahre knapp 20 000 Naschkatzen beobachtet hatten. Allerdings: Mehr als 7,5 Gramm Schokolade am Tag sollten es nicht sein – sonst verkehrt sich der gesundheitsfördernde Effekt rasch ins Gegenteil.

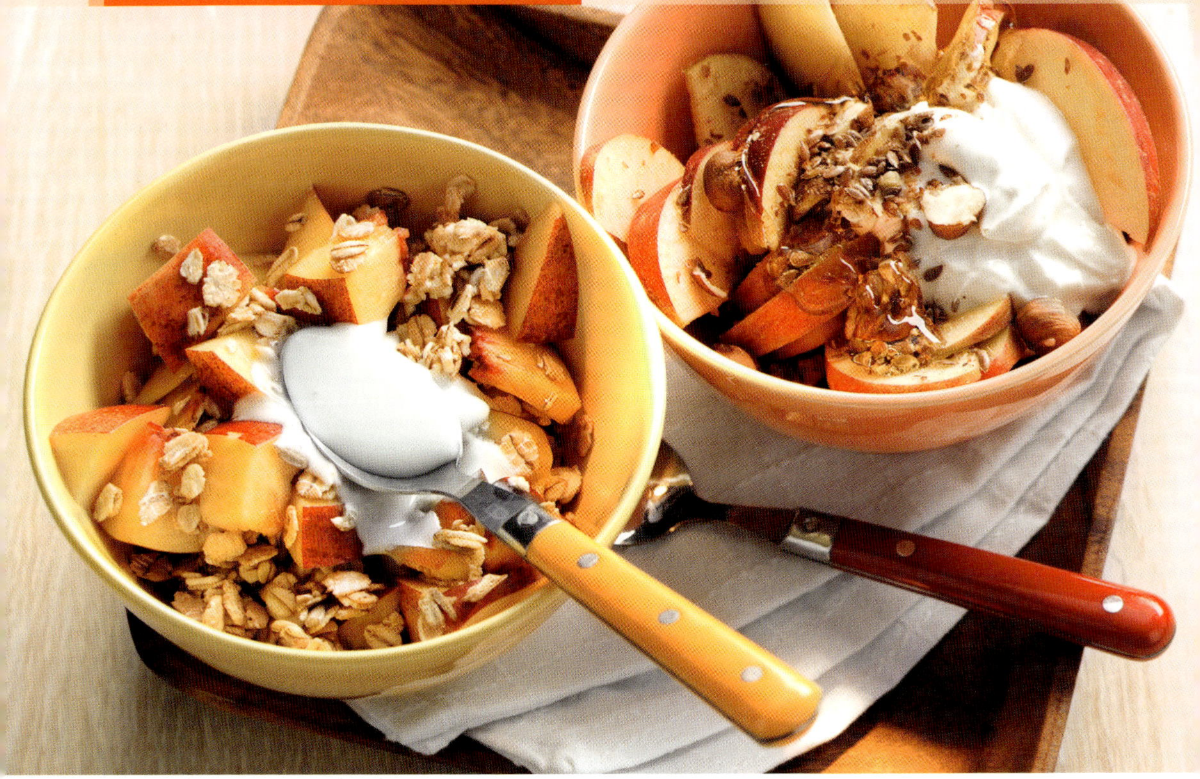

Frühstück und Snacks

WÄHREND DER NACHT macht Ihr Körper eine Fastenphase durch, in der er von seinen Reserven zehrt. Damit er am nächsten Tag gut funktioniert, braucht er morgens ausreichend Energie. Nehmen Sie sich also Zeit für die erste Mahlzeit des Tages und stehen Sie gegebenenfalls einige Minuten eher auf, wenn Sie fürchten, dass Sie sonst in Zeitnot geraten. Idealerweise trinken Sie zu Ihrem Kaffee oder Tee ein Glas Obstsaft, bereiten ein Müsli mit frisch gepresstem Orangensaft zu oder richten sich einen Obstteller an. Die darin enthaltenen Ballaststoffe kurbeln die Verdauung an.

Greifen Sie bei Brot zu Vollkornprodukten. Als Belag eignen sich Honig und Marmelade, vegetarische Aufstriche oder rohes Gemüse in Kombination mit Obst (geraspelte Möhre mit Apfelstücken, einigen Rosinen, etwas Rohrzucker und frisch gepresstem Orangensaft). Tagsüber verhindern Snacks, dass die Leistungskurve absinkt: Essen Sie zwischendurch kleine Mahlzeiten aus Obst, Rohkost, fettarmen Milchprodukten oder belegten Vollkornbroten. Das erhält die Konzentrationsfähigkeit, belastet die Verdauungsorgane und den Kreislauf wenig und vermeidet Heißhunger.

Leinsamen-Müsli

Saison: ganzjährig

Zutaten für 1 Portion

2 EL kernige Haferflocken | 1 TL Kürbiskerne | ½ EL geschroteter Leinsamen | 1 süßer Apfel | 150 g fettarmer Biojoghurt

PORTION:
323 kcal | 1351 kJ | 12 g F | 38 g KH | 15 g E

1 Haferflocken und Kürbiskerne ohne Fett in einer beschichteten Pfanne bräunen, herausnehmen und mit dem Leinsamen vermengen.
2 Apfel gut waschen, aber nicht schälen. Das Kerngehäuse mit einem Apfelstecher ausschneiden und den Apfel in kleinere Stücke schneiden.
3 Joghurt in eine kleine Schüssel füllen, Apfelstücke und Müsli daraufgeben und alles vorsichtig miteinander verrühren.

TIPP
Wegen seines hohen Gehalts an Omega-3-Fettsäuren wird geschroteter Leinsamen schnell ranzig. Kaufen Sie deshalb immer nur kleine Mengen (am besten im Reformhaus).

Leinöl-Quark-Müsli

Saison: ganzjährig

Zutaten für 1 Person

2 EL Leinöl | 50 g Magerquark | 1 TL Honig | 1 kleiner Apfel | 1 EL gehackte Haselnüsse | 1 EL geschroteter Leinsamen

PORTION:
393 kcal | 1642 kJ | 29 g F | 20 g KH | 28 g E

1 Leinöl, Quark und Honig in einer Schüssel mit dem Rührbesen glatt rühren, bis am Schüsselrand keine Ölspuren mehr zu sehen sind (wer es cremiger mag, gibt noch etwas Wasser zu).
2 Apfel gut waschen, aber nicht schälen. Das Kerngehäuse mit einem Apfelstecher ausschneiden und den Apfel in kleinere Stücke schneiden.
3 Apfelstücke und Haselnüsse in eine Müslischüssel geben. Quark-Leinöl-Creme darübergeben und alles gut verrühren. Zum Schluss den Leinsamen darüberstreuen. *Foto Seite 120 re.*

TIPP
Im Sommer können Sie für dieses Müsli anstelle des Apfels auch frische Beeren verwenden (zum Beispiel Erdbeeren).

Nektarinenmüsli

Saison: ganzjährig möglich, ideal April bis September

Zutaten für 1 Portion

4 EL Vollkornhaferflocken | 4 EL frisch gepresster Orangensaft | 1 nachgereifte Nektarine | 150 g fettarmer Biojoghurt | 1 TL Rapsöl | 1 EL Ahornsirup

PORTION:
376 kcal | 1574 kJ | 10 g F | 59 g KH | 22 g E

1 Haferflocken im Orangensaft 15 Minuten in einer Schüssel quellen lassen.
2 Nektarine waschen, entsteinen und in mundgerechte Stücke schneiden.
3 Joghurt, Rapsöl, Ahornsirup, eingeweichte Haferflocken sowie eventuell in der Schüssel verbliebenen Orangensaft gut miteinander verrühren. Zum Schluss die Nektarinenstücke vorsichtig unterheben. *Foto Seite 120 li.*

TIPP
Natürlich können Sie auch jede andere Obstsorte verwenden, zum Beispiel Apfel, Birne, Orange, Aprikose oder Beerenobst – Hauptsache, das Obst Ihrer Wahl ist richtig reif und entspricht der jeweiligen Saison.

Bananenshake

Saison: ganzjährig

Zutaten für 1 Portion

1 reife Banane | ½ Vanilleschote | 4 Eiswürfel | 1 EL gemahlener Rohrzucker | 150 g fettarmer Biojoghurt | 1 Tasse fettarme Milch (200 ml)

PORTION:

368 kcal | 1541 kJ | 8 g F | 61 g KH | 12 g E

1 Banane schälen und in Stücke schneiden. Die Vanilleschote auskratzen.

2 Bananenstücke mit Vanilleschotenmark und den anderen Zutaten in einem hohen Gefäß mit dem Stabmixer pürieren. In einem Glas servieren.

Erdbeerquark

Saison: ganzjährig, ideal April bis Juli

Zutaten für 1 Portion

½ Vanilleschote | 100 g Magerquark | 1 Tasse fettarme Milch (200 ml) | 2 TL Ahornsirup | 100 g frische Erdbeeren

PORTION:

221 kcal | 925 kJ | 3 g F | 23 g KH | 19 g E

1 Die Vanilleschote auskratzen. Das Mark mit dem Quark, der Milch und 1 TL Ahornsirup in einer Schüssel glatt rühren.

2 Die Erdbeeren waschen, putzen, vierteln und auf der Quarkmasse verteilen.

3 Den restlichen Ahornsirup über die klein geschnittenen Erdbeeren träufeln.

Birnenquark

Saison: ganzjährig, ideal September bis Dezember

Zutaten für 1 Portion

1 EL Ahornsirup | 1 TL Rapsöl | 75 g Magerquark | 1 kleine Birne (ca 125 g) | 2 TL gehackte Mandeln | 1 EL Vollkornhaferflocken

PORTION:

301 kcal | 1256 kJ | 12 g F | 34 g KH | 14 g E

1 Ahornsirup, Rapsöl und Magerquark zu einer cremigen Masse verrühren.

2 Die Birne waschen und vierteln; dabei das Kerngehäuse entfernen. Das Fruchtfleisch in dünne Scheiben hobeln.

3 Birne, Mandeln und Haferflocken unter den Quark heben.

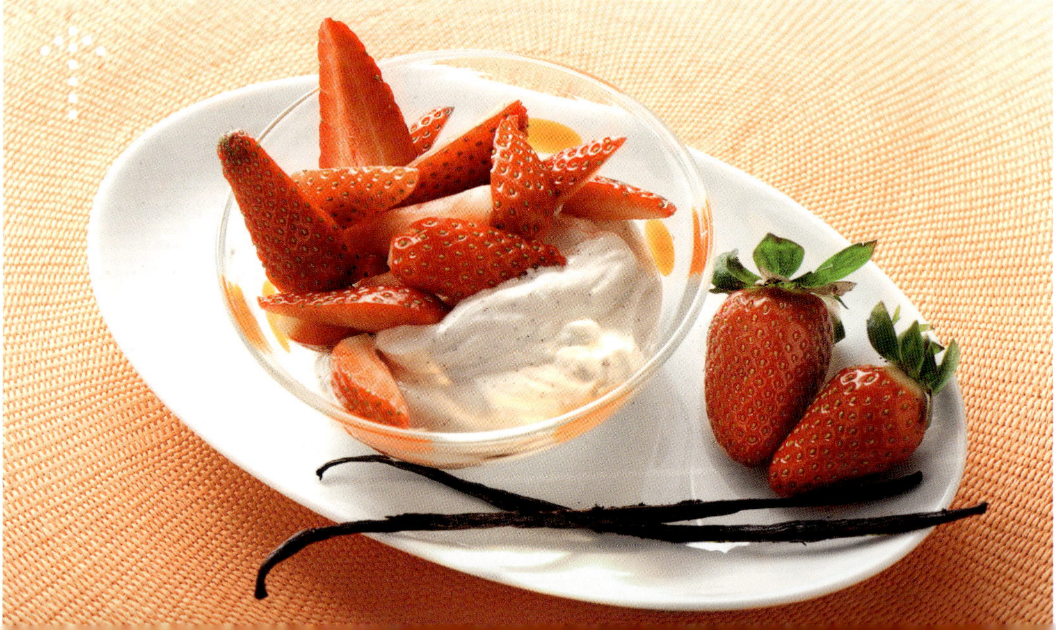

Erdbeersorbet vitesse

Saison: ganzjährig, ideal Mai bis Juli

Zutaten für 1 Portion

125 g reife Erdbeeren | 1 Vanilleschote | 1 EL gemahlener Rohrzucker | 8 Eiswürfel | 1 Blättchen Zitronenmelisse

PORTION:
80 kcal | 335 kJ | 0,5 g F | 17 g KH | 1 g E

1 Erdbeeren waschen, putzen und halbieren. Die Vanilleschote der Länge nach halbieren und auskratzen. Erdbeeren, Vanillemark, Zucker und Eiswürfel pürieren.
2 Die Masse in eine Dessertschale füllen und 30 Minuten im Gefrierschrank frosten. Mit Zitronenmelisse garniert servieren.

TIPP
Außerhalb der Saison können Sie auch gefrorene Erdbeeren verwenden; in diesem Fall lassen Sie die Eiswürfel einfach weg. Ungekühlt eignet sich die Erdbeermasse auch hervorragend als Ergänzung zu Müsli, Joghurt- und Quarkspeisen.

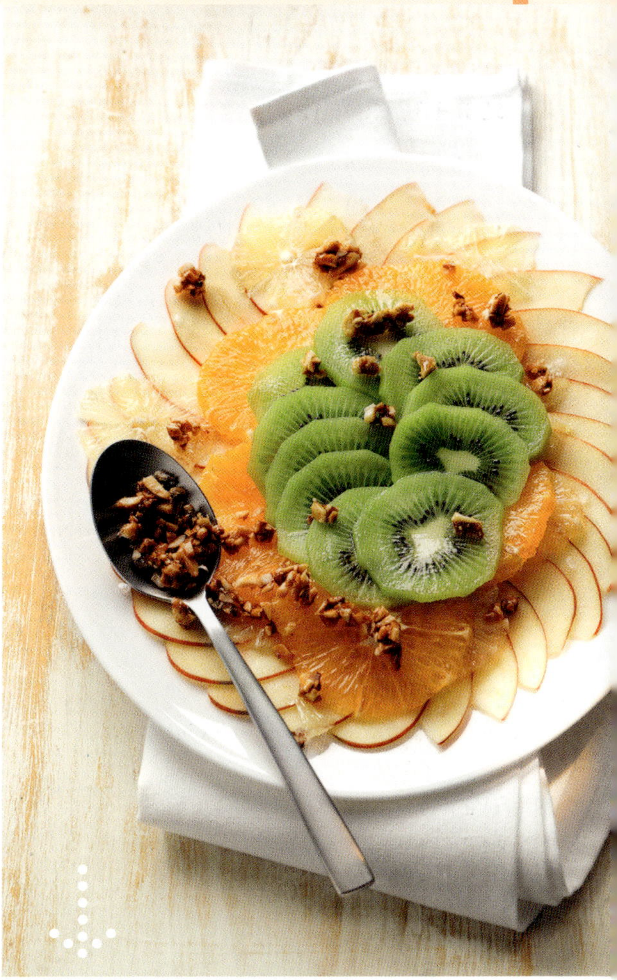

Früchtecarpaccio

Saison: ganzjährig

Zutaten für 1 Portion

½ Kiwi | je ½ unbehandelte Orange und Zitrone | ½ Apfel | 1 Prise Meersalz | 1 EL gehackte Mandeln | 1 TL gemahlener Rohrzucker | 1 TL Ahornsirup

PORTION:
204 kcal | 850 kJ | 6 g F | 30 g KH | 4 g E

1 Kiwi, Orange und Zitrone schälen und in dünne Scheiben schneiden; bei der Zitrone die Kerne entfernen und den Saft in einem Schüsselchen auffangen. Apfel waschen, vierteln und entkernen.
2 Den aufgefangenen Zitronensaft auf einem flachen Teller verteilen.
3 Die Apfelviertel in dünne Scheiben hobeln und kreisförmig auf dem Teller verteilen.
4 Die Zitronenscheiben gleichmäßig darüberlegen und mit ganz wenig Meersalz bestreuen.
5 Nun erst die Orangen, dann die Kiwis auf dem Teller anrichten.
6 In einer kleinen beschichteten Pfanne die gehackten Mandeln ohne Fett mit dem Rohrzucker leicht karamellisieren. Kurz abkühlen lassen und auf die Früchte streuen.
7 Den Ahornsirup spiralförmig über das Früchtecarpaccio träufeln.

Süße Pumpernickelsnacks

Saison: ganzjährig

Zutaten für 1 Portion

½ Apfel | 4 Weintrauben | 2 Scheiben Pumpernickel (ca. 50 g) | 75 g Magerquark | 1 TL Ahornsirup | 1 TL Waldhonig | 1 EL Walnusskerne | 1 EL geriebene Bitterschokolade

PORTION:
428 kcal | 1794 kJ | 17 g F | 54 g KH | 20 g E

1 Apfel waschen, vierteln und entkernen. Das Fruchtfleisch erst in Scheiben, dann in Streifen schneiden. Trauben waschen und halbieren.

2 Pumpernickel mit Quark bestreichen; dann jede Scheibe vierteln. Obst daraufgeben.

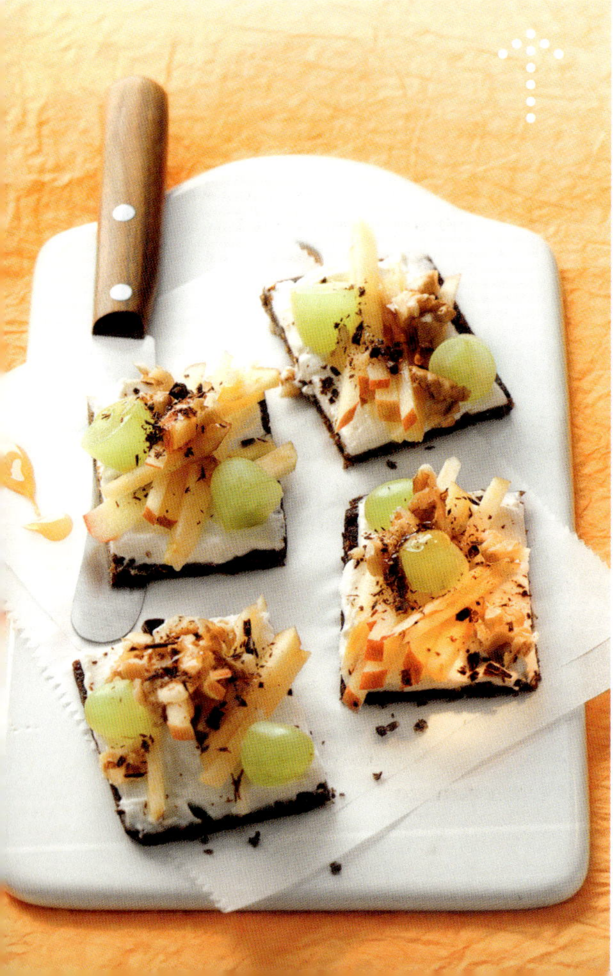

3 In einer Schüssel Ahornsirup und Honig vermischen; über die Pumpernickelviertel träufeln.

4 Walnusskerne und Bitterschokolade auf den Broten verteilen.

Orangen-Joghurt

Saison: ganzjährig

Zutaten für 1 Portion

2 Orangen | 1 EL Orangenlikör | 1 TL grober Rohrzucker | ½ Becher fettarmer Biojoghurt (ca. 60 g) | 1 Blättchen Zitronenmelisse

PORTION:
222 kcal | 929 kJ | 0,7 g F | 44 g KH | 6g E

1 Orangen so schälen, dass auch die weiße Innenhaut entfernt wird. Die Fruchtfilets mit einem spitzen Messer aus den Trennhäutchen lösen. In einer Dessertschale mit dem Orangenlikör vermengen und 15 Minuten ziehen lassen.

2 Rohrzucker unter den Joghurt rühren und diesen über die Orangenfilets träufeln. Mit Zitronenmelisse garnieren.

TIPP

Für die antialkoholische Variante verwenden Sie statt des Orangenlikörs einen Teelöffel Orangen-, Zitronen- oder Limettensirup. So bereiten Sie einen Limettensirup selbst zu: Pressen Sie 500 ml Saft aus 16–18 Limetten und bringen Sie diesen in einem kleinen Topf zum Kochen. 150 g Rohrzucker zufügen und alles etwa drei Minuten weiterköcheln. Den Topf von der Kochstelle nehmen, den Sirup etwas abkühlen lassen und in eine verschließbare Flasche füllen.

Im Kühlschrank aufbewahrt, hält sich der Orangen-Joghurt maximal 2 Tage.

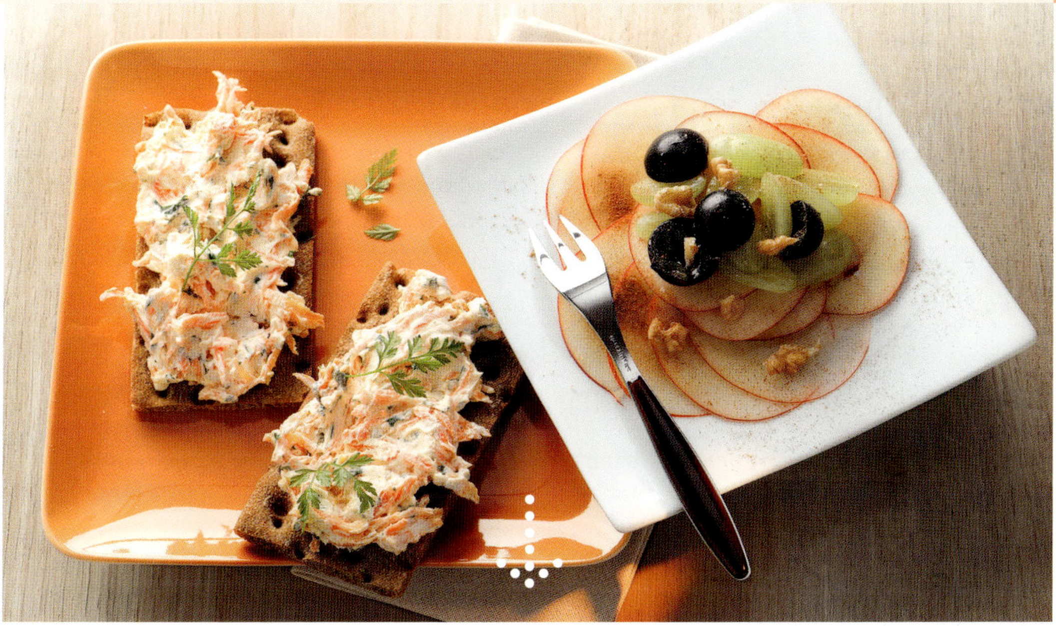

Frischkäse-Knäcker

Saison: ganzjährig

Zutaten für 1 Portion

75 g fettreduzierter Frischkäse | 4 EL fettarme Milch (1,5 % Fett) | 1 TL Magermilchpulver | 75 g Möhren | 1 TL gehackte Gartenkräuter | Meersalz | frisch gemahlener Pfeffer | 2 Scheiben Vollkornknäckebrot

PORTION:
215 kcal | 900 kJ | 5 g F | 20 g KH | 12 g E

1 Frischkäse vorsichtig mit der Milch und dem Magermilchpulver verrühren.
2 Die Möhren schälen, fein raspeln und unter den Frischkäse mengen.
3 Möhrenfrischkäse mit den gehackten Gartenkräutern vermischen. Mit Salz und Pfeffer abschmecken und auf den Knäckebroten verteilen.

TIPP
Wenn Sie die Brote mitnehmen wollen, transportieren Sie den Quark extra und streichen ihn erst vor Ort auf die Knäckebrote.

Trauben-Apfel-Teller

Saison: ganzjährig, ideal im Herbst

Zutaten für 1 Portion

1 Apfel (z. B. Red Delicious) | 1–2 EL Zitronensaft | 125 g Weintrauben | 1 EL Apfelsaft | 1 Prise gemahlener Rohrzucker | 1 knapper TL Zimt | 1 EL halbierte Walnusskerne

PORTION:
230 kcal | 961 kJ | 8 g F | 37 g KH | 3 g E

1 Den Apfel waschen (aber nicht schälen), das Kerngehäuse ausstechen und das Fruchtfleisch in dünne Scheiben schneiden. Sofort mit Zitronensaft benetzen, damit sie nicht braun werden.
2 Weintrauben waschen, trocken tupfen und von den Stängeln zupfen. Längs halbieren und die Kerne herauslösen.
3 Restlichen Zitronensaft mit Apfelsaft, Rohrzucker und etwas Zimt in einer Schüssel verrühren. Weintrauben darin rundum wenden.
4 Die Apfelscheiben auf einem flachen Teller anrichten. Mit halbierten Weintrauben und Walnusskernen garnieren.

Tomatentrunk

Saison: ganzjährig, ideal Juli bis Oktober

Zutaten für 1 Portion

200 g reife Tomaten | 1 TL gehackter Liebstöckel | 6 Eiswürfel | 2 Prisen feines Meersalz | frisch gemahlener Pfeffer

PORTION:
34 kcal | 142 kJ | 0,4 g F | 5 g KH | 2 g E

1 Tomaten in heißes Wasser tauchen, häuten, entkernen und würfeln.

2 Tomatenwürfel zusammen mit gehacktem Liebstöckel und Eiswürfeln mit einem Stabmixer pürieren. Mit Salz und Pfeffer abschmecken und eiskalt servieren.

Vollkornsandwiches »Margherita«

Saison: ganzjährig

Zutaten für 1 Portion

4 Scheiben Vollkorntoast (etwa 100 g) | 2 EL pürierte Tomaten | 4 Scheiben mittelalter Gouda (etwa 100 g) | 1 Tomate (etwa 75 g) | 2 Prisen Oregano | 1 EL geriebener Parmesan

PORTION:
615 kcal | 2575 kJ | 30 g F | 47 g KH | 39 g E

1 Den Backofen auf 220 Grad vorheizen. Die Vollkorntoasts von beiden Seiten kurz auf niedriger Stufe antoasten.

2 Die Toastscheiben gleichmäßig mit den pürierten Tomaten bestreichen.

3 Jede Scheibe mit Gouda belegen. Die Tomate waschen, vierteln, entkernen und in sehr kleine Würfel schneiden. Auf den Broten verteilen.

4 Toasts im heißen Ofen etwa 5 Minuten backen, bis der Käse verlaufen ist. Herausnehmen und mit Oregano und Parmesan bestreuen.

TIPP

Kreieren Sie Ihre Vollkornsandwiches ganz nach Geschmack: Ananas, Rucola, Meeresfrüchte, Paprika, Champignons und vieles mehr eignen sich vorzüglich als Belag und sorgen dafür, dass es nie eintönig wird. Wenn Sie statt Oregano Basilikum (getrocknet oder als frische Blätter) verwenden, wird der Geschmack etwas milder. Anstelle der pürierten Tomaten können Sie auch Tomatensaft oder einen Mix aus Wasser und Tomatenmark auf die Toasts streichen.

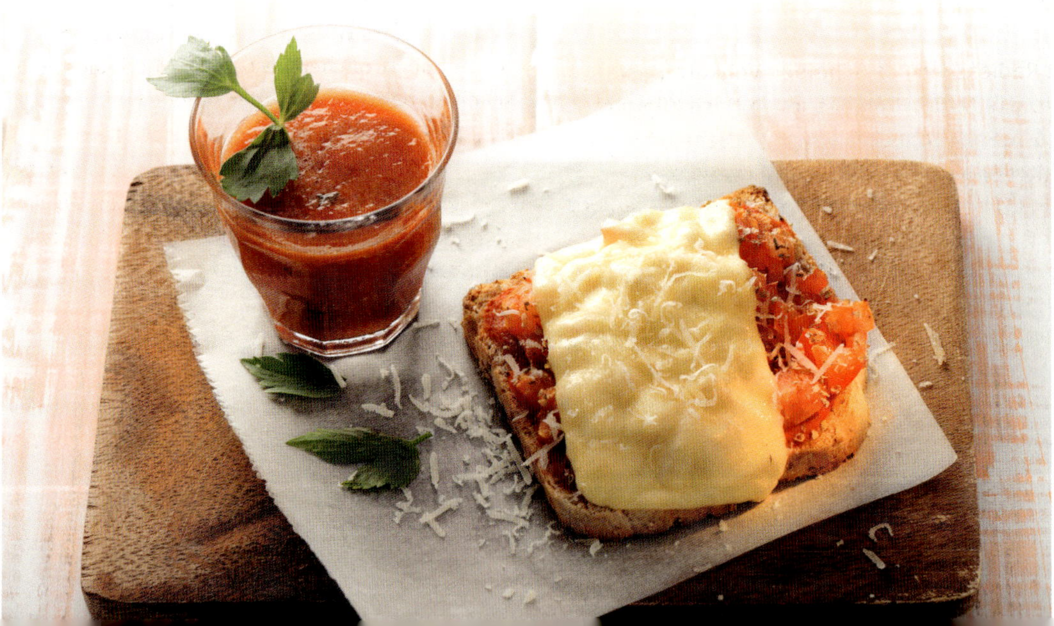

Herzhafte Pumpernickelsnacks

Saison: ganzjährig

Zutaten für 1 Portion

3 Scheiben Pumpernickel (etwa 75 g) | 75 g fettarmer Frischkäse | 2 Radieschen (etwa 30 g) | 2 Cherrytomaten | 2 Oliven (ohne Stein) | 1 TL geriebener Parmesan (etwa 10 g) | Meersalz | frisch gemahlener Pfeffer | ¼ TL Kümmel | ½ TL Schnittlauchröllchen

PORTION:
267 kcal | 1114 kJ | 8 g F | 32 g KH | 18 g E

1 Alle drei Pumpernickelscheiben gleichmäßig mit Frischkäse bestreichen. Anschließend jede Scheibe vierteln.

2 Radieschen wachen, putzen und in dünne Scheiben schneiden. Cherrytomaten waschen und vierteln. Oliven halbieren oder in Ringe schneiden.

3 Radieschen, Tomaten, Oliven und geriebenen Parmesan auf den Broten verteilen. Salzen, pfeffern, mit Kümmel würzen und mit Schnittlauchröllchen garnieren.

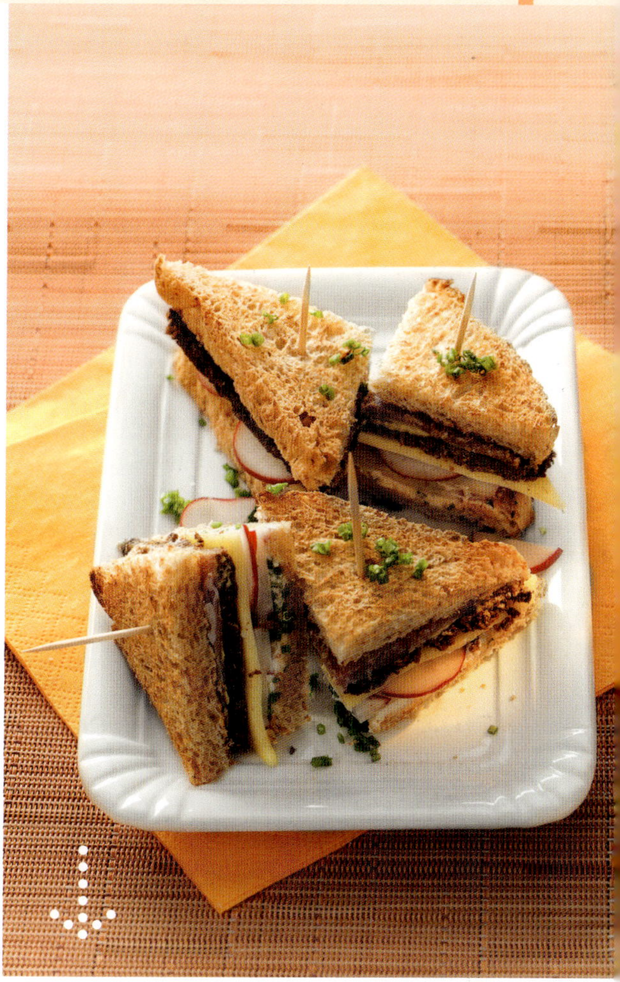

Pumpernickelburger

Saison: ganzjährig

Zutaten für 1 Portion

1 Radieschen | 2 Scheiben Vollkorntoast | 50 g fettarmer Frischkäse | 1 Prise Kümmel | ½ TL Schnittlauchröllchen | 1 Scheibe mittelalter Gouda | 1 Scheibe Pumpernickel (etwa 35 g) | etwas mittelscharfer Senf | 1 Scheibe luftgetrockneter Rohschinken (etwa 10 g)

PORTION:
356 kcal | 1491 kJ | 12 g F | 41 g KH | 20 g E

1 Radieschen waschen, putzen und in feine Scheiben schneiden.

2 Vollkorntoasts rösten. Eine Scheibe dünn mit Frischkäse bestreichen und mit Kümmel und Schnittlauchröllchen bestreuen. Mit Radieschenscheiben belegen; dann den Gouda auflegen.

3 Pumpernickel mit Senf bestreichen, mit Schinken belegen und auf das belegte Toast setzen.

4 Die zweite Scheibe Vollkorntoast darauflegen. Den Pumpernickelburger vorsichtig mit einem scharfen Messer vierteln und servieren.

TIPP
Die Pumpernickelburger lassen sich gut vorbereiten und in einer verschließbaren Dose ins Büro oder auf einen Ausflug mitnehmen.

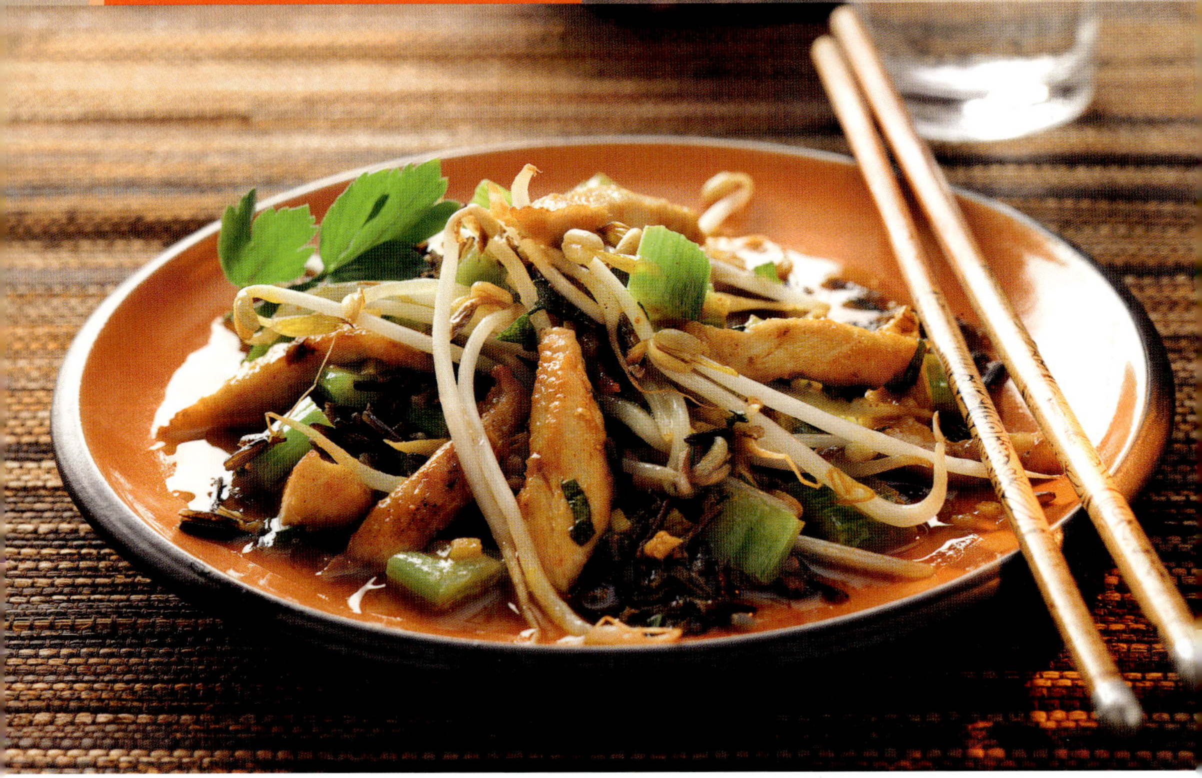

Fleisch- und Fischgerichte

FÜR DIE MITTAGSMAHLZEIT empfehlen Ernährungswissenschaftler grundsätzlich eine ausgewogene Mischkost: Frisches Gemüse oder Salat sollten den Hauptanteil bilden, Fleisch oder Fisch dagegen dienen nur als Beilage – ebenso wie Kartoffeln, Vollkornnudeln oder Wildreis. Entscheiden Sie sich beim Fleisch für fettarme Sorten, wie Hähnchen-, Wild- oder Kalbfleisch; sie haben sehr viel weniger Kalorien als zum Beispiel das hierzulande beliebte Schweineschnitzel. Dreimal pro Woche sollten Sie ohnehin Fischgerichten den Vorzug geben; verwenden Sie dafür gemäß den Geboten der anti-entzündlichen Ernährung möglichst frische Zutaten – vom Fisch bis zu den Kräutern. Wie abwechslungsreich und schmackhaft Sie sich dabei ernähren können, zeigen die Rezepte ab Seite 138.

Zwar sind viele Menschen nach dem Mittagessen erst einmal müde. Ist das Leistungstief jedoch überstanden (was meist nach 45 bis 60 Minuten der Fall ist), laufen sie nochmals zu geistiger und körperlicher Höchstform auf – vorausgesetzt, man hat dem Organismus jene Lebensmittel zugeführt, die ihn mit der dafür nötigen Energie versorgen.

Asiatisches Hähnchenbrustfilet

Saison: ganzjährig

Zutaten für 1 Portion

½ Tasse Wildreis | 1 Hähnchenbrustfilet (etwa 250 g) | 100 g Sojasprossen | 1 Stange Staudensellerie | 1 haselnussgroßes Stück Ingwer | 2 TL Rapsöl | 1 kleine Knoblauchzehe | 2 EL frisch gepresster Orangensaft | 1 TL Ahornsirup | Meersalz | frisch gemahlener Pfeffer | 2 Msp. Currypulver | 1 TL gehackter Liebstöckel

PORTION:
680 kcal | 2847 kJ | 14 g F | 64 g KH | 62 g E

1 Wasser aufsetzen und den Wildreis nach Packungsanweisung darin kochen. Anschließend in einem Sieb abtropfen lassen.
2 Hähnchenbrustfilet unter kaltem Wasser abbrausen, mit Küchenkrepp trocken tupfen und in 2 cm breite Streifen schneiden.
3 Sojasprossen waschen und abtropfen lassen. Staudensellerie waschen, putzen und in 1 cm große Würfel schneiden. Ingwer schälen und fein hacken.
4 Rapsöl in einer Pfanne erhitzen und die Hähnchenbruststreifen darin von allen Seiten anbraten. Wenn sich das Fleisch mit der Gabel nur noch wenig eindrücken lässt, aus der Pfanne nehmen und warm halten.
5 Knoblauch schälen und ins Bratöl pressen. Gehackten Ingwer zufügen und beides etwa 3 Minuten dünsten. Mit Orangensaft ablöschen, Ahornsirup zugeben und alles ca. 2 Minuten eindicken lassen.
6 Staudensellerie und Sojasprossen ebenfalls in die Pfanne geben und unter gelegentlichem Rühren bei schwacher Hitze 3–5 Minuten bissfest garen. Nach Geschmack mit Salz, Pfeffer und Currypulver würzen. Den Wildreis vorsichtig untermengen und alles mit gehacktem Liebstöckel bestreuen.
7 Reis-Gemüse-Pfanne mit den Hähnchenstreifen auf einem vorgewärmten Teller anrichten und servieren. *Foto Seite 128*

TIPP
Ersatzweise können Sie für die Asiapfanne auch die etwas weniger feine Putenbrust verwenden. Einen leicht säuerlichen Geschmack erhalten Sie, wenn Sie am Schluss 1 bis 2 EL frisch gepressten Limettensaft über das Gericht geben.

Hähnchen in Weinsauce

Saison: ganzjährig

Zutaten für 1 Portion

1 Hähnchenbrustfilet (etwa 250 g) | ⅛ l trockener Weißwein | Meersalz | frisch gemahlener Pfeffer | ½ Becher Schmant | 1 EL getrocknete Kräuter der Provence (z. B. Thymian, Rosmarin, Oregano, Majoran)

PORTION:
523 kcal | 2190 kJ | 24 g F | 6 g KH | 55 g E

1 Das Hähnchenbrustfilet, vollständig mit Weißwein bedeckt, vor dem Kochen mindestens 12 Stunden in einer Schüssel ziehen lassen.
2 Den Römertopf wässern. Den Backofen auf 200 Grad vorheizen.
3 Das Hähnchenbrustfilet aus dem Wein nehmen, von allen Seiten mit Salz und Pfeffer würzen, in den Römertopf legen und wieder mit dem Weißwein begießen. Schmant mit getrockneten Kräutern der Provence sowie Salz und Pfeffer würzen und ebenfalls in den Römertopf geben. Den Deckel auf die Form setzen und alles für ca. 1 Stunde in den heißen Ofen schieben.

TIPP
Zum Hähnchen aus dem Römertopf passen Vollkornreis oder Salzkartoffeln.

Chicken-Nuggets

Saison: ganzjährig

Zutaten für 1 Portion

1 Hähnchenbrustfilet (etwa 200 g) | 200 g festkochende Kartoffeln | 3 EL Rapsöl | 1 Ei | 3 EL Vollkornpaniermehl | 2 TL Vollkornmehl | 1 Rosmarinzweig | Meersalz | frisch gemahlener Pfeffer | 1 Msp. geriebene Muskatnuss | ½ Zitrone

PORTION:
952 kcal | 3986 kJ | 39 g F | 88 g KH | 63 g E

1 Den Backofen auf 160 Grad vorheizen. Das Hähnchenbrustfilet unter kaltem Wasser abwaschen, mit Küchenkrepp trocken tupfen und in ca. 2 cm breite Streifen schneiden.

2 Kartoffeln schälen und der Länge nach achteln. 1 EL Rapsöl in eine Schüssel geben. Kartoffelstücke darin schwenken, bis sie rundum mit Öl benetzt sind.

3 Ein Backblech mit Backpapier auslegen, die Kartoffelstücke gleichmäßig darauf verteilen und im heißen Ofen 35–40 Minuten backen. Dabei 1- bis 2-mal wenden.

4 Etwa 10 Minuten, bevor die Kartoffeln gar sind, das Ei in einer Schale verrühren. Paniermehl und Mehl ebenfalls in zwei Schalen füllen.

5 Den Rosmarinzweig waschen und halbieren. Von einer Hälfte die Nadeln abzupfen, im Mörser zerstoßen und mit Salz, Pfeffer und Muskatnuss vorsichtig unter das Mehl rühren.

6 Die Hähnchenstücke erst in Mehl, dann in Ei und zuletzt in Paniermehl schwenken.

7 Das restliche Öl in einer Pfanne erhitzen und die panierten Fleischstücke von beiden Seiten goldgelb braten (durch vorsichtige Druckprobe können Sie feststellen, ob das Fleisch noch saftig ist). Die Chicken-Nuggets aus der Pfanne heben und auf Küchenkrepp abtropfen lassen.

8 Die heißen Ofenkartoffeln auf einen Teller geben; leicht salzen. Die Chicken-Nuggets dazugeben. Mit dem restlichen Rosmarin und Zitronenschnitzen garnieren.

TIPP

Dieses Gericht schmeckt auch Kindern gut. Allerdings empfiehlt es sich dann meist, auf Rosmarin und Muskat in der Panade zu verzichten. Wenn Sie das Hähnchen durch Fischfilet (zum Beispiel Kabeljau) ersetzen, erhalten Sie eine gesunde und schmackhafte Alternative zu herkömmlichen Fischstäbchen.

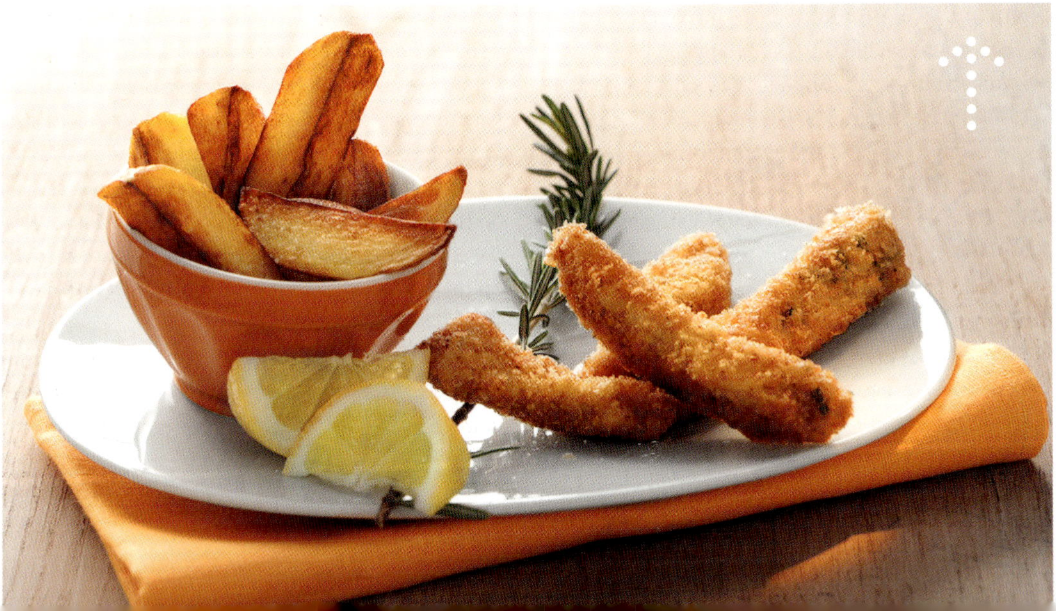

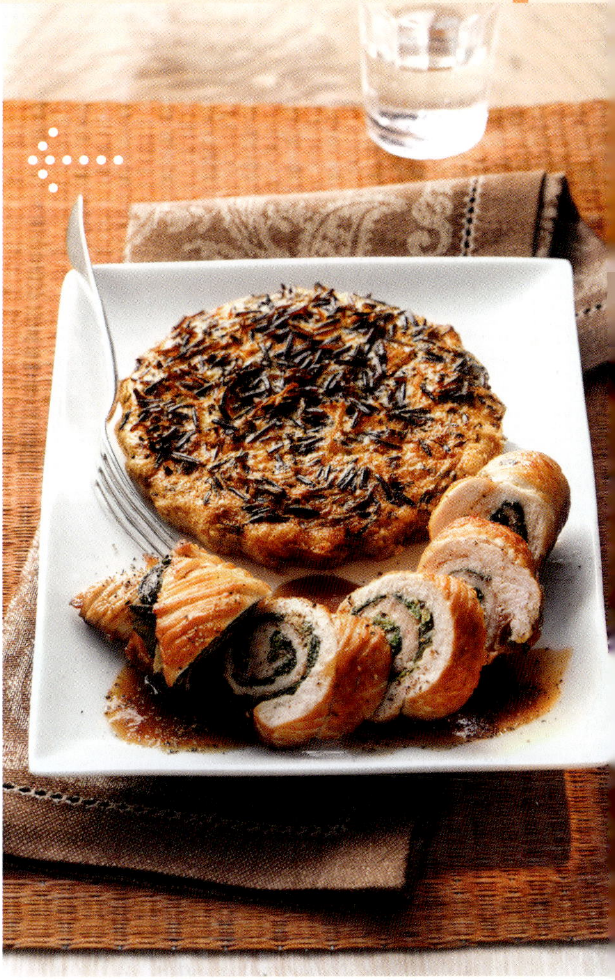

Putenrouladen

Saison: ganzjährig

Zutaten für 1 Portion

50 g frischer Spinat | 1 kleine Schalotte | 1 EL gehackte Möhre (ca. 10 g) | 1 Putenschnitzel (etwa 200 g) | Meersalz | frisch gemahlener Pfeffer | 1 TL scharfer Senf | 1 TL gehackte Kapern | 1 sehr dünne Scheibe luftgetrockneter Rohschinken | 2 Salbeiblätter | 1 EL Rapsöl | 1 Tasse Wildreis | ½ TL Vollkornpaniermehl | 1 kleines Ei | 1 Tasse Geflügelfond oder Gemüsebrühe

PORTION:
774 kcal | 3241 kJ | 20 g F | 85 g KH | 67 g E

1 Spinat sorgfältig waschen und verlesen. Schalotte und Möhre schälen und fein hacken. Den Backofen auf 160 Grad vorheizen.

2 Putenschnitzel unter kaltem Wasser waschen und mit Küchenkrepp trocken tupfen. Mit einem großen, scharfen Messer waagrecht aufschneiden, sodass sich 2 dünne Schnitzel ergeben. Beide auf einer Seite salzen, pfeffern und dünn mit Senf bestreichen. Kapern und Spinat gleichmäßig darauf verteilen. Je ½ Schinkenscheibe und 1 Salbeiblatt darauflegen. Die Schnitzel sorgsam zu Rouladen rollen und mit Zahnstochern oder Küchengarn fixieren.

3 Schalottenwürfel in einem Topf mit ½ TL Rapsöl anschwitzen. So viel Wasser angießen, wie es zum Garen des Reises braucht. Wildreis zugeben und nach Packungsanleitung garen. Nach ca. 12 Minuten die Möhrenwürfel zugeben.

4 Eine ausreichend große feuerfeste Schüssel (mindestens 200 ml Fassungsvermögen) mit wenig Rapsöl ausstreichen und mit Paniermehl bestäuben. Den Reis in die Form geben und für 2 Minuten in den heißen Ofen stellen. Währenddessen das Ei in einer kleinen Schüssel verquirlen. Die Form aus dem Ofen nehmen und das Ei zügig unter den Reis mischen. Für weitere 3–5 Minuten in den Ofen schieben. Herausnehmen und den Reis auf einen flachen Teller stürzen.

5 Das restliche Rapsöl in einem Topf erhitzen und die Putenschnitzel darin rundherum goldbraun anbraten. Die Hitze reduzieren und das Bratgut immer wieder mit Geflügelfond oder Gemüsebrühe sparsam löschen (die Flüssigkeit sollte nicht kochen). Die Rouladen je nach Dicke 15–25 Minuten garen. Bei Bedarf etwas Mineralwasser oder Weißwein angießen.

6 Die Rouladen sind fertig, wenn sie sich nur noch wenig, aber spürbar eindrücken lassen. Auf dem Wildreisbett anrichten und sofort servieren.

Coq au Vin

Saison: ganzjährig

Zutaten für 1 Portion

4 Champignons (etwa 60 g) | 1 kleine Kartoffel (etwa 30 g) | 2 Schalotten | 1 Hähnchenbrustfilet (etwa 200 g) | 1 EL Rapsöl | 1 EL Sherry | 1 Tasse trockener Rotwein | 1 Lorbeerblatt | 1 Thymianzweig | 2 Scheiben luftgetrockneter Rohschinken (etwa 20 g) | Meersalz | frisch gemahlener Pfeffer | 1 kleine Knoblauchzehe

PORTION:
614 kcal | 2571 kJ | 13 g F | 15 g KH | 51 g E

1 Champignons putzen, eventuell kurz abbrausen und je nach Größe halbieren oder vierteln. Kartoffel schälen und in Würfel schneiden. Schalotten ebenfalls schälen und fein würfeln.

2 Das Hähnchenbrustfilet kalt abbrausen und mit Küchenkrepp trocken tupfen. Rapsöl in einem Topf erhitzen und das Hähnchenfilet von allen Seiten darin anbraten; aus dem Topf nehmen.

3 Schalotten im Bratensud glasig schwitzen. Erst mit Sherry, dann mit Rotwein löschen.

4 Die angebratene Hähnchenbrust vierteln und zurück in den Sud legen. Lorbeerblatt, Thymian und Schinken zugeben; salzen und pfeffern. Bei geschlossenem Deckel etwa 35 Minuten leise köcheln lassen.

5 Währenddessen die Kartoffeln in wenig Salzwasser etwa 5 Minuten weich garen.

6 Das Fleisch aus dem Topf nehmen und warm stellen. Den Sud durch ein Sieb in eine Schüssel füllen und mit den gegarten Kartoffelstücken kurz pürieren. Wenn die Sauce zu dick ist, etwas Wasser zugeben.

7 Knoblauch schälen und in hauchdünne Scheiben schneiden. Mit dem Fleisch und den Champignons in die Sauce geben und nochmals 4–5 Minuten garen.

Balsamico-Kalbsschnitzel

Saison: ganzjährig

Zutaten für 1 Portion

1 EL Rapsöl | 1 EL Vollkornmehl | 1 sehr dünnes Kalbsschnitzel (maximal 5 mm) | Meersalz | frisch gemahlener Pfeffer | 1 TL Balsamicoessig | 4 EL Kalbsfond

PORTION:
275 kcal | 1151 kJ | 13 F | 12 KH | 27 F

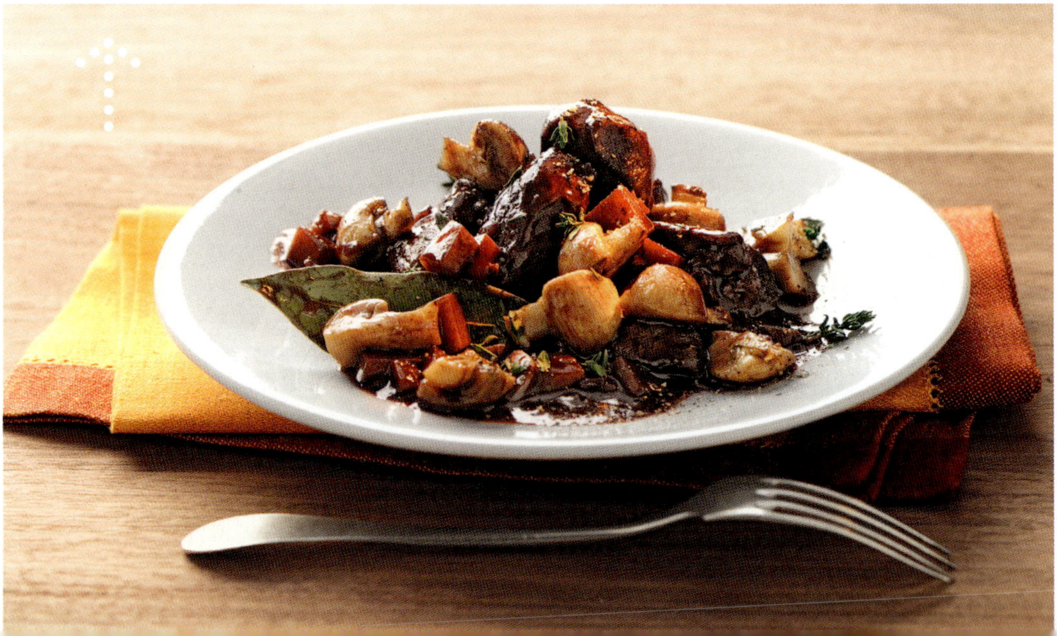

1 Das Rapsöl in der Pfanne erhitzen. Währenddessen die Kalbsschnitzel in Vollkornmehl wenden. Überschüssiges Mehl durch leichtes Klopfen entfernen.
2 Das Fleisch sofort in die Pfanne geben und im heißen Öl von beiden Seiten golden braten; dabei nur einmal wenden.
3 Das Fleisch salzen, pfeffern und mit Balsamicoessig löschen. Den Balsamicosud etwa auf die Hälfte reduzieren. Kalbsfond angießen, nochmals einmal aufkochen lassen und servieren.

TIPP
Zum Balsamico-Kalbsschnitzel passt sehr gut ein Romanasalat mit Joghurt-Dressing (Rezept Seite 158).

Western-Hacktopf

Saison: ganzjährig

Zutaten für 1 Portion

50 g rote Linsen | 125 g festkochende Kartoffeln | 1 Schalotte | ½ Porreestange | 1 EL Rapsöl | 1 Prise gemahlener Rohrzucker | 125 g mageres Rinderhackfleisch | 1 geh. TL Tomatenmark | 250 ml Gemüsebrühe | 1 EL gehackte Petersilie | 1 EL gehackter Liebstöckel | Meersalz | frisch gemahlener Pfeffer

PORTION:
548 kcal | 2294 kJ | 29 g F | 32 g KH | 39 g E

1 Die Linsen waschen und abtropfen lassen.
2 Die Kartoffeln schälen und in 1 cm große Würfel schneiden, Schalotte ebenfalls schälen und würfeln. Den Porree waschen, putzen und in feine Ringe schneiden.
3 In einer Pfanne das Öl erhitzen und die Schalottenwürfel darin glasig dünsten. Zucker zugeben und die Schalotten unter Rühren leicht karamellisieren.
4 Das Rinderhackfleisch zugeben und unter ständigem Rühren anbraten. Nach 5–7 Minuten das Tomatenmark unterrühren und mit der Gemüsebrühe löschen.
5 Die Kartoffelwürfel und die Linsen zufügen und alles bei geschlossenem Deckel und mittlerer Temperatur weitere 10 Minuten garen lassen.
6 Porree sowie gehackte Petersilie und Liebstöckel zugeben, die Hitze reduzieren und alles nochmals 3–5 Minuten ziehen lassen. Mit Salz und Pfeffer abschmecken.

TIPP
Noch deftiger wird der Westerntopf, wenn Sie statt Rinderhack gehacktes Lammfleisch verwenden und einige grüne Pfefferkörner zugeben.

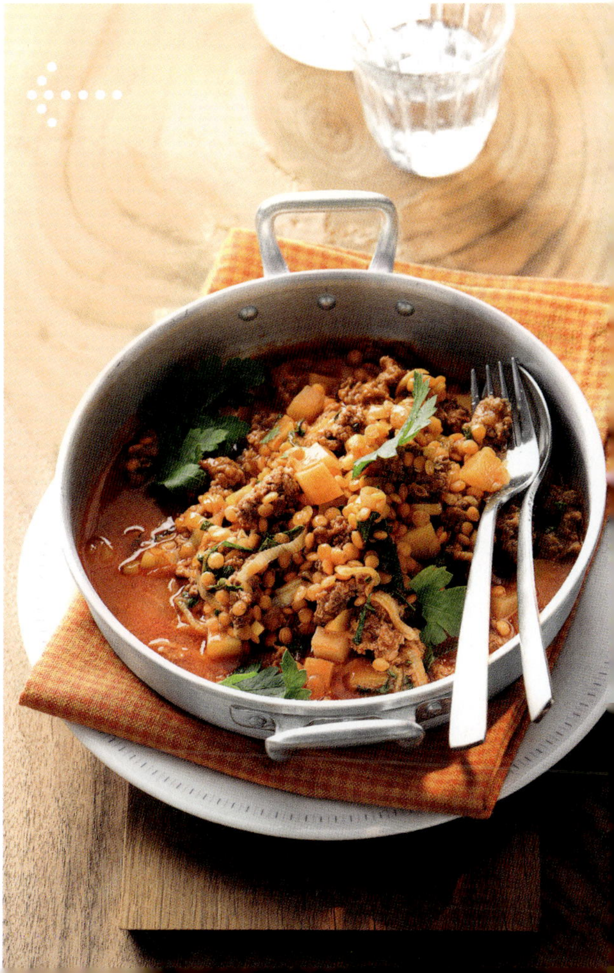

Kalbsgeschnetzeltes mit Dinkel-Penne

Saison: ganzjährig

Zutaten für 1 Portion

1 Kalbsschnitzel (etwa 175 g) | 1 sehr dünne Scheibe luftgetrockneter Rohschinken | 1 Tasse trockener Weißwein (100 ml) | 1 kleine Kartoffel (etwa 30 g) | 1 kleine Zwiebel (etwa 25 g) | 1 Stück Sellerieknolle (etwa 15 g) | ½ TL mittelscharfer Senf | 1 EL Rapsöl | 1 Lorbeerblatt | 75 g Dinkel-Penne | Meersalz | frisch gemahlener Pfeffer | ½ TL Schnittlauchröllchen

PORTION:
664 kcal | 2780 kJ | 14 g F | 62 g KH | 49 g E

1 Das Kalbsschnitzel in etwa 1 cm breite und 5 cm lange Streifen schneiden. Zusammen mit dem rohen Schinken in eine Schüssel geben, mit Weißwein bedecken und über Nacht im Kühlschrank ziehen lassen.

2 Am nächsten Tag die Kartoffel und die Zwiebel schälen und den Sellerie waschen. Alles in kleine Würfel schneiden und in wenig Salzwasser weich garen. Zusammen mit dem Senf mit dem Stabmixer pürieren.

3 Die Fleischstreifen abtropfen lassen und mit Küchenkrepp trocken tupfen. In einem ausreichend großen Topf das Rapsöl erhitzen und die Fleischstreifen darin anbraten. Dabei immer wieder mit dem Weinsud löschen. Lorbeerblatt und Schinken zugeben, die Hitze reduzieren und alles bei geschlossenem Deckel etwa 20 Minuten garen. Gegebenenfalls noch etwas Weißwein oder Wasser zufügen.

4 Dinkel-Penne nach Anleitung »al dente« (bissfest) kochen.

5 Das pürierte Gemüse zum Fleisch geben, um die Sauce zu binden. Je nach Geschmack noch etwas Flüssigkeit zugeben. Mit Salz und Pfeffer abschmecken.

6 Dinkel-Penne kurz unter kaltem Wasser abschrecken, abtropfen lassen und auf einen Teller geben. Schinken aus dem Topf entfernen, Geschnetzeltes auf den Penne verteilen und mit Schnittlauchröllchen garnieren.

TIPP
Am besten verwenden Sie für dieses Gericht Bio-Penne aus Vollkorngetreide ohne Ei. 1–2 EL geriebener Parmesan verleihen den Nudeln zusätzlich eine mediterrane Note.

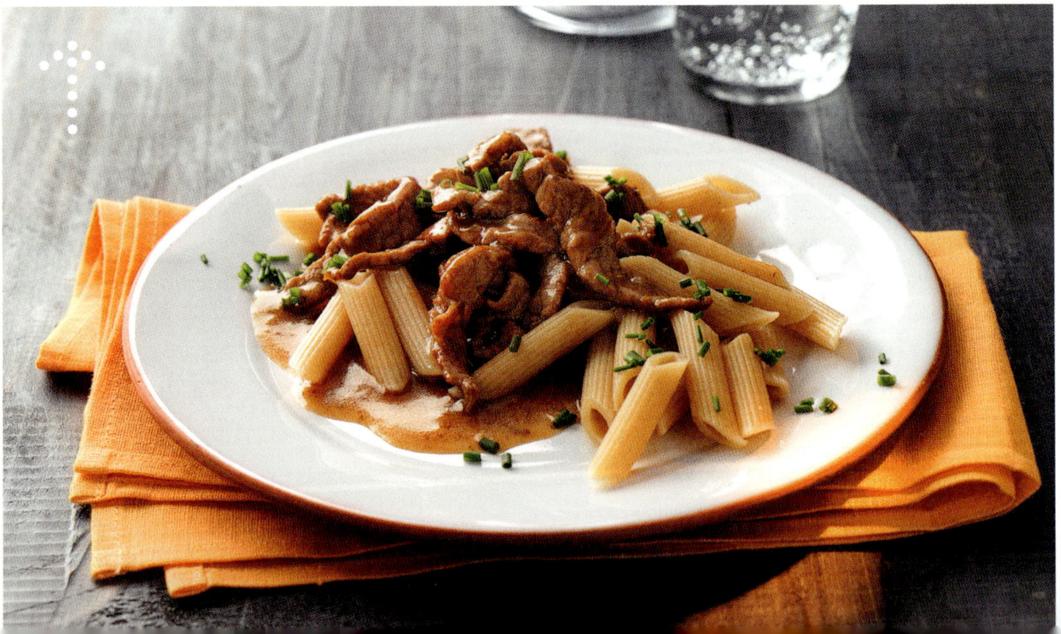

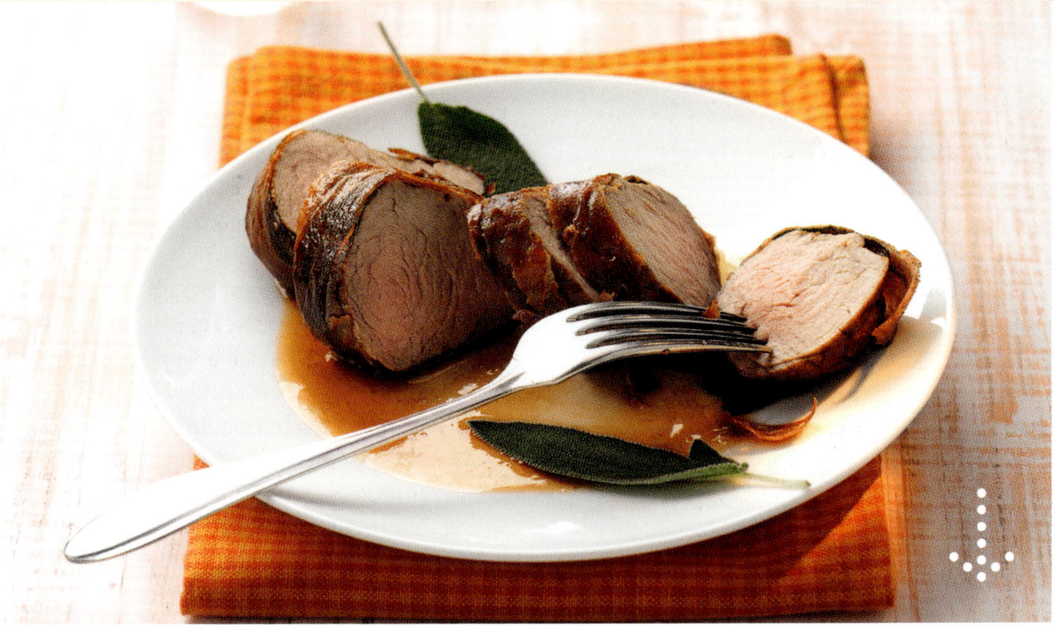

Schweinefilet alla Saltimbocca

Saison: ganzjährig

Zutaten für 1 Portion

Je 1 TL Raps- und Olivenöl | 200 g Schweinefilet | Meersalz | frisch gemahlener Pfeffer | 4 frische Salbeiblätter | 20 g luftgetrockneter Rohschinken (1 große Scheibe) | ½ Tasse trockener Weißwein

PORTION:
366 kcal | 1532 kJ | 15 g F | 0 g KH | 47 g E

1 Beide Öle in einer Pfanne erhitzen und das Schweinefilet im Ganzen darin rundherum anbraten. Wenn sich die Poren durch gleichmäßige Bräunung geschlossen haben, das Fleisch aus der Pfanne nehmen und von allen Seiten leicht pfeffern. Die Salbeiblätter auf das Fleisch legen und mit der Schinkenscheibe umwickeln; mit Zahnstochern fixieren.

2 Das umwickelte Fleisch wieder in die heiße Pfanne zurückgeben und bei mittlerer Hitze in etwa 5–8 Minuten fertig garen; es sollte innen noch saftig sein (Gabelprobe).

3 Das Fleisch aus der Pfanne nehmen und im Backofen (100 Grad) warm halten. Den Bratensatz mit Weißwein löschen und die Sauce 1–2 Minuten eindicken. Das Fleisch in Scheiben schneiden, auf einem Teller anrichten und mit Sauce beträufeln.

TIPP

Das klassische Saltimbocca der römischen Küche wird mit hauchdünn geklopften (nur ca. 0,5 Zentimeter dicken) Kalbsschnitzeln und Parmaschinken zubereitet. In kleinen Portionen eignet es sich warm und kalt sehr gut als Fingerfood. Sie können für dieses Gericht aber auch Lamm- oder Rehfilet verwenden; beide sind ebenfalls sehr mager. Als Beilagen schmecken Nudeln, Gnocchi oder Backkartoffeln. Schwenken Sie diese kurz vor dem Servieren in der Sauce, dann sind sie noch aromatischer. Auch selbst gemachter Kartoffelbrei nimmt die Sauce sehr gut auf.

Lammfilet, gestochen scharf

Saison: ganzjährig, ideal Mai bis Oktober

Zutaten für 1 Portion

2 Knoblauchzehen | ½ Chilischote | 1 Thymianzweig | 50 ml Portwein | 175 g Lammfilet | 200 g festkochende Kartoffeln | 2 EL Rapsöl | Meersalz | frisch gemahlener Pfeffer

Für die Zubereitung benötigen Sie eine handelsübliche medizinische Spritze mit einer mittelstarken Kanüle (aus der Apotheke).

PORTION:
601 kcal | 2516 kJ | 26 g F | 37 g KH | 40 g E

1 Knoblauch schälen. Mit der Chilischote, dem Thymianzweig und Portwein in einem kleinen Topf bei schwacher Hitze und geschlossenem Deckel zum Kochen bringen; 8–10 Minuten köcheln lassen. Chilischote und Knoblauch ausdrücken und den Portweinsud durch ein Sieb in eine Schüssel gießen. In die Spritze aufziehen.

2 Das Lammfilet in Abständen von 2 cm mehrmals einstechen und jeweils etwas Sud einspritzen. Bei Zimmertemperatur etwa 20 Minuten ziehen lassen. Den Backofen auf 160 Grad vorheizen.

3 Währenddessen die Kartoffeln schälen und in kleine, etwa 2 x 2 cm große Würfel schneiden. Die Würfelchen in einer Schüssel mit 1 EL Rapsöl schwenken, bis sie von allen Seiten damit benetzt sind.

4 Kartoffelwürfel gleichmäßig auf einem mit Backpapier ausgelegten Backblech verteilen und für ca. 30 Minuten in den heißen Ofen geben. Nach 15–20 Minuten Backzeit einmal mit einem Pfannenwender wenden.

5 In der Zwischenzeit das restliche Rapsöl in einer Pfanne erhitzen. Das Lammfilet halbieren und im heißen Öl von allen Seiten insgesamt 5–7 Minuten braten. Dabei durch Eindrücken regelmäßig prüfen, ob das Fleisch innen noch schön saftig ist.

6 Das Lammfilet aus der Pfanne nehmen und in Alufolie gewickelt 2–3 Minuten ruhen lassen. Erst dann mit Salz und Pfeffer würzen. Ist noch ein Rest des Portweinsuds übrig, den Bratensatz damit löschen. Fleischsaft aus der Folie ebenfalls unterrühren.

7 Die knusprigen Kartoffelwürfelchen auf einen Teller geben und leicht salzen. Das Lammfilet in Scheiben schneiden, dazugeben und mit Sauce beträufeln.

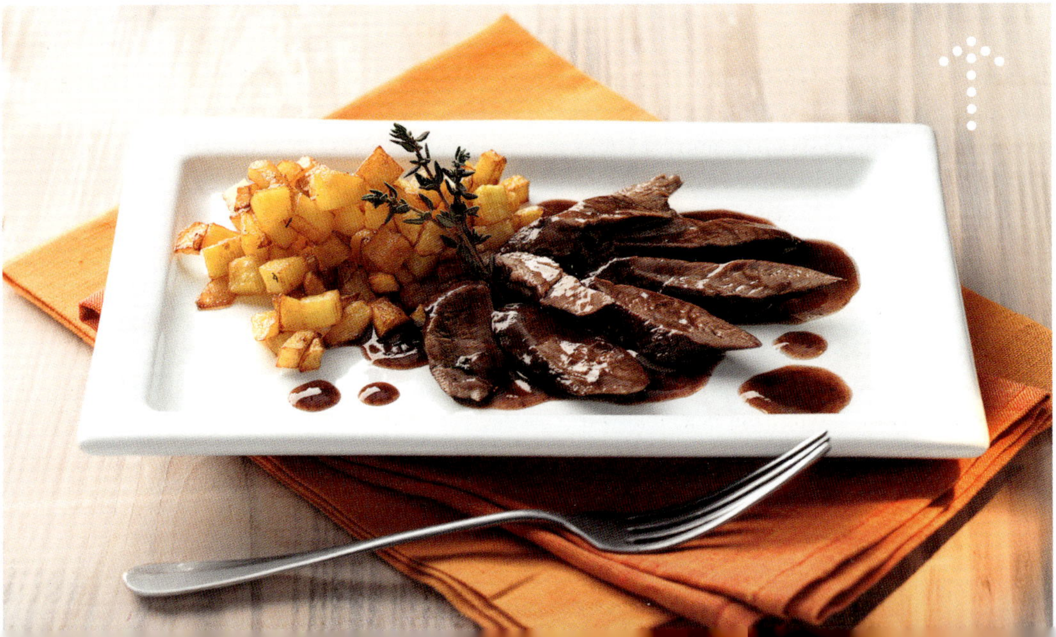

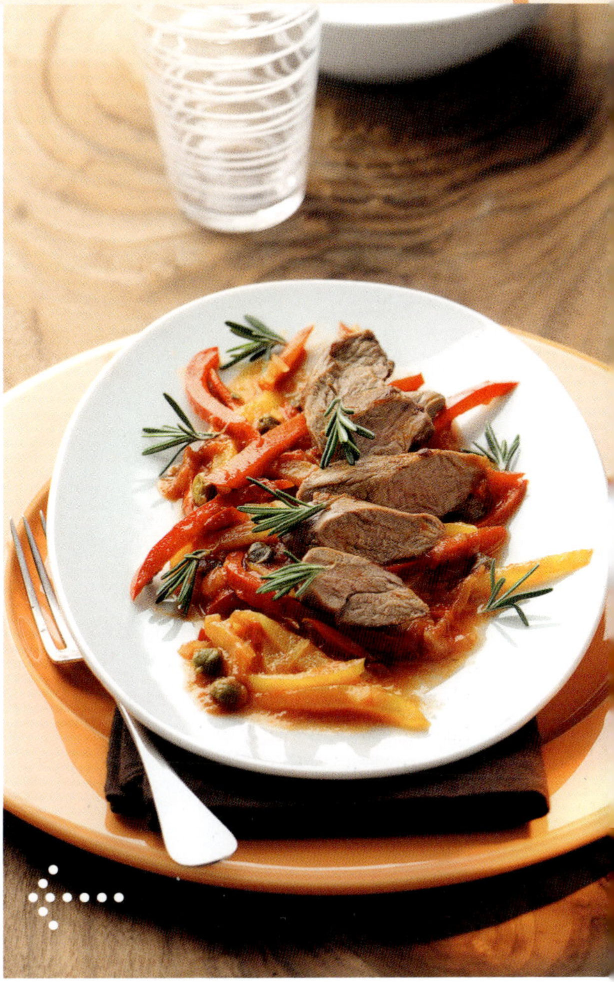

TIPP
Auch wenn Lamm hierzulande im Vergleich zu anderen Fleischsorten nach wie vor eher ein Schattendasein führt: Setzen Sie Lammgerichte öfter auf Ihren Speiseplan. Neben dem guten Geschmack spricht dafür auch, dass Schafe im Gegensatz zu vielen anderen Nutztieren nicht in Massenhaltung aufgezogen werden, sondern auf Weiden und Wiesen leben. Anstelle des Filets können Sie auch Lammlachs verwenden: Beide Stücke stammen aus dem Lammrücken, sind daher frei von Sehnen und mit ca. 4 Gramm Fett pro 100 Gramm Fleisch besonders mager.

Lammfilet-Letscho

Saison: ganzjährig

Zutaten für 1 Portion

1 Romatomate | je ½ rote und gelbe Paprikaschote | 1 Schalotte | 1 TL Rapsöl | 1 kleine Knoblauchzehe | 1 TL Peperoniringe | 1 Prise gemahlener Rohrzucker | 1 Msp. Paprikapulver | 1 TL gehackte Kapern | 1 TL Weißweinessig | Meersalz | frisch gemahlener Pfeffer | 200 g Lammfilet | 1 Rosmarinzweig

PORTION:
328 kcal | 1373 kJ | 8 g F | 8 g KH | 44 g E

1 Tomate schälen, entkernen und würfeln. Paprikaschoten waschen, putzen und in dünne Streifen schneiden. Schalotte schälen und würfeln.
2 Für den Letscho die Hälfte des Rapsöls in einer Pfanne erhitzen und das vorbereitete Gemüse darin kurz anbraten. Knoblauch schälen und dazupressen. Peperoniringe, Zucker, Paprikapulver, Kapern sowie 2 EL Wasser zugeben. Das Gemüse leicht salzen und alles bei geschlossenem Deckel etwa 30 Minuten garen, bis die Masse leicht sämig ist. Mit Weißweinessig, Salz und Pfeffer abschmecken.
3 In einer zweiten Pfanne das restliche Öl erhitzen. Das Lammfilet bei mäßiger Hitze von allen Seiten darin garen; es soll innen noch saftig sein (Gabelprobe).
4 Das Letscho auf einen Teller geben und das in Scheiben geschnittene Lammfilet darauf anrichten. Mit Rosmarin garnieren.

TIPP
Dazu passen Vollkornciabatta, Wild- oder Vollkornreis, aber auch mehligkochende Kartoffeln. Das Letscho schmeckt warm oder kalt und passt nicht nur zu Lamm, sondern zu allen herben Fleisch- und Wildgerichten (beispielsweise Reh).

Lachsfilet mit Rucola

Saison: ganzjährig, ideal März bis August

Zutaten für 1 Portion

1 Lachsfilet (etwa 150 g) | 2 EL Rapsöl | ½ TL Meersalz | frisch gemahlener Pfeffer | 1 Msp. Korianderpulver | 50 g Rucola | 6 Cherrytomaten | 75 ml Weißwein | 1 Thymianzweig | 1 Lorbeerblatt | 1 EL Zitronensaft | ½ TL abgeriebene, unbehandelte Zitronenschale | 1 Msp. gemahlener Rohrzucker | 1 TL gehackter Dill | 1 TL gehackte Petersilie

PORTION:
595 kcal | 2491 kJ | 44 g F | 3 g KH | 33 g E

Für dieses Rezept benötigen Sie einen Topf mit Siebeinsatz.

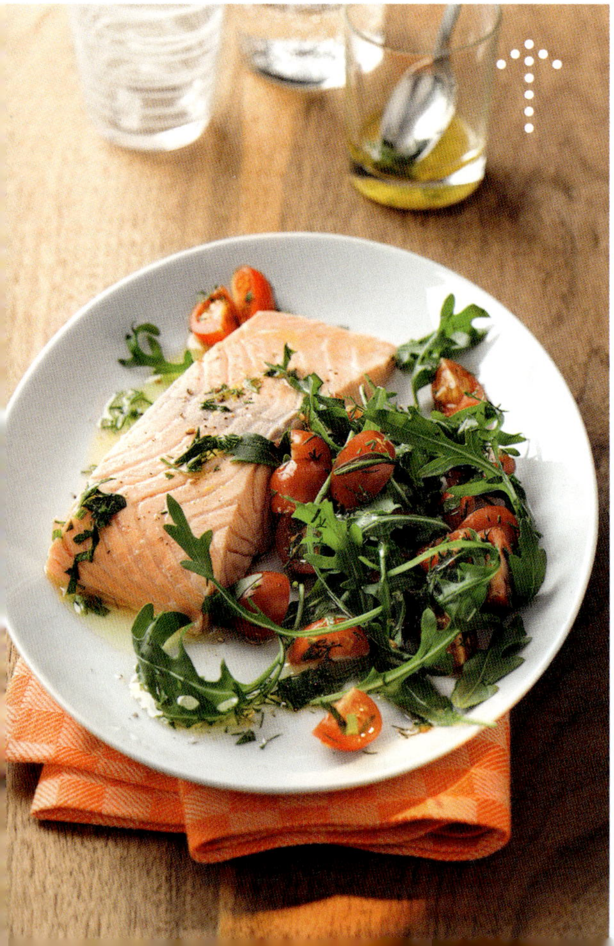

1 Lachsfilet mit kaltem Wasser abbrausen, mit Küchenkrepp trocken tupfen und von allen Seiten mit etwas Rapsöl einpinseln. In einer Schale Salz, Pfeffer und Koriander vermischen. Das Lachsfilet darin wenden.
2 Rucola waschen, verlesen, trocken schleudern und in eine Salatschüssel geben. Cherrytomaten waschen und vierteln.
3 Den Weißwein mit dem Lorbeerblatt und dem Thymianzweig in einen Topf geben. Das Lachsfilet im Siebeinsatz in den Topf geben und bei geschlossenem Deckel über der kochenden Flüssigkeit 5–8 Minuten garen.
4 Für die Vinaigrette Zitronensaft und -schale, restliches Rapsöl, Zucker und gehackte Kräuter gut verrühren; nach Geschmack salzen.
5 Cherrytomaten und Kräutervinaigrette unter den Rucola heben. 1 TL Vinaigrette aufheben.
6 Den gedünsteten Lachs vorsichtig aus dem Sieb nehmen und mit dem Salat auf dem Teller anrichten. Die restliche Vinaigrette mit 1 EL Weinsud vermischen und über das Filet träufeln.

Schmorgurken-Tagliatelle mit Lachs

Saison: Juli bis September

Zutaten für 1 Portion

300 g Schmorgurken | 50 g Lachs | Meersalz | frisch gemahlener Pfeffer | 100 g Strauchtomaten | 1 kleine Schalotte | 125 g Tagliatelle (aus Vollkorn oder Hartweizengrieß) | 1 EL Rapsöl | 1 EL Weißwein | 1 EL Tomatenmark | 2 EL süße Sahne | 1 EL Dill

PORTION:
692 kcal | 2897 kJ | 26 g F | 81 g KH | 30 g E

1 Die Schmorgurken schälen, längs halbieren, entkernen und in etwa 2 cm dicke Scheiben schneiden. Lachsfilet waschen, mit Küchenkrepp

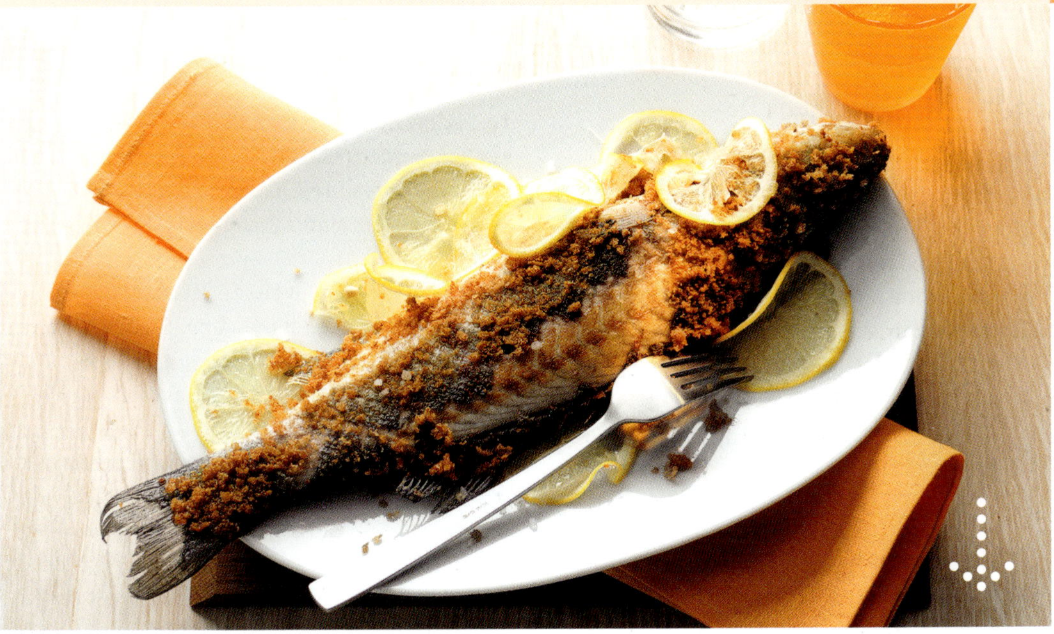

trocken tupfen und in mundgerechte Stücke schneiden. Mit Salz und Pfeffer würzen.

2 Tomaten waschen und in Stücke schneiden. Schalotte schälen und fein würfeln.

3 Tagliatelle in reichlich Salwasser »al dente« (bissfest) kochen.

4 Währenddessen das Rapsöl in einer Pfanne erhitzen und die Schmorgurken kurz darin anbraten (die Pfanne darf nicht zu heiß werden). Mit Weißwein ablöschen. Schalotten und Tomaten zugeben und einköcheln lassen. Etwas Wasser, Tomatenmark und Sahne einrühren. Lachswürfel zufügen und alles weitere 5–7 Minuten sanft köcheln lassen, bis der Lachs gar ist. Mit Salz und Pfeffer abschmecken.

5 Tagliatelle auf einen Teller geben und die Lachssauce darüber verteilen. Mit gehacktem Dill garnieren.

TIPP
Außerhalb der Schmorgurken-Saison können Sie für dieses Gericht auch Salatgurken (auch hier die Kerne mit einem Löffel herausschaben) oder Zucchini verwenden.

Gebratener Barsch

Saison: ganzjährig

Zutaten für 1 Portion

1 küchenfertiger Barsch (etwa 200 g) | Meersalz | frisch gemahlener Pfeffer | 1 EL Vollkornmehl | 1 gehäufter EL Vollkornpaniermehl | 2 EL Rapsöl | 1 TL Butter | ½ unbehandelte Zitrone

PORTION:
523 kcal | 2190 kJ | 27 g F | 28 g KH | 42 g E

1 Den Barsch gründlich mit kaltem Wasser abwaschen und mit Küchenkrepp trocken tupfen. Von innen und außen salzen und pfeffern.

2 Mehl mit Paniermehl vermengen und den Fisch sorgfältig darin wälzen.

3 In einer Pfanne das Öl erhitzen und den panierten Fisch von jeder Seite 5 Minuten braten.

4 Auf einen vorgewärmten Teller geben und mit Butterflöckchen sowie hauchdünnen Zitronenscheiben garnieren.

TIPP
Dazu passen Petersilienkartoffeln.

Dillmakrele

Saison: ganzjährig, ideal Mai bis Oktober

Zutaten für 1 Portion

1 Makrele (ca. 250 g) | ½ Kohlrabi (ca. 100 g) | 100 g Blumenkohl | 100 g Brokkoli | 1 EL Rapsöl | 1 EL Zitronensaft | 4 EL fettarmer Joghurt | 1 EL mittelscharfer Senf | 1 EL gehackter Dill | Meersalz | Cayennepfeffer | frisch gemahlener Pfeffer

PORTION:
675 kcal | 2822 kJ | 42 g F | 14 g KH | 59 g E

1 Die Makrele mit kaltem Wasser abwaschen, mit Küchenkrepp trocken tupfen und filetieren.

2 Den Kohlrabi schälen und in Streifen von etwa 3 x 3 mm Querschnitt schneiden. Den Blumenkohl und den Brokkoli ebenfalls waschen und in gleich große Röschen teilen.

3 In einer Pfanne 1 TL Rapsöl erhitzen und das Gemüse bei mittlerer Hitze und geschlossenem Deckel etwa 5 Minuten andünsten.

4 Das Makrelenfilet auf das Gemüse geben und mit Zitronensaft beträufeln. Bei geschlossenem Deckel weitere 4–5 Minuten garen lassen.

5 Joghurt, restliches Öl, Senf und gehackten Dill (zuvor ein paar Zweiglein für die Garnitur beiseite stellen) verrühren. Mit Cayennepfeffer und Salz abschmecken.

6 Den Pfanneninhalt auf einen vorgewärmten Teller geben; Makrele nach Geschmack salzen und pfeffern. Die Dill-Joghurt-Sauce auf dem Gemüse verteilen und alles mit dem restlichen Dill garnieren.

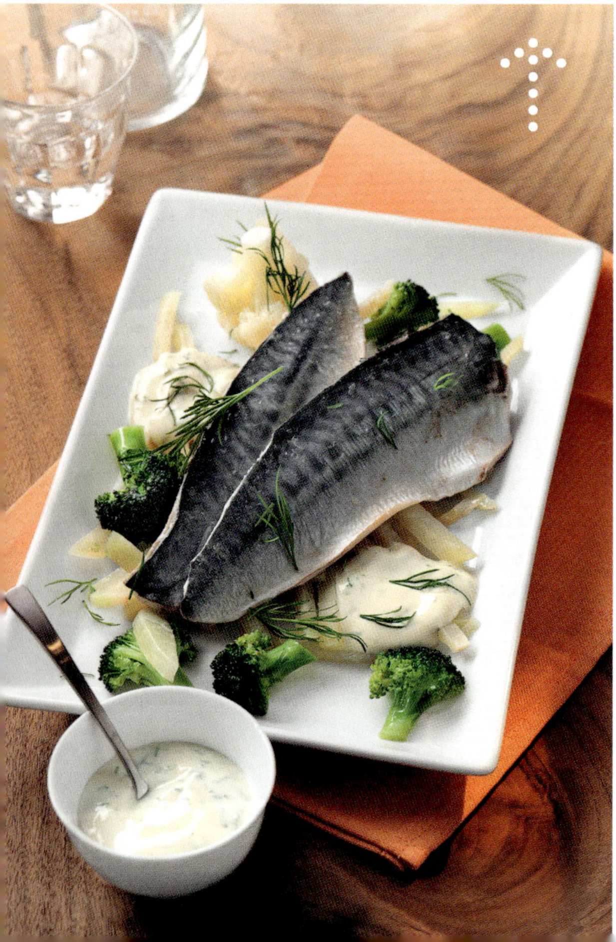

Schellfischtopf mit Gurke

Saison: ganzjährig

Zutaten für 1 Portion

100 g Schellfischfilet | 1 TL Zitronensaft | ½ Salatgurke | 1 kleine Schalotte | 1 EL Rapsöl | 10 g Mehl | ⅛ l Gemüsebrühe | 2 EL Schmant oder Crème fraîche | 1 TL mittelscharfer Senf | Meersalz | frisch gemahlener Pfeffer | 1 Prise gemahlener Rohrzucker | ½ Bund Dill

PORTION:
338 kcal | 1415 kJ | 20 g F | 13 g KH | 22 g E

1 Schellfischfilet kurz unter kaltem Wasser abbrausen, mit Küchenkepp trocken tupfen und in etwa 2 cm dicke Stücke schneiden. Mit Zitronensaft beträufeln, salzen und pfeffern.

2 Die Salatgurke schälen und der Länge nach halbieren. Mit einem Löffel die Kerne herausschaben. Die Gurkenhälfte in ca. 1 cm dicke Stücke schneiden. Die Schalotte schälen und fein würfeln.

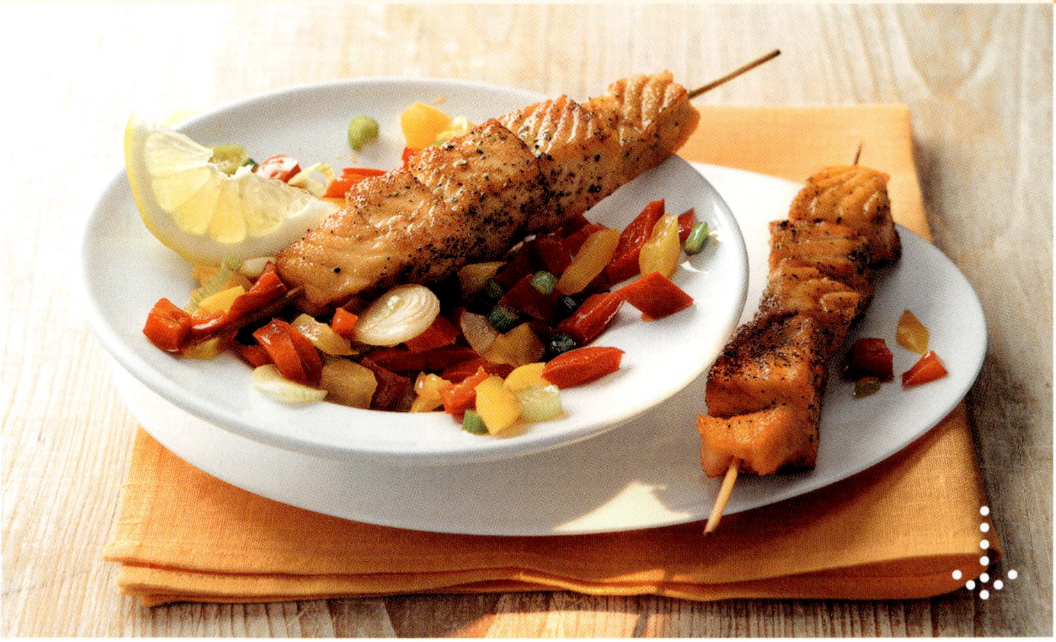

3 Rapsöl in einer Pfanne erhitzen und die Schalottenwürfelchen darin anbraten. Die Gurkenstücke dazugeben und kurz andünsten. Das Mehl darüberstäuben. Brühe und Schmant beziehungsweise Crème fraîche zugeben.
4 Wenn die Gurken weich sind (Gabelprobe), Senf unterrühren und alles mit Salz, Pfeffer und Zucker abschmecken. Schellfischstücke zufügen und das Ganze bei geschlossenem Deckel weitere 4 Minuten sanft köcheln lassen. Dill abbrausen, trocken schwenken, fein hacken und unterrühren.

Lachs am Spieß

Saison: ganzjährig, ideal Juni bis Oktober

Zutaten für 1 Portion

Je 1 rote und gelbe Paprikaschote (à ca. 100 g) | 1 Knoblauchzehe | 2 Frühlingszwiebeln | 2 Scheiben Lachsfilet (etwa 200 g) | 2 EL Rapsöl | 1 EL Zitronensaft | ½ Tasse trockener Weißwein (50 ml) | 1 TL Ahornsirup

PORTION:
772 kcal | 3232 kJ | 52 g F | 14 g KH | 46 g E

1 Paprikaschoten waschen und putzen. Erst in ca. 2 cm breite Streifen schneiden, dann würfeln. Knoblauch schälen und in sehr dünne Scheiben schneiden. Frühlingszwiebel waschen, putzen und in feine Ringe schneiden.
2 Lachs mit kaltem Wasser abwaschen, mit Küchenkrepp trocken tupfen, in mundgerechte Stücke schneiden und auf Holz- oder Schaschlikspieße stecken.
3 In einer Pfanne 1 EL Rapsöl erhitzen. Paprikawürfel und Knoblauch darin bei reduzierter Hitze und geschlossenem Deckel 4–5 Minuten dünsten. Zitronensaft mit Wein und Ahornsirup verrühren und zum Gemüse geben. Ohne Deckel etwa 5 Minuten einkochen lassen. Kurz vor Ende der Garzeit die Frühlingszwiebelringe zugeben und den Topf von der Kochstelle nehmen.
4 In einer beschichteten Pfanne das restliche Öl erhitzen und die Lachsspieße von jeder Seite 3 Minuten darin braten. Salzen, pfeffern und mit dem Paprikagemüse anrichten.

TIPP
Dazu passt Wildreis.

Forelle blau

Saison: ganzjährig

Zutaten für 1 Portion

1 küchenfertige Forelle (etwa 250 g) | 40 g Sellerieknolle | ½ Möhre | 1 Schalotte | ½ Porreestange | 1 kleine Knoblauchzehe | 1 Tasse Weißwein (100 ml) | 2 EL Weißweinessig | 2 Wacholderbeeren | 1 Lorbeerblatt | 3 schwarze Pfefferkörner | 1 Msp. gemahlener Rohrzucker | Meersalz | 1 TL Butter | 1 TL Rapsöl | frisch gemahlener Pfeffer | 1 EL gehackte Petersilie

PORTION:
480 kcal | 2005 kJ | 16 g F | 8 g KH | 52 g E

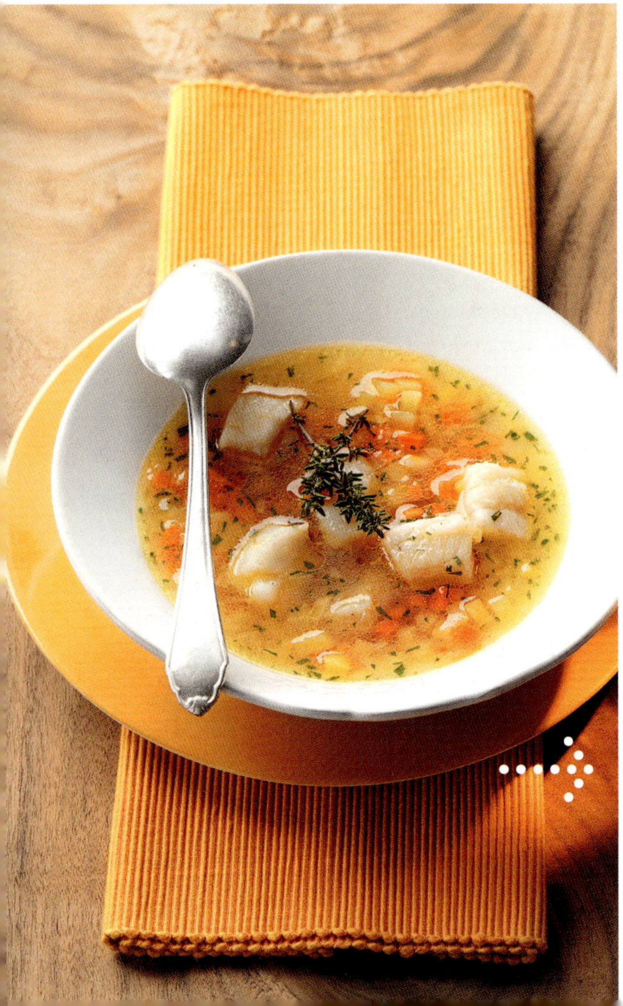

1 Die Forelle von innen und außen unter kaltem Wasser abbrausen und mit Küchenkrepp vorsichtig trockentupfen.

2 Sellerieknolle und Möhre schälen und in sehr feine Streifen schneiden. Schalotte schälen, Porree gründlich waschen und putzen; beide in schmale Ringe schneiden. Knoblauch ebenfalls schälen und fein hacken.

3 In einem Topf das klein geschnittene Gemüse mit Weißwein, Essig, Wacholderbeeren, Lorbeerblatt, Pfefferkörnern, Zucker und 1 Prise Meersalz zum Kochen bringen.

4 Die Hitze reduzieren, die Forelle in den leise köchelnden Sud legen und bei geschlossenem Deckel etwa 4 Minuten garen. Den Fisch wenden und weitere 4 Minuten garen.

5 In einer kleinen Pfanne die Butter zerlassen; das Rapsöl zugeben.

6 Die Forelle vorsichtig auf einen vorgewärmten Teller setzen. Das Gemüse mit einem Schaumlöffel aus dem Topf heben, abtropfen lassen und um den Fisch arrangieren. Nach Geschmack pfeffern, mit der Butter-Öl-Mischung beträufeln und mit gehackter Petersilie garnieren.

TIPP
Dazu passen Petersilienkartoffeln.

Friesische Fischsuppe

Saison: ganzjährig

Zutaten für 1 Portion

100 g festkochende Kartoffeln | 1 Schalotte (etwa 25 g) | 50 g Möhren | 100 g grätenfreies Fischfilet (z. B. Seehecht, Kabeljau) | 2 EL Rapsöl | 200 ml Gemüsebrühe | 1 Thymianzweig | Meersalz | frisch gemahlener Pfeffer

PORTION:
373 kcal | 1562 kJ | 23 g F | 20 g KH | 21 g E

1 Kartoffeln, Schalotte und Möhre schälen und fein würfeln. Fisch in Würfel schneiden.
2 In einem Topf das Rapsöl erhitzen. Erst die Schalotten und Möhren anschwitzen, dann die Kartoffeln zugeben. Alles 8–10 Minuten braten.
3 Gemüsebrühe angießen. Fischstücke sowie abgezupfte Thymianblättchen zugeben. Salzen, pfeffern und den Fisch 5–7 Minuten bei schwacher Hitze garen.

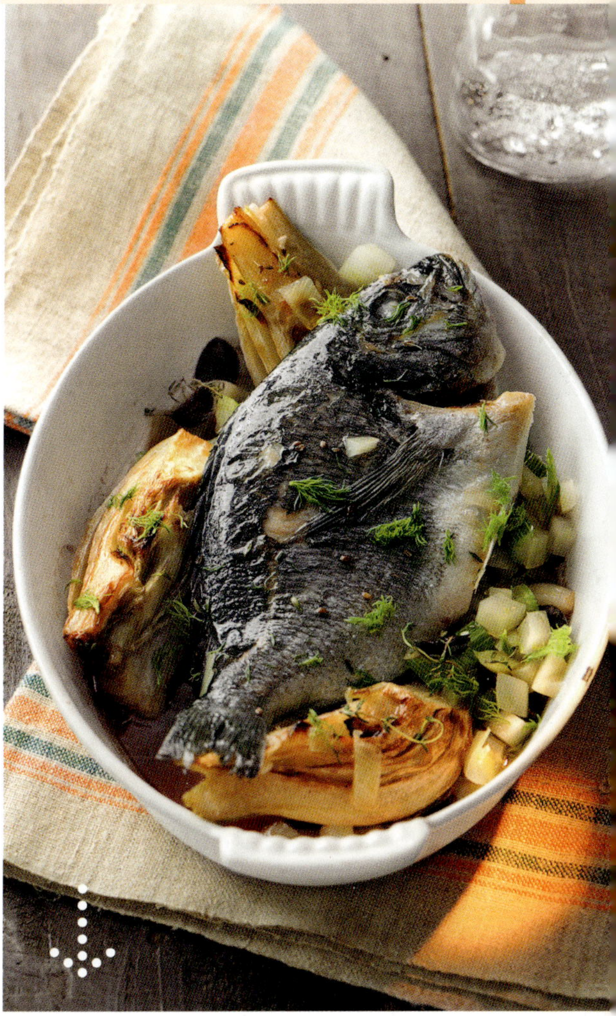

Fenchel-Anis-Doraden

Saison: ganzjährig, ideal August bis November

Zutaten für 1 Portion

1 Fenchelknolle (etwa 150 g) | 2 Thymianzweige | 4 Oliven (ohne Stein) | 1 Knoblauchzehe | 2 EL Rapsöl | Meersalz | frisch gemahlener Pfeffer | 1 Prise gemahlener Rohrzucker | ½ Tasse Weißwein (60 ml) | 3 EL frisch gepresster Orangensaft | 1 Msp. Safranpulver | 1 küchenfertige Dorade (etwa 300 g) | ¼ TL Anissamen | 2 EL Zitronensaft

PORTION:
683 kcal | 2855 kJ | 40 g F | 13 g KH | 55 g E

1 Fenchel waschen und putzen. Fenchelgrün fein hacken und beiseitelegen. Fenchelknolle vierteln; ein Viertel in kleine Würfel schneiden. Thymianzweige waschen, Oliven vierteln. Knoblauch schälen und fein hacken. Den Backofen auf 160 Grad vorheizen.
2 In einer Pfanne 2 TL Rapsöl erhitzen und die drei Fenchelviertel unter Wenden leicht bräunen lassen. Herausnehmen, salzen und pfeffern.
3 Knoblauch in die Pfanne geben und andünsten; mit Zucker leicht karamellisieren. Mit einem Spritzer Wein löschen und die Hitze reduzieren.
4 Restlichen Wein, gebräunte Fenchelviertel, Orangensaft, Hälfte des Thymians und Safran zugeben. Alles 2–3 Minuten köcheln lassen.
5 Eine ofenfeste Form mit 1 TL Rapsöl ausstreichen. Fenchel und Sud gleichmäßig darin verteilen und im heißen Ofen etwa 20 Minuten garen. Dabei das Gemüse gelegentlich mit etwas Flüssigkeit übergießen.
6 Dorade von innen und außen kalt abspülen. Fenchelwürfel, Fenchelgrün, Oliven, Anis, restlichen Thymian, etwas Salz, Pfeffer und Zitronensaft vermengen. Den Fisch damit füllen.
7 Den Fisch mit dem restlichen Rapsöl bepinseln, außen salzen und pfeffern, auf das Fenchelbett legen und die Form für weitere 15–20 Minuten in den Ofen schieben.

Heilbutt in Buttermilch

Saison: ganzjährig

Zutaten für 1 Portion

1 Tasse Buttermilch | ½ TL Vollkornmehl | 1 TL Tomatenmark | ½ TL gehackte Chilischote | 200 g Heilbutt | Meersalz | frisch gemahlener Pfeffer | ½ TL Zitronensaft | 1 TL Butter

PORTION:
309 kcal | 1294 kJ | 9 g F | 10 g KH | 46 g E

1 Buttermilch mit Mehl, Tomatenmark und gehacktem Chili glattrühren.
2 Heilbutt kalt abbrausen, mit Küchenkrepp trocken tupfen, mit Salz und Pfeffer einreiben und mit Zitronensaft beträufeln.
3 Butter in kleinen Flöckchen in einen Topf geben und den Fisch darauflegen. Die Buttermilchmischung darübergießen und den Fisch bei geschlossenem Deckel 10–12 Minuten gar ziehen lassen. Vor dem Servieren mit Zitronensaft abschmecken.

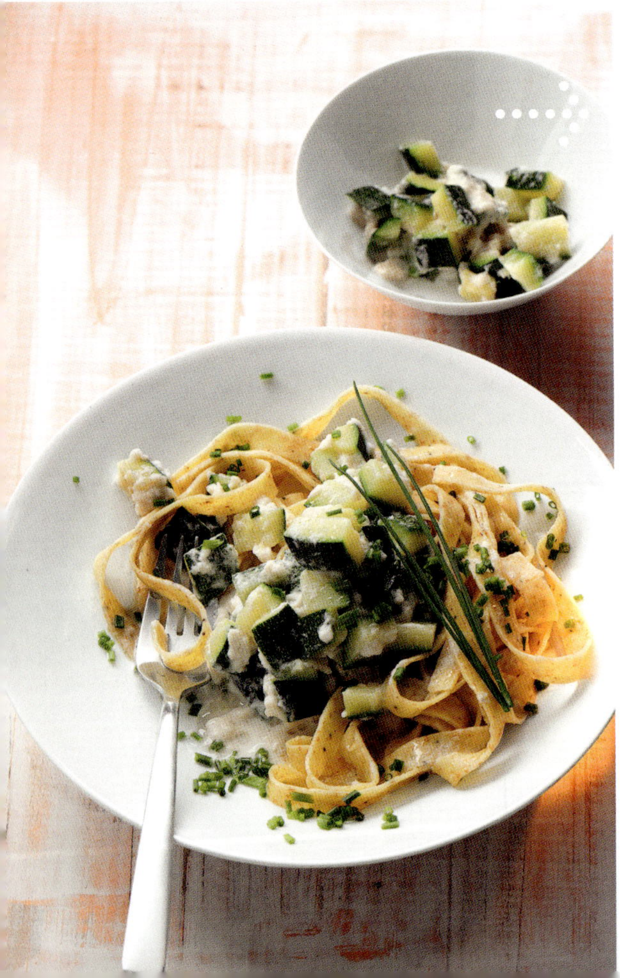

Zucchini-Räucherforellenpasta

Saison: ganzjährig, ideal Juli bis September

Zutaten für 1 Portion

250 g Zucchini | 125 g Tagliatelle (aus Hartweizengrieß oder Vollkorn) | Meersalz | 150 ml Fischfond (ersatzweise Geflügelbrühe) | 75 g fettarmer Frischkäse | 75 g geräuchertes Forellenfilet | 1 kleine Knoblauchzehe | frisch gemahlener Pfeffer aus der Mühle | 1 TL Schnittlauchröllchen

PORTION:
575 kcal | 2407 kJ | 8 g F | 79 g KH | 45 g E

1 Zucchini waschen, putzen und in ca. 1 x 1 cm große Würfel schneiden.
2 Die Tagliatelle im Salzwasser al dente (bissfest) kochen.
3 In einem Topf den Fischfond zum Kochen bringen; den Frischkäse einrühren. Das geräucherte Forellenfilet in kleinen Stücken zugeben. Sobald sie weich sind, den Topf vom Herd nehmen und alles mit dem Stabmixer pürieren.
4 Den Topf mit dem pürierten Fisch wieder auf die Herdplatte stellen, Zucchiniwürfel vorsichtig untermengen und bei schwacher Hitze und geschlossenem Deckel bissfest garen.
5 Tagliatelle durch ein Sieb abießen, abtropfen lassen und unter die Sauce mischen. Knoblauch schälen, in hauchdünne Scheiben schneiden und unter die Rächerfischnudeln heben. Alles mit Salz und Pfeffer abschmecken und mit Schnittlauchröllchen garniert servieren.

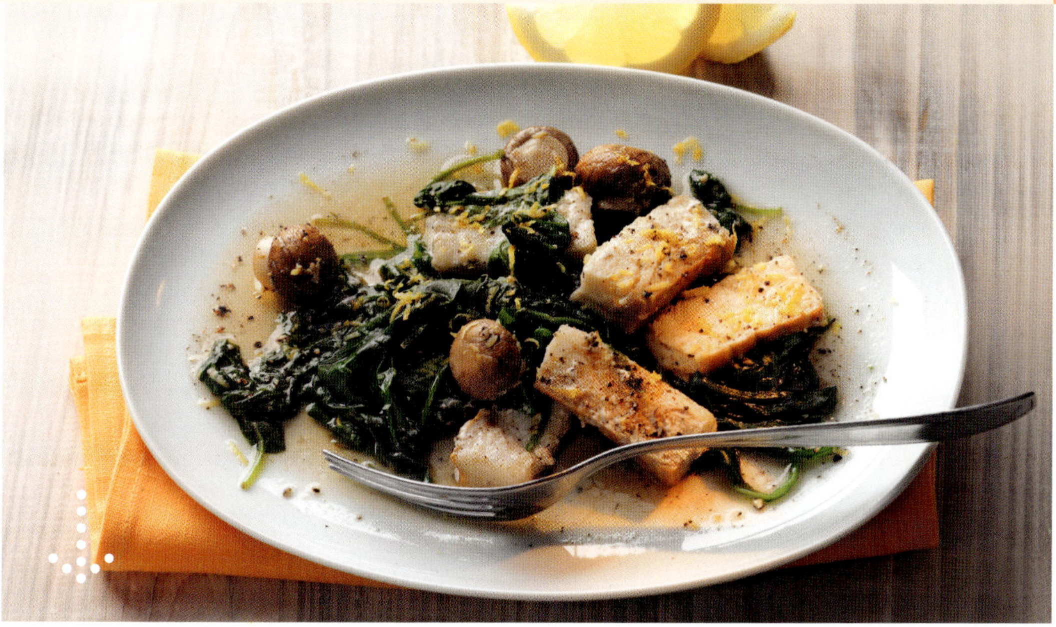

Zitronenseelachs

Saison: ganzjährig

Zutaten für 1 Portion

250 g Seelachsfilet | 125 g Blattspinat | 50 g Champignons | ½ unbehandelte Zitrone | 1 TL gehackte Petersilie | 1 TL Traubenkernöl | Meersalz | frisch gemahlener Pfeffer

PORTION:

413 kcal | 1729 kJ | 23 g F | 3 g KH | 47 g E

Für dieses Rezept benötigen Sie einen Topf mit Siebeinsatz.

1 Seelachsfilet unter kaltem Wasser sorgfältig abwaschen, mit Küchenkrepp trocken tupfen und in etwa 3 cm breite Streifen schneiden.

2 Blattspinat sorgfältig wässern, verlesen und grob hacken.

3 Champignons putzen. Die Stiele abschneiden und die Köpfe feinblättrig schneiden.

4 Zitrone waschen. Die Schale abreiben und den Saft auspressen. Gehackte Petersilie mit Zitronenschale vermengen.

5 Den Zitronensaft mit ½ Tasse Wasser (60 ml) in einen kleinen Topf geben. Einen Siebeinsatz hineinstellen. Erst den Spinat, dann die Pilze einschichten.

6 Fischstreifen auf das Spinat-Pilz-Bett legen, mit Petersilie-Zitronenschalen-Mix bestreuen und mit Traubenkernöl beträufeln.

7 Das Zitronenwasser zum Kochen bringen und den Fisch auf dem Gemüsebett über dem heißen Dampf bei geschlossenem Deckel ca. 5 Minuten garen.

8 Zitronenlachs mit Gemüse auf einem vorgewärmten Teller anrichten; nach Geschmack salzen und pfeffern. Eventuell 1–2 EL Zitronenwasser über den Fisch träufeln.

TIPP

Dieses Gericht lässt sich ganz nach Geschmack variieren: Statt Seelachs können Sie auch Kabeljau oder Rotbarbe verwenden, anstelle der Champignons Steinpilze, Egerlinge oder Pfifferlinge – je nach Saison.

Kabeljau-Gemüse-Suppe

Saison: ganzjährig

Zutaten für 1 Portion

150 g frisches oder tiefgekühltes Kabeljaufilet | ½ Bund Suppengrün | 1 kleine Zwiebel | 1 Knoblauchzehe | 200 g Kartoffeln | 1 EL Rapsöl | ½ l Gemüsebrühe | 1 EL getrockneter oder frischer Dill | Saft von ½ Zitrone | Meersalz | frisch gemahlener Pfeffer | 1 EL Sahne | 25 g Eismeerkrabben (aus dem Kühlregal) | etwas glatte Petersilie

PORTION:
444 kcal | 1859 kJ | 15 g F | 41 g KH | 39 g E

1 Kabeljaufilet unter kaltem Wasser abspülen, mit Küchenkrepp trocken tupfen und in große Würfel schneiden.

2 Suppengrün waschen und gut abtropfen lassen. Möhren in Scheiben, Sellerie in Würfel ud Lauch in Ringe schneiden. Zwiebel und Knoblauch schälen und fein hacken. Kartoffeln schälen und in Würfel schneiden.

3 Das Rapsöl in einem großen Topf erhitzen. Das vorbereitete Suppengrün, Zwiebeln, Knoblauch und Kartoffeln darin unter Wenden etwa 5 Minuten dünsten. Mit Gemüsebrühe aufgießen und den Dill zufügen. Das Gemüse bei geschlossenem Deckel und auf mittlerer Stufe 10–15 Minuten sanft köcheln lassen, bis die Kartoffelwürfel gerade noch Biss haben.

4 Kabeljaufilet in Suppe geben. Mit Zitronensaft, Salz und Pfeffer abschmecken. Zugedeckt weitere 8 Minuten auf niedriger Temperatur gar ziehen lassen (die Suppe darf dabei nicht kochen, weil der Fisch sonst zerfällt).

5 In der Zwischenzeit die Sahne steif schlagen und die Eismeerkrabben in einem kleinen Sieb abtropfen lassen.

6 Die Kabeljau-Gemüse-Suppe in einen tiefen Teller schöpfen, Eismeerkrabben darüberstreuen und mit einem Klecks geschlagener Sahne sowie Petersilienblättchen garnieren.

TIPP

Für dieses Suppe eignen sich alle Fische mit festem Fleisch wie zum Beispiel Rotbarsch und Heilbutt, aber auch Süßwasserfisch wie Felchen, Waller (Wels) oder Karpfen. Letzterer ist übrigens besonders reich an gesunden Omega-3-Fettsäuren. Anstelle der Eismeerkrabben können Sie auch Krebsfleisch aus dem Kühlregal verwenden.

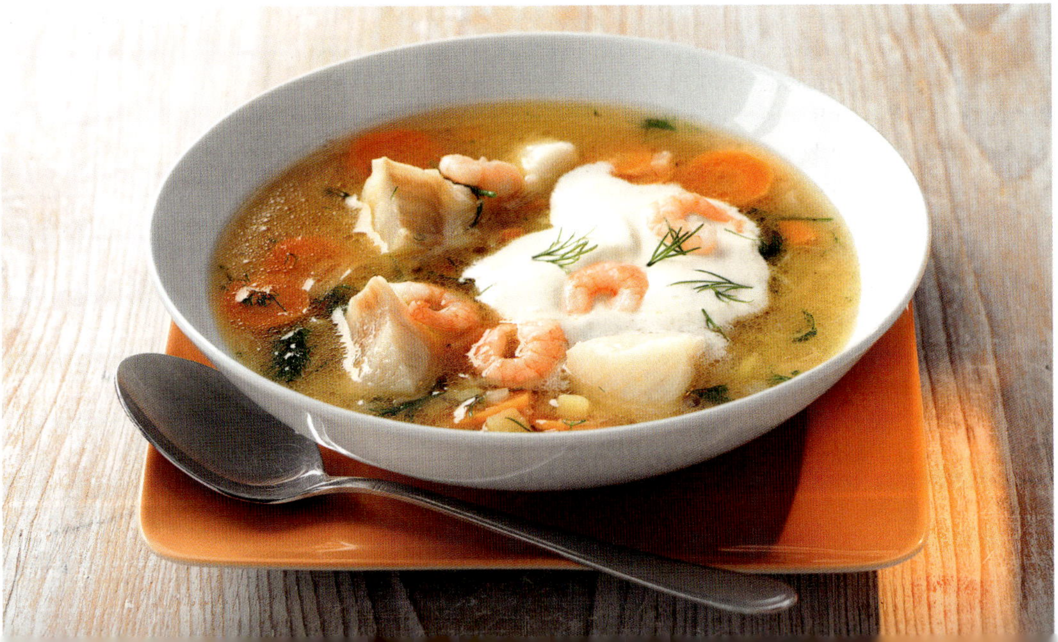

Meerbarbe im Kartoffelbett

Saison: ganzjährig

Zutaten für 1 Portion

1 filetierte Meerbarbe (etwa 175 g) | Meersalz | frisch gemahlener Pfeffer | 200 g mehlig kochende Kartoffeln | 1 Frühlingszwiebel | 1 kleine Zwiebel (etwa 25 g) | ½ unbehandelte Orange | 1 Tasse fettarme Milch | 1 EL Butter | 1 Prise Kardamom | ½ TL Schnittlauchröllchen | 1 TL Rapsöl | 1 TL Zitronensaft

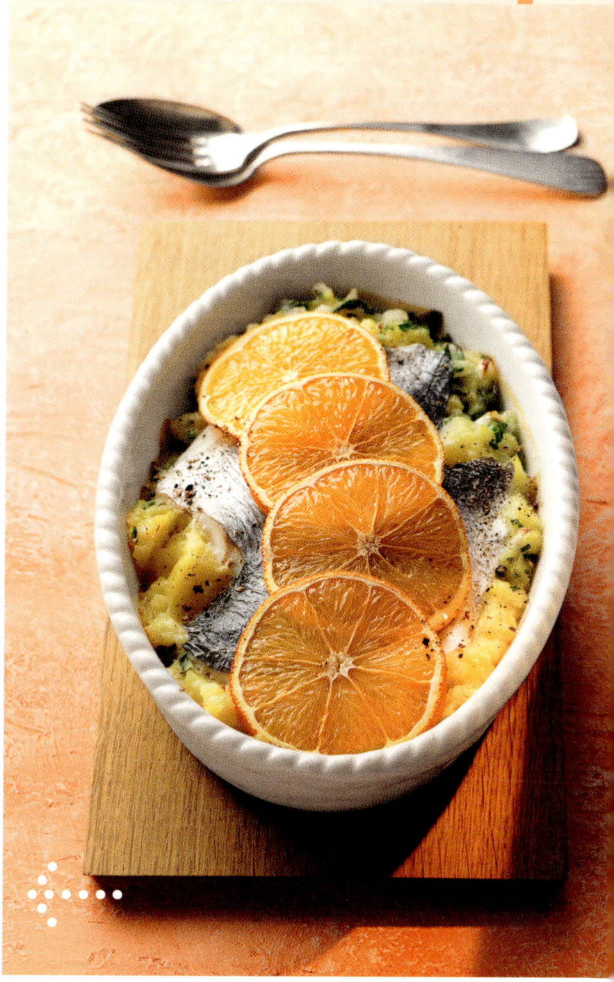

PORTION:

620 kcal | 2596 kJ | 21 g F | 49 g KH | 13 g E

1 Meerbarbenfilets gründlich unter kaltem Wasser waschen und mit Küchenkrepp trocken tupfen. Mit den Fingern vom Schwanzende aus über die Filets streichen, um zu prüfen, ob alle Gräten entfernt wurden. Eventuell noch vorhandene Gräten mit einer Pinzette herausziehen. Fisch von beiden Seiten salzen und pfeffern. Backofen auf 160 Grad vorheizen.

2 Die Kartoffeln schälen und vierteln. Die Frühlingszwiebeln waschen, putzen und in feine Ringe schneiden. Die Zwiebel schälen und fein würfeln. Die Orange waschen und mit Schale in dünne Scheiben schneiden.

3 Kartoffeln 5 Minuten in wenig Salzwasser garen. Verbliebenes Kochwasser abgießen und die Kartoffeln abdampfen lassen. Milch und Butter zufügen und alles zu Brei stampfen. Mit etwas Kardamom abschmecken. Die Zwiebelwürfelchen, Frühlingszwiebelringe und Schnittlauchröllchen unterziehen.

4 Eine ausreichend große Auflaufform mit Rapsöl auspinseln; den Kartoffelbrei hineingeben.

5 Das Fischfilets auf das Kartoffelpüree legen und leicht eindrücken. Mit Orangenscheiben bedecken und mit Zitronensaft beträufeln.

6 Im heißen Backofen 12–20 Minuten garen. Die letzten 3 Minuten auf Grillstufe schalten.

7 Den Fisch-Kartoffel-Auflauf auf vorgewärmten Tellern servieren.

TIPP

(Rote) Meerbarbenfilets schmecken ausgesprochen delikat und haben ein besonders zartes, aromatisches Fleisch. Doch natürlich eignen sich auch viele andere Fischsorten (wie zum Beispiel Rotbarsch, Goldbrasse oder Wolfsbarsch) für diese Mahlzeit – Hauptsache, sie werden frisch zubereitet.

Fisch-Risotto

Saison: ganzjährig

Zutaten für 1 Portion

150 g Seehechtfilet | 1 Tasse Wildreis | je 75 g Brokkoli und Blumenkohl | 1 kleine Möhre (etwa 60 g) | 1 Stängel Staudensellerie (etwa 40 g) | Meersalz | 1 mittelgroße Tomate (etwa 75 g) | 1 kleine Knoblauchzehe | 2 EL Rapsöl | 2 EL trockener Weißwein | 1 Salbeiblatt | 1 Prise geriebene Muskatnuss | frisch gemahlener Pfeffer aus der Mühle | 1 TL gehackte Petersilie

PORTION:
749 kcal | 3132 kJ | 25 g F | 75 g KH | 41 g E

1 Seehechtfilet unter kaltem Wasser abbrausen und mit Küchenkrepp abtupfen.

2 Den Wildreis nach Packungsanleitung garen.

3 Brokkoli und Blumenkohl waschen und in gleich große Röschen teilen (Stiele würfeln und beiseite stellen). Möhre schälen und würfeln. Staudensellerie waschen, putzen und in dünne Scheiben schneiden.

4 Das vorbereitete Gemüse (bis auf die gewürfelten Blumenkohl- und Brokkolistiele) in wenig Salzwasser etwa 5 Minuten bissfest garen.

5 Währenddessen Tomate waschen, entkernen und würfeln. Knoblauch schälen und fein hacken.

6 In einer Pfanne 1 EL Rapsöl erhitzen und den Knoblauch darin anschwitzen. Tomatenstücke zugeben und den Seehecht darauf betten. 1 EL Wein und das Salbeiblatt zufügen und den Fisch bei geschlossenem Deckel und geringer Hitze etwa 10 Minuten garen.

7 Stiele von Blumenkohl und Brokkoli mit Salzwasser bedeckt etwa 5 Minuten weich kochen. Das restliche Rapsöl sowie 1 EL Wein zugeben und alles mit dem Stabmixer pürieren. Mit Salz und Muskatnuss abschmecken. Gegebenenfalls etwas Wasser zugeben, bis die Konsistenz einer sämigen Kartoffelsuppe erreicht ist.

8 Die sämige Flüssigkeit mit dem Fisch und den Tomaten vorsichtig unter den Wildreis mengen, sodass der Fisch in etwa teelöffelgroße Stücke zerfällt; mit Salz und Pfeffer abschmecken. Alles bei schwacher Hitze und geschlossenem Deckel noch einmal 3 Minuten erhitzen.

9 Das Fisch-Risotto sofort auf einem vorgewärmten Teller anrichten und mit gehackter Petersilie garniert servieren. *Foto Seite 149 re.*

TIPP
Sie können aus dem Fisch-Risotto auch einen Auflauf zubereiten. Dazu füllen Sie den fertigen Risotto in eine ofenfeste Form, bestreuen ihn mit 75 g geriebenem Mozzarella und schieben alles für 6 Minuten in den heißen Backofen (180 Grad). Herausnehmen und heiß servieren.

Gegrillter Thunfisch

Saison: ganzjährig

Zutaten für 1 Portion

1 EL Rapsöl | 2 EL Olivenöl | 1 EL Weißwein | Saft von ½ Limette | 1 Thunfischscheibe (ca. 200 g) | 2 EL frischer Oregano | Meersalz | frisch gemahlener Pfeffer

PORTION:
790 kcal | 3309 kJ | 69 g F | 0 g KH | 31 g E

1 Für die Marinade Rapsöl mit 1 EL Olivenöl, Weißwein und Limettensaft (1 EL vorher abnehmen und beiseite stellen) in einem tiefen Teller sorgfältig miteinander verrühren. Thunfisch zunächst darin wenden, dann zugedeckt 1 Stunde in der Marinade kühl stellen.

2 Den Backofengrill auf 200 Grad vorheizen (oder den Holzkohlen- beziehungsweise Elektrogrill entsprechend vorbereiten).

3 Oregano mit dem verbliebenen Limettensaft und Olivenöl verrühren, salzen und pfeffern.

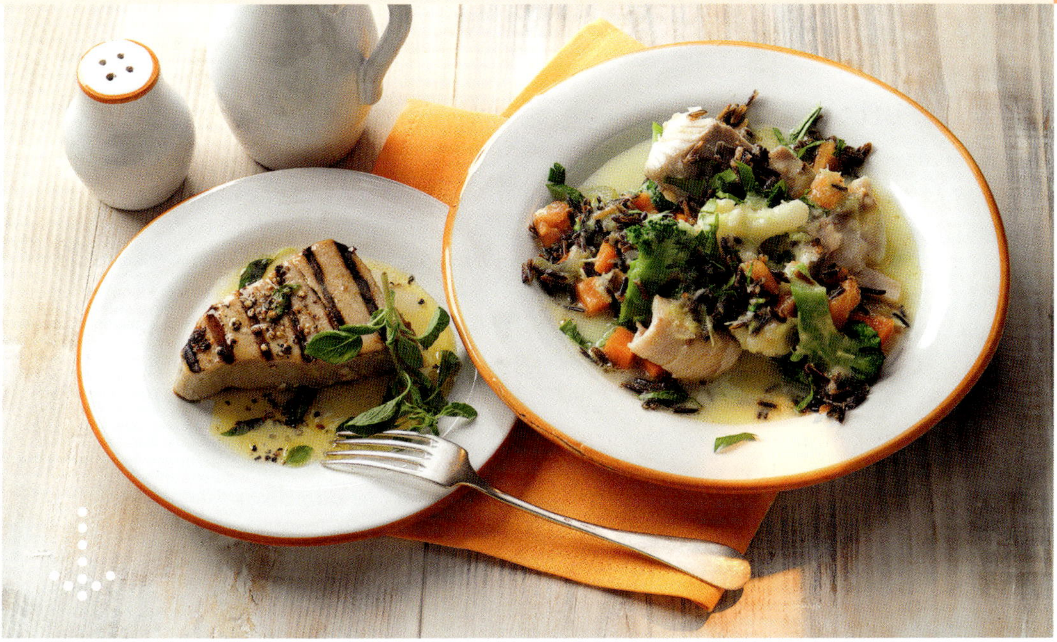

4 Die Thunfischscheibe aus der Marinade nehmen, abtropfen lassen und von jeder Seite etwa 4 Minuten grillen.

5 Sofort auf einem vorgewärmten Teller anrichten und mit Oregano-Sauce beträufeln.

TIPP
Dazu passt Baguette und ein knackiger Romanasalat mit Joghurt-Dressing (siehe Seite 158).

Makrelenröllchen

Saison: ganzjährig

Zutaten für 1 Portion

1 Tasse Naturreis (60 g) | Meersalz | 1 Makrelenfilet (ca. 200 g) | 1 Lauchzwiebel | 1 Stange Staudensellerie | 1 EL Rapsöl | 2 EL frisch gepresster Orangensaft | 1 TL getrockneter Rosmarin | 1 EL Walnüsse | frisch gemahlener Pfeffer

PORTION:
768 kcal | 3208 kJ | 44 g F | 47 g KH | 42 g E

1 Naturreis nach Packungsanleitung in Salzwasser bissfest garen. Den Backofen auf 190 Grad vorheizen.

2 Makrelenfilet unter kaltem Wasser abbrausen und mit Küchenkrepp abtupfen.

3 Lauchzwiebeln und Staudensellerie waschen, putzen und in ca. 1 cm dicke Scheiben schneiden.

4 Rapsöl in einem Topf erhitzen. Frühlingszwiebeln und Sellerie bei mittlerer Hitze darin glasig dünsten.

5 Den Topf von der Kochstelle nehmen. Den gegarten Naturreis, Orangensaft, Rosmarin und Walnüsse unterrühren. Nach Geschmack mit Salz und Pfeffer würzen. Die Mischung auf dem Makrelenfilet verteilen.

6 Das Makrelenfilet aufrollen und locker mit Bindfaden oder Küchengarn fixieren.

7 Das zusammengerollte Makrelenfilet mittig auf ein Backblech legen. Falls noch etwas von der Naturreis-Walnuss-Füllung übrig ist, diese um das Röllchen herum verteilen. Alles mit Alufolie bedecken und 25–30 Minuten im heißen Ofen garen.

8 Auf einem Teller anrichten und heiß servieren.

Gegrillter Hering

Saison: ganzjährig

Zutaten für 1 Portion

2 ausgenommene grüne Heringe (à ca. 100 g) | 2 TL gemahlener weißer Kümmel (Cumin) | Meersalz | frisch gemahlener Pfeffer | 1 unbehandelte Zitrone | 2 Knoblauchzehen | 1 EL Rapsöl | 4 EL gehackte glatte Petersilie | 2 Tomaten | 1 EL Olivenöl

PORTION:
595 kcal | 2489 kJ | 49 g F | 4 g KH | 18 g E

1 Heringe unter kaltem Waser gründlich abbrausen und mit Küchenkrepp trocken tupfen. Kümmel, Salz und Pfeffer mischen und die Fische damit rundum einreiben.

2 Die Zitrone gut waschen. Eine Hälfte auspressen, die andere Hälfte erst vierteln, dann in Scheiben schneiden. Den Knoblauch schälen und fein würfeln.

3 Für die Marinade das Rapsöl mit 2 EL Zitronensaft mischen. 2 EL gehackte Petersilie, die Hälfte des Knoblauchs sowie die restliche Kümmel-Salz-Pfeffer-Mischung unterrühren. Die Mischung in einen tiefen Teller geben und die Heringe zunächst darin wenden, dann zugedeckt 1 Stunde in der Marinade kühl stellen.

4 In der Zwischenzeit den Backofengrill auf 200 Grad vorheizen (oder den Holzkohlenbeziehungsweise Elektrogrill entsprechend vorbereiten). Die Tomaten waschen, trocken tupfen und halbieren. Dabei die grünen Stielansätze entfernen.

5 Die Tomatenhälften mit der Schnittfläche nach oben auf ein größeres Stück Alufolie legen. Pfeffern, salzen und die restliche gehackte Petersilie sowie den verbliebenen Knoblauch darauf verteilen. Mit Olivenöl beträufeln. Die Alufolie über den Tomatenhälften zusammenschlagen und gut verschließen.

6 Die Heringe und die Tomatenpäckchen in den heißen Ofen geben oder auf den Grill legen. Nach 7 Minuten den Fisch wenden und weitere 7 Minuten grillen.

7 Heringe und Tomaten in der Folie sofort auf vorgewärmten Teller servieren; die Tomatenpäckchen erst am Tisch öffnen.

TIPP
Dazu schmeckt Baguette oder ein Romanasalat mit Joghurt-Dressing (siehe Seite 158).

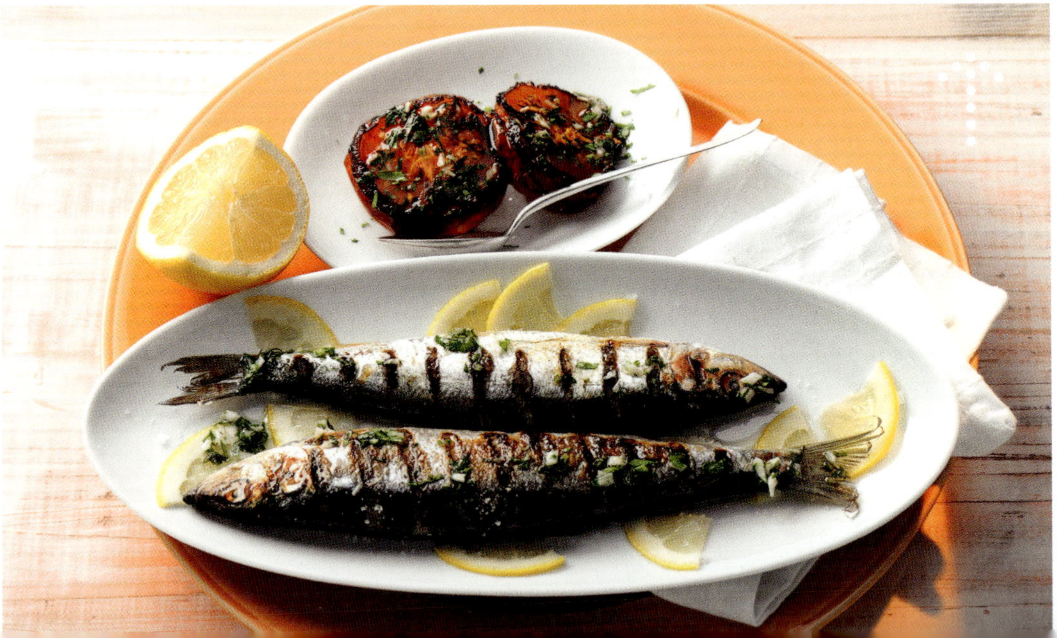

Sommerkrabben

Saison: ganzjährig, ideal Mai bis September

Zutaten für 1 Portion

1 unbehandelte Orange | 100 g Nordseekrabben | 1 kleine weiche Avocado (etwa 75 g) | 2 EL Joghurt (alternativ Dickmilch oder Kefir) | Meersalz | frisch gemahlener Pfeffer | 1 EL Zitronensaft | 1 TL fein gehackte Schalotte | 1 EL gehackte Petersilie | je 1 TL gehacktes Basilikum und gehackter Liebstöckel | 1 Prise gemahlener Rohrzucker | 1 Bund Rucola

PORTION:
328 kcal | 1369 kJ | 20 g F | 18 g KH | 22 g E

1 Orange dick schälen, sodass auch die weiße Innenhaut entfernt wird. Die einzelnen Filets mit einem spitzen Messer aus den Trennhäuten lösen und in kleine Stücke schneiden. Den Saft dabei auffangen. Orangenstücke, Orangensaft und Krabbenfleisch vermengen.

2 Avocado schälen, halbieren und entsteinen. Eine Hälfte in mittelgroße Würfel schneiden und zum Krabbenfleisch geben. Die andere Hälfte pürieren.

3 Für die Vinaigrette das Avocadopüree mit Joghurt, Salz, Pfeffer, Zitronensaft, Schalotte, jeweils der Hälfte der Kräuter und Rohrzucker vermengen und abschmecken.

4 Rucola waschen, verlesen und trockenschleudern. Ein Drittel davon in feine Streifen schneiden und vorsichtig unter das Krabbenfleisch mengen. Den restlichen Rucola als Salatbett auf einem Teller auslegen.

5 Die Hälfte der Avocado-Joghurt-Vinaigrette unter die Krabben mengen und diese auf dem Salatbett anrichten. (Die restliche Vinaigrette in einem Schraubglas im Kühlschrank aufbewahren und am nächsten Tag für einen Blattsalat aufbewahren). Die Sommerkrabben mit den verbliebenen gehackten Kräutern garnieren.

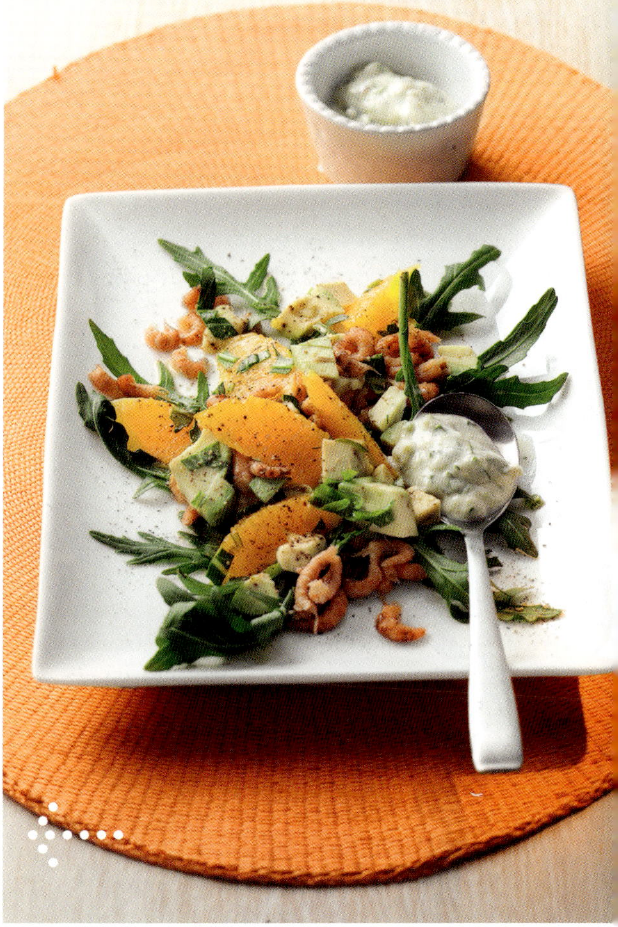

TIPP

Am besten schmeckt dieses Gericht mit frischen Nordseekrabben, die im Geschmack intensiver sind als Tiefseekrabben. Wenn Sie TK-Krabben verwenden, tauen Sie sie zunächst in einem Sieb auf, spülen sie anschließend kurz unter fließendem kaltem Wasser ab und lassen sie dann gründlich abtropfen.

Anstelle der Nordseekrabben können Sie auch Flusskrebsschwänze verwenden, wodurch der »Sommersalat« allerdings ein klein wenig kalorienreicher wird (350 kcal | 1461 kJ | 26 g F | 18 g KH | 21 g E).

Flusskrebse mit Wildreis

Saison: ganzjährig

Zutaten für 1 Portion

50 g Wildreis | 50 g Flusskrebsfleisch (aus dem Kühlregal) | 75 g Weißkohl | 1 kleine Schalotte | 1 kleine Knoblauchzehe | 1 EL Rapsöl | 50 ml Gemüsebrühe oder -fond | 25 g Sojasprossen | Meersalz | frisch gemahlener Pfeffer | 1 EL Sojasauce

PORTION:
356 kcal | 1491 kJ | 12 g F | 46 g KH | 14 g E

1 Wildreis nach Packungsanweisung in Salzwasser garen.

2 Flusskrebse in einem Sieb kalt abspülen und gut abtropfen lassen.

3 Den Weißkohl waschen und in sehr feine Streifen hobeln. Die Schalotte schälen und in dünne Ringe schneiden. Den Knoblauch ebenfalls schälen und fein hacken.

4 Das Rapsöl in einem Wok oder einer tiefen Pfanne erhitzen und die Schalotten und den Knoblauch darin schwach anbraten. Den gegarten Wildreis unter ständigem Rühren einige Minuten mitbraten.

5 Den gehobelten Weißkohl unterheben, Gemüsebrühe angießen und alles bei geschlossenem Deckel und geringer Hitze 5–7 Minuten dünsten. Ab und zu umrühren.

6 Flusskrebse und Sojasprossen unter die Reismasse heben, den Deckel wieder aufsetzen und das Ganze weitere 3 Minuten dünsten. Mit Salz, Sojasauce und Pfeffer abschmecken.

TIPP
Sie verleihen dem Wok-Gericht eine fruchtige Note, indem Sie am Ende der Garzeit eine Hand voll frische Ananaswürfel oder Orangenfilets in den Reis rühren und kurz erhitzen.

Garnelen-Muffins

Saison: ganzjährig

Zutaten für 1 Portion

200 g Kartoffeln | 1 Zwiebel (etwa 70 g) | 2 EL Rapsöl | Meersalz | 100 g Garnelenfleisch | ½ Rosmarinzweig | 3 Blättchen Zitronenmelisse | 1 EL Zitronensaft | ½ TL gehackter Liebstöckel | 1 EL Vollkornpaniermehl | frisch gemahlener Pfeffer

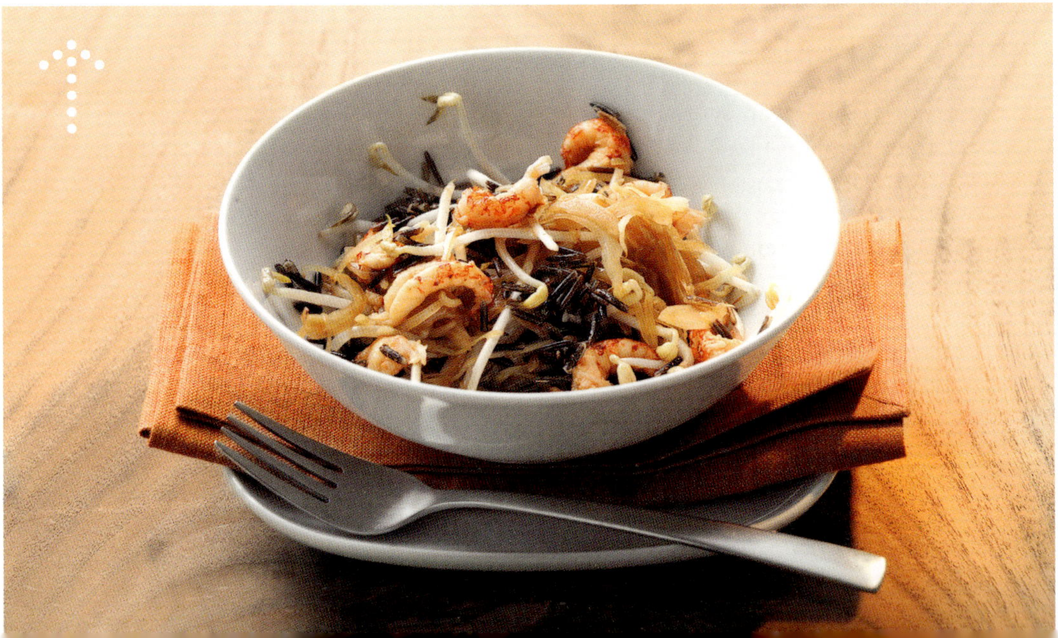

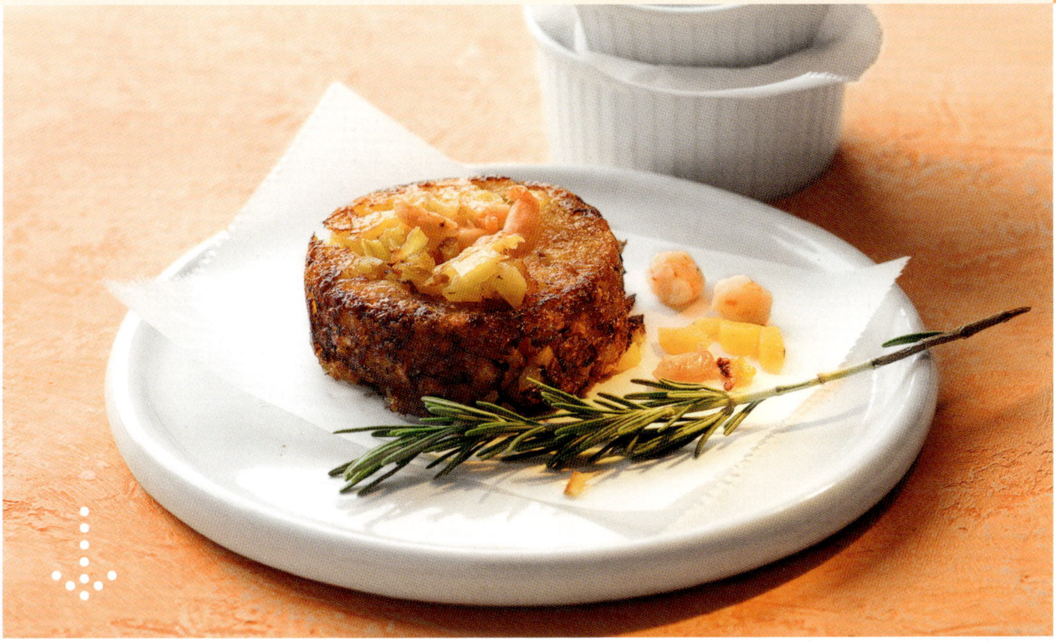

PORTION:
500 kcal | 2093 kJ | 22 g F | 48 g KH | 26 g E

1 Kartoffeln und Zwiebeln schälen und in große Würfel schneiden. Mit 1 EL Rapsöl und ½ TL Salz in einer Schüssel vermengen. Den Backofen auf 160 Grad vorheizen.

2 Garnelenfleisch in einem Sieb kalt abspülen, gut abtropfen lassen und grob hacken. Rosmarinnadeln im Mörser zerstoßen. Zitronenmelisseblätter fein hacken. Mit dem Garnelenfleisch, dem Zitronensaft und dem gehackten Liebstöckel vermengen.

3 Eine kleine feuerfeste Auflaufform (ca. 200 ml) dünn mit Öl auspinseln und mit Paniermehl ausschwenken, sodass Wände und Boden gleichmäßig damit bedeckt sind.

4 Die Auflaufform mit dem Zwiebel-Kartoffel-Mix füllen; dabei die Mitte der Form frei lassen. Garnelenfleisch in die Mitte geben und mit etwas Kartoffelhack bedecken. Die Masse leicht mit einem Löffel andrücken.

5 Im heißen Ofen etwa 40 Minuten garen. Auf einen Teller stürzen, pfeffern und sofort servieren.

TIPP

Variieren Sie das Gericht ganz nach Ihrem persönlichen Geschmack: Statt des Garnelenfleischs können Sie auch Flusskrebse, Thunfisch oder Lachs verwenden. Sehr gut schmeckt dazu auch Apfelmus – auch wenn diese Kombination zunächst ungewöhnlich scheint. Hier das Rezept für 2 Portionen Apfelmus: 250 g leicht säuerlich schmeckende Äpfel (z. B. Boskop) schälen, entkernen und in kleine Würfel schneiden. Mit 1 EL Zitronensaft beträufeln und mit 2–3 EL Wasser sowie 25 g gemahlenem Rohrzucker in einen Topf füllen. Zugedeckt aufkochen lassen, den Deckel abnehmen und die Äpfel bei kleinster Temperatur ca. 10 Minuten weich kochen. Hin und wieder umrühren. Wenn die Äpfel zu zerfallen beginnen, den Topf vom Herd nehmen, die Masse abkühlen lassen und mit dem Stabmixer pürieren. Das Apfelmus bleibt in einem verschlossenen Schraubglas im Kühlschrank 2–3 Tage frisch, Sie können daher auch gut gleich eine größere Portion zubereiten und diese am nächsten Tag als Dessert essen.

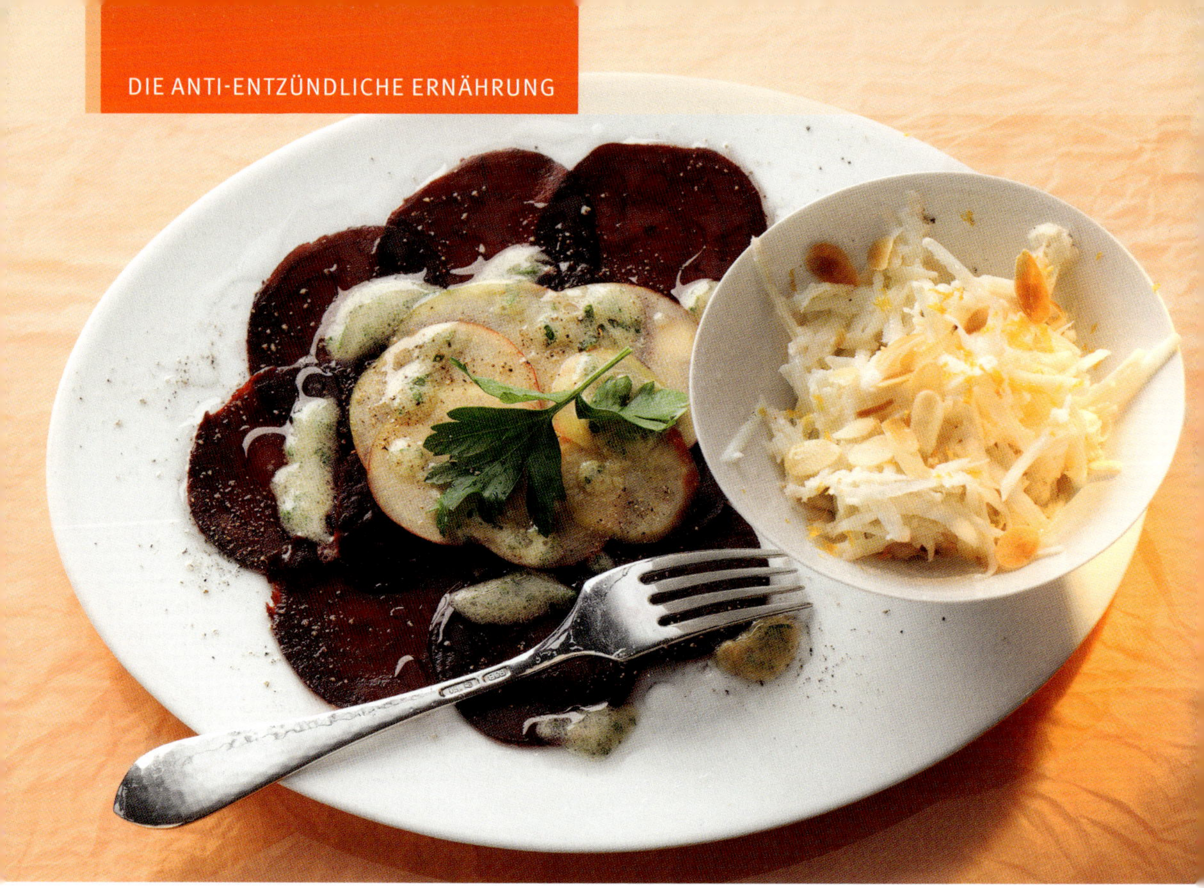

Salate, Suppen und Vegetarisches

FRISCHES GEMÜSE DER SAISON ist eine der wichtigsten Säulen der anti-entzündlichen Ernährung. Mit folgenden Rezepten können Sie richtig durchstarten. Dabei entscheiden Sie selbst, ob Sie ein Gericht als Hauptmahlzeit oder als vitalstoffreiche Beilage zu Fleisch oder Fisch essen. Abends sollten Sie eine vegetarische Mahlzeit nicht zu spät einnehmen. Dies gilt vor allem für Salate, Rohkost und Gerichte mit Soja, ganz besonders auch für Kohl und Hülsenfrüchte. Weil sie relativ lange im Magen bleiben, empfiehlt es sich, diese Speisen zum Mittagessen zu genießen.

Die optimale Zeit fürs Abendessen liegt zwischen 18 und 20 Uhr. So haben Magen und Darm genug Zeit, die aufgenommene Nahrung zu verdauen, bevor der Stoffwechsel in den nächtlichen Spar- und Schlafmodus umschaltet. Essen Sie zu spät, kann es sein, dass der Schlaf ausbleibt, weil die Verdauung noch in vollem Gange ist. Und noch etwas spricht für ein frühes Abendessen: Je früher Sie Ihre Abendmahlzeit zu sich nehmen, desto mehr Zeit bleibt dem Organismus für die nächtliche Fettverbrennung. Und das macht sich auch bei der Figur bemerkbar.

Sellerie-Rohkost

Saison: ganzjährig, ideal November bis April

Zutaten für 1 Portion

½ Sellerieknolle (etwa 200 g) | ½ Apfel | 2 EL frisch gepresster Ananas- oder Orangensaft (ersatzweise Biofertiggetränk) | 1 EL saure Sahne | 1 Prise gemahlener Rohrzucker | Meersalz | frisch gemahlener Pfeffer | 1 TL gehobelte Mandeln | ½ TL geriebene Schale von 1 unbehandelten Orange

PORTION:
150 kcal | 628 kJ | 56 g F | 15 g KH | 6 g E

1 Sellerieknolle und Apfel schälen. Beides auf der Gemüsreibe mittelfein raspeln und in einer Schüssel miteinander vermengen.
2 Für das Dressing Orangen- und Ananassaft mit der sauren Sahne glatt rühren. Mit gemahlenem Rohrzucker, Salz und Pfeffer abschmecken. Über die Apfel-Sellerie-Raspel geben und alles gut miteinander vermengen.
3 Die gehobelten Mandeln in einer beschichteten Pfanne ohne Fett goldgelb rösten, bis sie zu duften beginnen. Auf den Salat streuen und alles mit geriebener Orangenschale garnieren.
Foto Seite 154 re.

Rote-Bete-Teller

Saison: Juli bis November

Zutaten für 1 Portion

2 Rote Beten (etwa 250 g) | Meersalz | 1 TL Walnussöl | 1 TL Rapsöl | 1 TL Apfelessig | ½ TL mittelscharfer Senf | frisch gemahlener Pfeffer | 1 süßsaurer Apfel (etwa 125 g) | ½ TL gehackte glatte Petersilie

PORTION:
279 kcal | 1168 kJ | 11 g F | 38 g KH | 5 g E

1 Von den Roten Beten vorsichtig Wurzeln und Blätter entfernen. Dabei aufpassen, dass die Knolle nicht »verletzt« wird, sonst verliert sie beim Kochen an Flüssigkeit. Rote Beten waschen (aber nicht schälen) und in leicht gesalzenem Wasser 45–60 Minuten gar kochen; sie sollten gerade noch Biss haben (Gabelprobe).
2 Die abgekühlten Roten Beten schälen und in ganz dünne Scheiben schneiden (dabei tragen Sie am besten Einweghandschuhe, da der Saft sehr stark färbt).
3 Einen Vorspeisenteller dünn mit Walnussöl einstreichen und die Rote-Bete-Scheiben kreisförmig darauf verteilen.
4 In einem kleinen Schüsselchen das restliche Walnussöl mit Rapsöl, Apfelessig und Senf zu einer Vinaigrette rühren; mit Salz und Pfeffer abschmecken. Die Rote-Bete-Scheiben dünn damit bestreichen.
5 Den Apfel waschen (aber nicht schälen) und das Kerngehäuse herausstechen. Das Fruchtfleisch in hauchdünne Scheiben schneiden. Die Apfelscheiben kreisförmig auf die Roten Beten legen und alles mit der restlichen Vinaigrette beträufeln. Mit gehackter Petersilie garnieren.
Foto Seite 154 li.

Tipp
Rote Beten schmecken auch als Beilage gut. Dazu putzen Sie das Gemüse zunächst wie im Rezept beschrieben, garen es (das Gemüse sollte ein wenig mehr Biss haben als für den Rote-Bete-Teller) und schneiden es dann in Scheiben. 1 Schalotte schälen, würfeln und in 1 EL Rapsöl anschwitzen. Die Rote-Bete-Scheiben zugeben und mit etwas frisch gepresstem Zitronensaft, Salz, Pfeffer und einer Prise gemahlenem Rohrzucker würzen. Das Ganze etwa 10 Minuten auf schwacher Hitze garen und heiß servieren. Das Gemüse schmeckt vor allem zu Rind- und Lammfleischgerichten.

Linsensalat

Saison: ganzjährig

Zutaten für 1 Portion

75 g getrocknete braune Linsen | 2 Tassen Gemüsebrühe | 75 g Pilze der Saison (z. B. Champignons) | 4 Cherrytomaten | 2 Frühlingszwiebeln | 1 EL Traubenkernöl | 1 Thymianzweig | 1 TL Schnittlauchröllchen | ½ TL gehacktes frisches Basilikum | 1 TL Zitronensaft | Meersalz | frisch gemahlener Pfeffer

PORTION:
200 kcal | 833 kJ | 11 g F | 15 g KH | 10 g E

1 Linsen verlesen und in frischem Wasser einige Minuten quellen lassen (nicht über Nacht einweichen lassen). Quellwasser wegschütten und Linsen kalt abbrausen.
2 Die Linsen in der Gemüsebrühe zum Kochen bringen und bei schwacher Hitze etwa 30 Minuten garen. Abschütten.
3 Pilze putzen und in Scheiben schneiden. Die Cherrytomaten waschen und vierteln. Frühlingszwiebeln waschen und in Ringe schneiden.
4 Traubenkernöl in einer beschichteten Pfanne erhitzen und die Pilze kurz darin anbraten. Frühlingszwiebeln, Cherrytomaten und Thymian zugeben. Auf kleiner Flamme einige Minuten ziehen lassen.
5 Linsen, Schnittlauchröllchen und gehacktes Basilikum zugeben und alles vorsichtig vermengen. Mit Zitronensaft, Salz und Pfeffer abschmecken. Warm oder kalt servieren.

Lombardischer Bohnensalat

Saison: ganzjährig

Zutaten für 1 Portion

75 g getrocknete weiße Bohnenkerne | 1 Schalotte | 1 EL Weißweinessig | 1 TL Rapsöl | 1 TL natives Olivenöl | Meersalz | frisch gemahlener Pfeffer | 1 EL gehackte frische Petersilie

PORTION:
280 kcal | 1172 kJ | 11 g F | 20 g KH | 17 g E

1 Die Bohnenkerne über Nacht in reichlich ungesalzenem Wasser einweichen.
2 Bohnenkerne im Einweichwasser langsam zum Kochen bringen und bei kleiner Hitze garen. Weil das abhängig vom Frischegrad der Bohnenkerne zwischen 45 und 120 Minuten

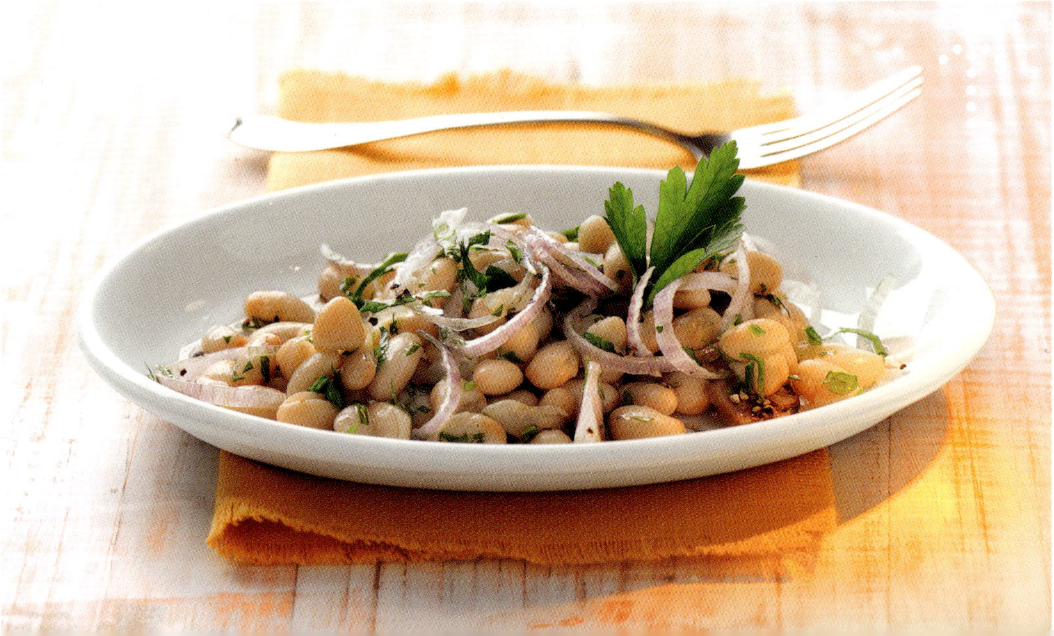

dauern kann, nach einer Dreiviertelstunde regelmäßig testen, ob die Kerne schon weich sind. Bohnenkerne abschütten.

3 Schalotte schälen und fein würfeln.

4 Weißweinessig und beide Öle verquirlen; mit Salz und Pfeffer würzen. Schalottenwürfel und gehackte Petersilie zugeben und alles mit den Bohnenkernen vermengen. Den Salat mindestens 10 Minuten ziehen lassen und lauwarm oder kalt servieren.

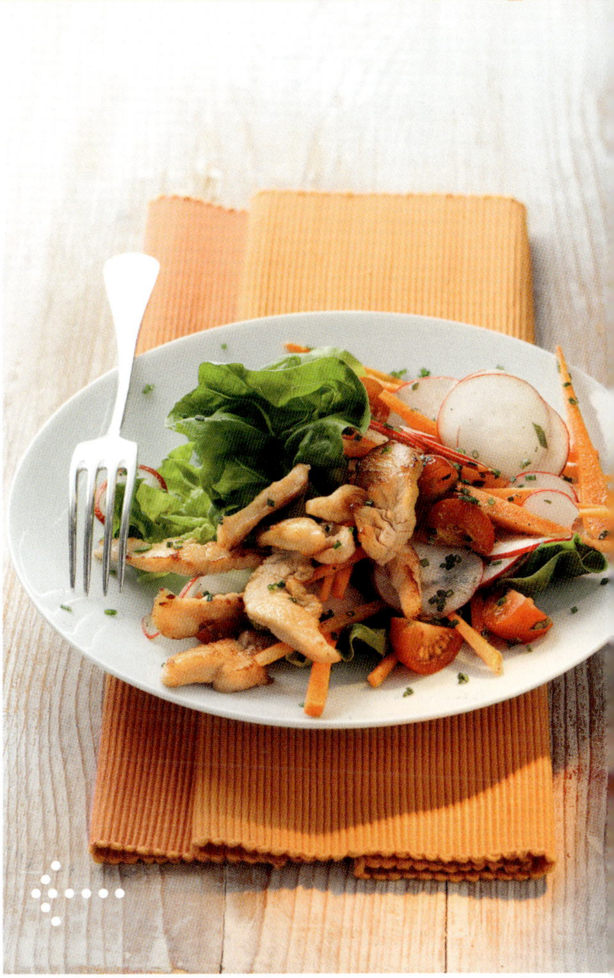

Salat mit Putenbruststreifen

Saison: ganzjährig

Zutaten für 1 Portion

½ Kopfsalat | 4 Cherrytomaten (etwa 80 g) | ½ Möhre | 2 Radieschen | 1 kleine Schalotte | 1 EL Traubenkernöl | 1 TL Weißweinessig | 1 Prise gemahlener Rohrzucker | ½ TL mittelscharfer Senf | 1 EL Apfelsaft | ½ TL gehackte Petersilie | ½ TL Schnittlauch | Meersalz | frisch gemahlener Pfeffer | 200 g Putenbrust | 2 EL Rapsöl

PORTION:
550 kcal | 2299 kJ | 33 g F | 10 g KH | 53 g E

1 Kopfsalat verlesen, waschen und trocken schleudern. Cherrytomaten waschen und vierteln, Möhre schälen und in feine Streifen schneiden. Radieschen waschen und in dünne Scheiben schneiden; alles vermengen.

2 Schalotte schälen und fein hacken. In einem kleinen Schüsselchen aus Traubenkernöl, Essig, Zucker, Senf, Apfelsaft, Schalottenwürfelchen, gehackter Petersilie und Schnittlauchröllchen eine Vinaigrette anrühren; nach Geschmack mit Salz und Pfeffer abschmecken. Vinaigrette über den Salat geben und vorsichtig unterheben.

3 Die Putenbrust in etwa 2 cm breite Streifen schneiden. Das Rapsöl in einer beschichteten Pfanne erhitzen und das Fleisch darin unter Wenden goldgelb braten.

4 Den Salat auf einem Teller anrichten und die warmen Putenstreifen daraufgeben.

TIPP

Sie können für dieses Rezept – je nach Saison – jeden Salat verwenden. Bei etwas herberen Sorten (beispielsweise Endivien oder Radicchio) bringen Sie einfach etwas mehr Süße in die Vinaigrette, indem Sie zum Beispiel 1 TL (kernfreie) Konfitüre oder Sirup zufügen. Sehr gut schmeckt dazu zum Beispiel Limettensirup oder Kirschkonfitüre.

Romanasalat mit Joghurt-Dressing

Saison: ganzjährig, ideal Oktober bis Februar

Zutaten für 1 Portion

½ Romanasalat | 1 kleine Knoblauchzehe | 2 EL fettarmer Biojoghurt | ½ TL Estragonsenf | 1 TL Tomatenmark | 1–2 TL Olivenöl | 2 Msp. gemahlener Rohrzucker | Meersalz | frisch gemahlener weißer Pfeffer

PORTION:
142 kcal | 594 kJ | 12 g F | 5 g KH | 4 g E

1 Romanasalat waschen und trocken schleudern. Knoblauch schälen und fein hacken.
2 Die Salatblätter quer in Streifen schneiden; je fester die Blätter zum Strunk hin werden, desto schmaler werden die Streifen.
3 In einer Salatschüssel aus Joghurt, Estragonsenf, Tomatenmark, Öl, gemahlenem Rohrzucker, Salz, Pfeffer und Knoblauchwürfelchen ein würzig-mildes Dressing rühren.
4 Die Salatstreifen zugeben, aber erst unmittelbar vor dem Servieren vorsichtig mit dem Dressing vermengen.

Chicorée-Schiffchen mit Thunfisch

Saison: ganzjährig, ideal September bis November

Zutaten für 1 Portion

2 mittelgroße Chicorée (etwa 175 g) | ½ Becher fettarmer Biojoghurt | 1 EL Rapsöl | 1 EL Apfelsaft | 1 TL Apfelessig | ½ TL gehackte Kapern | ½ TL gehackter Liebstöckel | ½ TL gehackter Dill | Meersalz | frisch gemahlener Pfeffer | ½ Apfel | 1 Dose Thunfisch im eigenen Saft | 1 Schalotte

PORTION:
310 kcal | 1294 kJ/ 12 g F | 20 g KH | 31 g E

1 Die Chicorée von unschönen äußeren Blättern und dem Strunk befreien. Einzelne Blätter ablösen, gegebenenfalls den unteren Blattteil mit einem Messer abschneiden. Den inneren Teil mit den kleiner werdenden Blättern an einem Stück belassen und der Länge nach in feine Streifen schneiden. Chicorée waschen und trocken schleudern.
2 Aus Joghurt, Rapsöl, Apfelsaft, Apfelessig, Kapern, Liebstöckel und Dill eine Sauce anrühren; mit Salz und Pfeffer abschmecken.

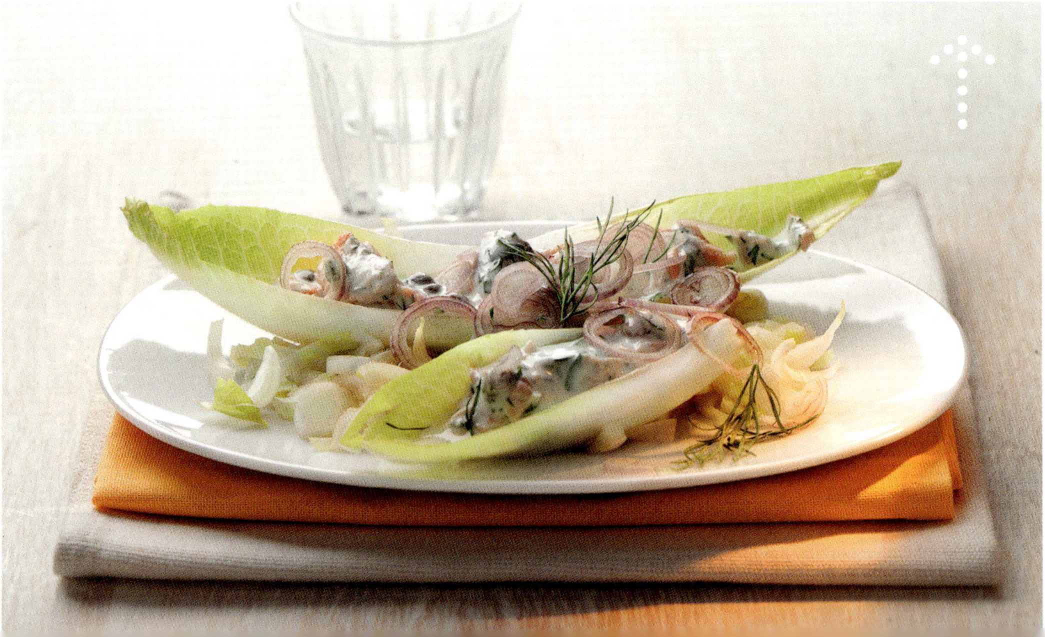

3 Den Apfel schälen, vierteln und vom Kerngehäuse befreien. Das Fruchtfleisch in kleine Würfel schneiden. Zusammen mit dem abgetropften und mit der Gabel leicht zerpflückten Thunfisch unter die Sauce geben.
4 Die Schalotte schälen und in sehr feine Ringe schneiden.
5 Auf einem großen Teller ein Bett aus den feinen Chicoréestreifen legen. Die größeren Chicoréeblätter als »Schiffchen« daraufsetzen.
6 Den Joghurt-Thunfisch-Mix auf die Schiffchen verteilen und zum Schluss alles mit Schalottenringen garnieren.

Feldsalat mit Kartoffelcroûtons

Saison: ganzjährig, ideal Oktober bis April

Zutaten für 1 Portion
100 g festkochende Kartoffeln | 1 EL Rapsöl | Meersalz | 1 kleine Schalotte | 1/4 Apfel | 75 g Feldsalat | 2 EL Traubenkernöl | 1 EL Weißweinessig | 1 Msp. gemahlener Rohrzucker | frisch gemahlener Pfeffer

PORTION:
365 kcal | 1524 kJ | 29 g F | 21 g KH | 4 g E

1 Für die Croûtons die Kartoffeln schälen und in etwa 1x1 cm große Würfel schneiden
2 Die Kartoffelwürfel in einer beschichteten Bratpfanne bei mittlerer Hitze in Rapsöl rundherum etwa 10 Minuten braten, bis sie schön goldgelb und knusprig sind. Das Fett abtropfen lassen und die Kartoffelwürfelchen leicht salzen.
3 Schalotte schälen und fein würfeln. Den Apfel ebenfalls schälen, das Kerngehäuse entfernen und das Fruchtfleisch in feine Würfel schneiden.
4 Feldsalat gründlich waschen, verlesen und trocken schleudern.
5 Aus Traubenkernöl, Weißweinessig, Zucker und Salz eine Vinaigrette anrühren. Schalotten- und Apfelwürfelchen zugeben.
6 Feldsalat auf einem Teller verteilen und mit Vinaigrette beträufeln. Kartoffelcroûtons auf dem Salatbett anrichten. Nach Geschmack pfeffern.

TIPP
Die Vinaigrette passt zu allen Salaten, insbesondere zu leicht bitteren Sorten wie Chicorée und Endiviensalat. Anstatt mit Traubenkernöl können Sie den Salat auch mit kalt gepresstem Olivenöl zubereiten. Wer gern reichlich Vinaigrette am Salat hat, verlängert sie mit Apfelsaft.

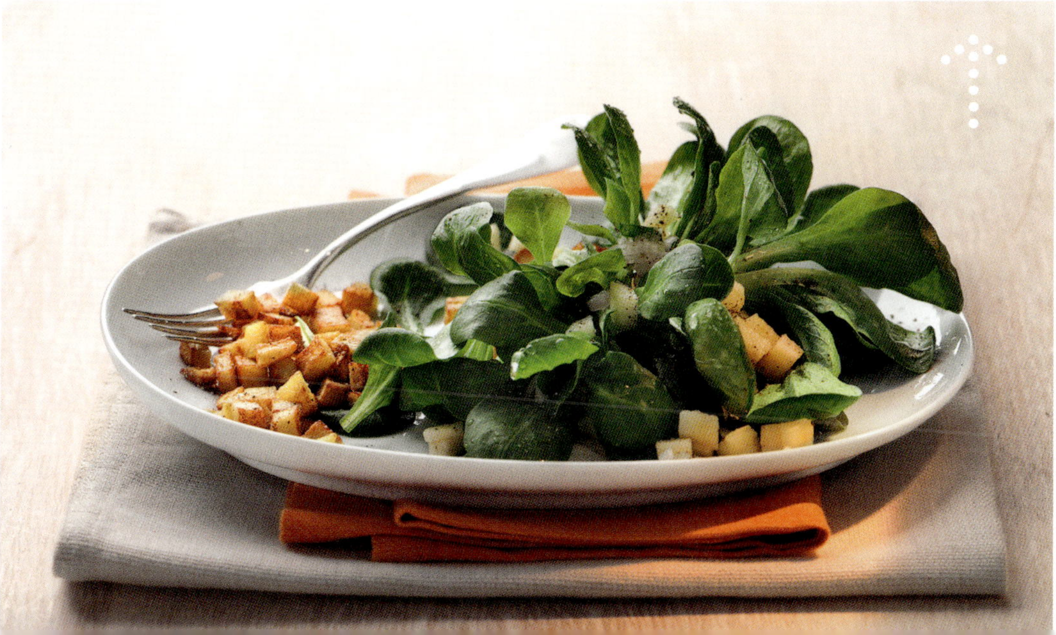

Waldorfsalat

Saison: April bis Ende Mai

Zutaten für 1 Portion

1–2 Stangen Staudensellerie | 30 g Sellerieknolle | 1 großer oder 2 kleine Äpfel (oder Birnen) | Saft von ½ Zitrone | 20 g gehackte Walnüsse | etwas flüssiger Süßstoff oder ½ TL gemahlener Rohrzucker | 1 Scheibe Vollkorntoast

PORTION:
313 kcal | 1310 kJ | 15 g F | 27 g KH | 7 g E

1 Staudensellerie putzen und waschen. Knollensellerie ebenfalls gut waschen und schälen.

2 Apfel beziehungsweise Birne schälen und vom Kerngehäuse befreien. Das Fruchtfleisch würfeln und sofort mit Zitronensaft beträufeln, damit es nicht braun wird.

3 Den Staudensellerie in feine Scheiben schneiden und zu den Fruchtwürfeln geben.

4 Die Sellerieknolle raspeln und mit den gehackten Walnüsssen ebenfalls untermischen.

5 Den Salat mit flüssigem Süßstoff oder Rohrzucker abschmecken.

6 Vollkorntoast nach Geschmack toasten und zum Salat servieren.

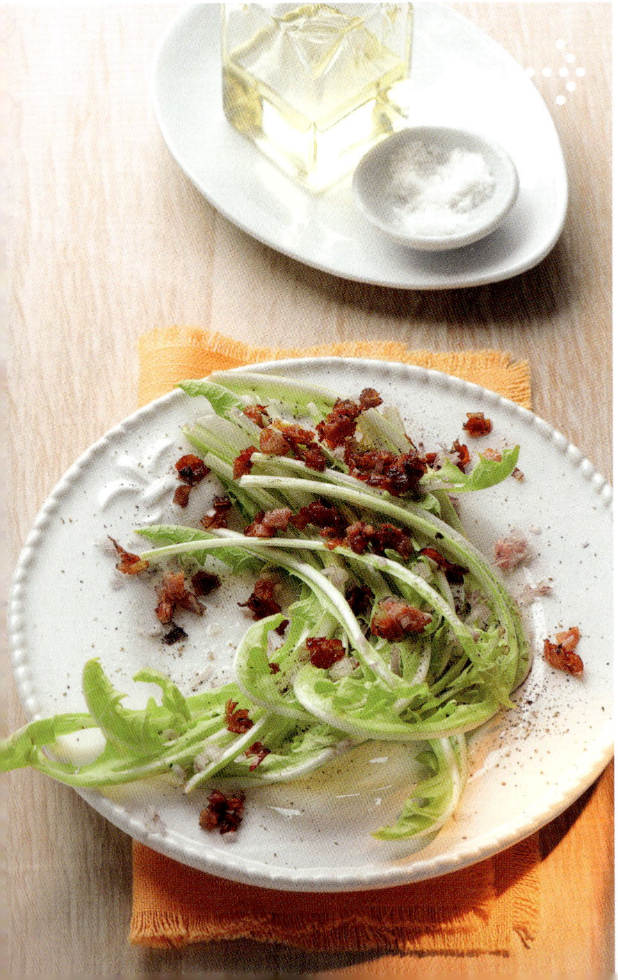

Löwenzahnsalat

Saison: April bis Ende Mai

Zutaten für 1 Portion

1 Staude Löwenzahn | 1 Scheibe Schinkenspeck (ca. 20 g) | 1 Zwiebel | 1 EL kalt gepresstes Olivenöl | 1 EL Weißweinessig | 1 Msp. mittelscharfer Senf | Meersalz | frisch gemahlener weißer Pfeffer

PORTION:
160 kcal | 670 kJ | 12 g F | 4 g KH | 8 g E

1 Löwenzahn waschen, verlesen und gut abtropfen. Die Blätter quer in schmale Streifen schneiden und in eine Salatschüssel geben.

2 Die Zwiebel abziehen und fein würfeln.

3 Für das Dressing in einer kleinen Schüssel Olivenöl, Weißweinessig und Senf zu einer cremigen Sauce verrühren. Mit Salz und Pfeffer abschmecken. Zwiebelwürfelchen unterheben.

4 Das Dressing über den Salat geben und vor dem Servieren etwa 10 Minuten ziehen lassen.

5 Den Schinkenspeck in Würfel schneiden und in einer beschichteten Pfanne ohne Fett knusprig braten. Auf Küchenkrepp abkühlen lassen und kurz vor dem Servieren über den Löwenzahnsalat streuen.

Vegetarisches Carpaccio

Saison: ganzjährig

Zutaten für 1 Portion

1 Möhre | 1/4 Salatgurke | 4 Radieschen | 1 Strauchtomate | 1 EL Pinienkerne | 1 kleine Knoblauchzehe | 1 EL Olivenöl | 1 EL Rapsöl | 1–2 TL Weißweinessig | frisch gemahlener Pfeffer | Meersalz | 4 Blatt Basilikum | 2 EL geriebener Grana Padano

PORTION:
417 kcal | 1746 kJ | 39 g F | 22 g KH | 15 g E

1 Möhre und Gurke schälen. Radieschen waschen und putzen. Tomate waschen und halbieren. Eine Tomatenhälfte und das restliche Gemüse in dünne Scheiben schneiden und auf einem Teller auslegen. Die zweite Tomatenhälfte entkernen.
2 Pinienkerne ohne Fett in einer Pfanne anrösten und auf die Gemüsescheiben streuen.
3 Zweite Tomatenhälfte entkernen und würfeln. Knoblauch schälen, fein hobeln, mit den Tomatenwürfeln mischen und auf das Gemüse geben.
4 Aus den Ölen, Weißweinessig und Salz eine Vinaigrette anrühren; auf das Gemüse träufeln.
5 Zum Schluss alles mit Grana Padano bestreuen und mit Basilikumblättchen garnieren.

Kartoffelsalat mit Walnüssen

Saison: ganzjährig

Zutaten für 1 Portion

100 g Kartoffeln | Meersalz | 1 Tomate | 1/2 Salatgurke | 1/2 rote Paprikaschote | 1 Prise Rosmarin | frisch gemahlener Pfeffer | 1/8 l Gemüsebrühe | 1 EL Weinessig | 1 EL Walnussöl | einige Salatblätter | 1/2 hartgekochtes Ei | 8 halbe Walnusskerne

PORTION:
380 kcal | 1591 kJ | 26 g F | 23 g KH | 11 g E

1 Kartoffeln waschen und mit der Schale in Salzwasser etwa 15 Minuten gar kochen. Abkühlen lassen, schälen und in Scheiben schneiden.
2 Tomate waschen, Gurke schälen und beides in dicke Scheiben schneiden. Paprikaschote waschen, putzen und in Streifen schneiden.
3 Die Kartoffeln mit Rosmarin, Pfeffer und Salz würzen. Mit heißer Gemüsebrühe übergießen, Weinessig und Walnussöl untermischen und alles 15 Minuten ziehen lassen.
4 Salatblätter waschen, trocken schleudern und eine große Schüssel damit auslegen.
5 Das Ei hart kochen, abschrecken, schälen und in Scheiben schneiden.
6 Kartoffelsalat, Gemüse und Ei auf den Salat betten. Mit Walnusskernen garnieren.

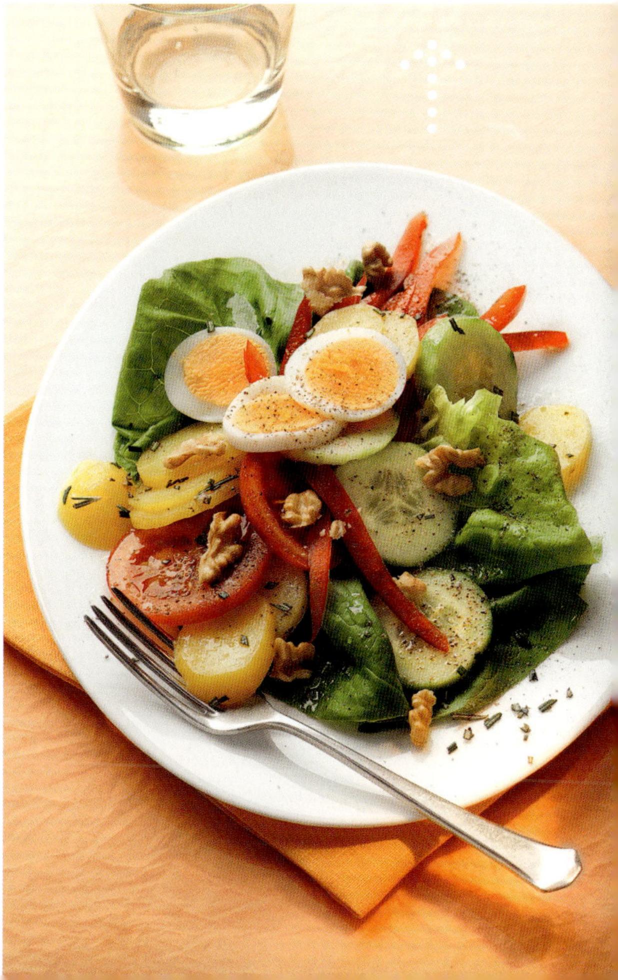

Avocadosalat mit Pilzen

Saison: ganzjährig, ideal Mai bis September

Zutaten für 1 Portion

1 EL Pinienkerne | 50 g Champignons | einige Blätter Endiviensalat | 1 kleine reife Avocado (etwa 75 g) | Saft von ½ Zitrone | 1 EL Olivenöl | ½ TL zerstoßene Koriandersamen | ½ TL Honig | ½ Knoblauchzehe | Meersalz | frisch gemahlener Pfeffer

PORTION:
398 kcal | 1666 kJ | 38 g F | 13 g KH | 6 g E

1 Pinienkerne in einer beschichteten Pfanne ohne Fett bei mittlerer Hitze goldbraun rösten. Abkühlen lassen.

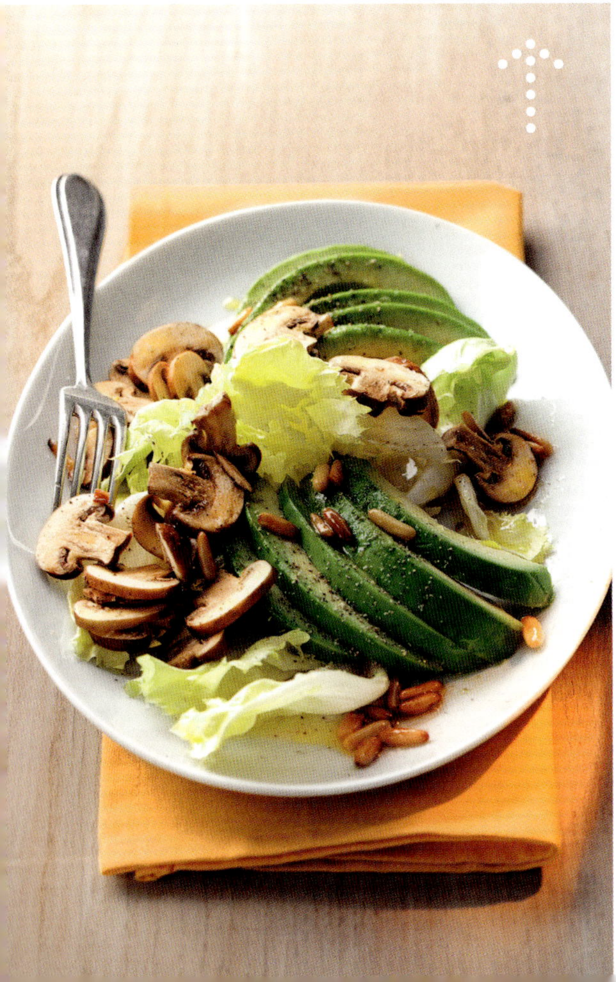

2 Champignons sorgfältig putzen und in Scheiben schneiden. Endivienblätter waschen und trocken tupfen.

3 Die Avocado halbieren und den Kern entfernen. Avocado mit dem Sparschäler schälen. Das Fruchtfleisch sofort mit etwas Zitronensaft beträufeln, damit keine braunen Stellen entstehen; anschließend in 1 cm dicke Scheiben schneiden.

4 Für die Vinaigrette Olivenöl, 1 EL Zitronensaft, Koriandersamen und Honig glatt rühren. Knoblauch schälen und dazupressen. Mit Salz und Pfeffer abschmecken.

5 Champignons in eine Schüssel geben und die Vinaigrette darübergeben; gut umrühren. Gegebenenfalls mit Salz und Pfeffer nachwürzen.

6 Einen tiefen Teller mit Endivienblättern auslegen. Die Avocadoscheiben kreisförmig darauf verteilen. Champignons in die Mitte geben, die gerösteten Piniekerne darüberstreuen und den Salat sofort servieren.

TIPP
Dazu passt ein Vollkorntoast oder ein goldbraun gebratenes Hähnchenbrustfilet nature. Statt der Champignons können Sie sehr gut auch andere Pilzsorten der Saison kombinieren, wie rohe Egerlinge oder gebratene Pfifferlinge, Austernpilze, Kräuterseitlinge und Morcheln.

Zwiebelsuppe

Saison: ganzjährig

Zutaten für 1 Portion

½ Möhre | 150 g Zwiebeln | ½ Stange Staudensellerie | 1 TL Rapsöl | 1 TL weißer Balsamicoessig | 4 EL Weißwein | 150 ml Hühner- oder Gemüsebrühe | 1 TL Pinienkerne | 1 TL Sonnenblumenkerne | Meersalz | frisch gemahlener Pfeffer | 1 Scheibe Vollkorntoast | 1 EL geriebener Parmesan | 1 EL gehacktes frisches Basilikum | 1 TL natives Olivenöl

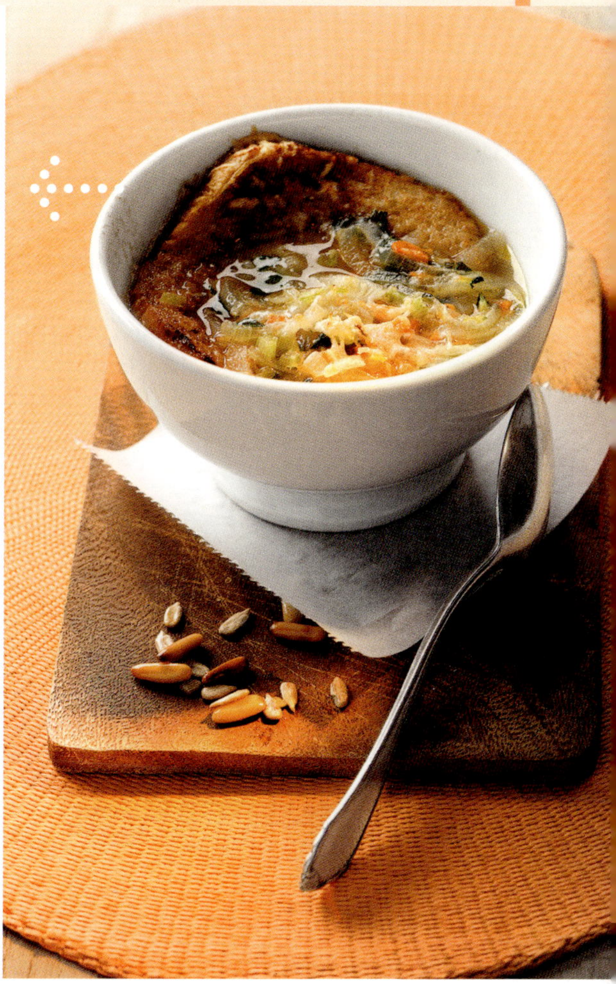

PORTION:
442 kcal | 1851 kJ | 26 g F | 28 g KH | 14 g E

1 Möhre und Zwiebeln schälen, den Staudensellerie waschen und putzen. Möhre und Staudensellerie fein hacken, die Zwiebeln in dünne Ringe schneiden.
2 In einem Topf das Rapsöl erhitzen. Möhren und Staudensellerie darin andünsten. Nach 3–5 Minuten die Zwiebelringe zugeben. Wenn die Zwiebelringe glasig gedünstet sind, den Balsamicoessig, Weißwein und Brühe dazugeben. Bei geschlossenem Deckel und schwacher Hitze etwa 30 Minuten garen. Währenddessen den Backofen auf 200 Grad vorheizen.
3 Pinien- und Sonnenblumenkerne in einem Mörser grob zerstoßen und in die Suppe rühren. Mit Salz und Pfeffer abschmecken.
4 Vollkorntoast rösten, in eine ofenfeste Schüssel legen und mit Suppe übergießen. Den geriebenen Parmesan darüberstreuen und die Suppe im heißen Ofen überbacken. Vor dem Servieren mit dem gehackten Basilikum bestreuen und mit Olivenöl beträufeln.

Gemüsebouillon

Saison: ganzjährig

Zutaten für 1 Portion
1 Möhre (etwa 100 g) | 30 g Kohlrabi | 40 g Sellerieknolle | ½ Lauchstange | 1 großes Blatt Wirsing | 1 Schalotte | ½ TL Rapsöl | 1 TL gehackter Liebstöckel | 1 Lorbeerblatt | Meersalz | 1 EL Diätmargarine | frisch gemahlener Pfeffer | 1 Msp. gemahlene Muskatnuss

PORTION:
131 kcal | 548 kJ | 7 g F | 12 g KH | 5 g E

1 Möhre, Kohlrabi und Sellerie schälen und in Würfel schneiden. Lauch waschen und in dünne Ringe schneiden. Wirsing waschen und fein hacken. Schalotte schälen und fein würfeln.
2 Das Rapsöl in einem Topf erhitzen und die Schalottenwürfel darin unter Rühren goldbraun anbraten. Möhren-, Kohlrabi- und Selleriewürfelchen sowie den gehackten Liebstöckel einrühren. Das Gemüse kurz mitbraten und dann alles mit 250 ml Wasser ablöschen.
3 Lorbeerblatt, Meersalz, Diätmargarine und Pfeffer zugeben, den Deckel auf den Topf setzen und alles bei niedriger Temperatur etwa 45 Minuten leise köcheln lassen. Kurz vor dem Servieren gemahlene Muskatnuss zufügen und nochmals abschmecken.

Deftige Kartoffelsuppe

Saison: ganzjährig

Zutaten für 1 Portion

40 g Sellerieknolle | ½ Stange Lauch | 125 g mehligkochende Kartoffeln | 1 dünne Scheibe luftgetrockneter Rohschinken | 2 EL Schmant | 1 EL gehackter Liebstöckel | Meersalz | frisch gemahlener Pfeffer | 1 TL gehackte Petersilie

PORTION:
218 kcal | 913 kJ | 10 g F | 24 g KH | 8 g E

1 Sellerieknolle und Lauch gründlich waschen. Sellerie und Kartoffeln schälen. Alles in Stücke schneiden. Mit dem Schinken in einen kleinen Topf geben und so viel Wasser angießen, dass das Gemüse gerade vollständig bedeckt ist; leicht salzen (der Schinken ist salzig genug).

2 Sobald das Gemüse weich ist, den Schinken entfernen. Schmant und Liebstöckel in den Topf geben und alles mit einem Stabmixer kurz pürieren. Gegebenenfalls etwas Flüssigkeit zufügen (Gemüsebrühe oder -fond).

3 Mit Salz und Pfeffer abschmecken und mit der gehackten Petersilie bestreuen.

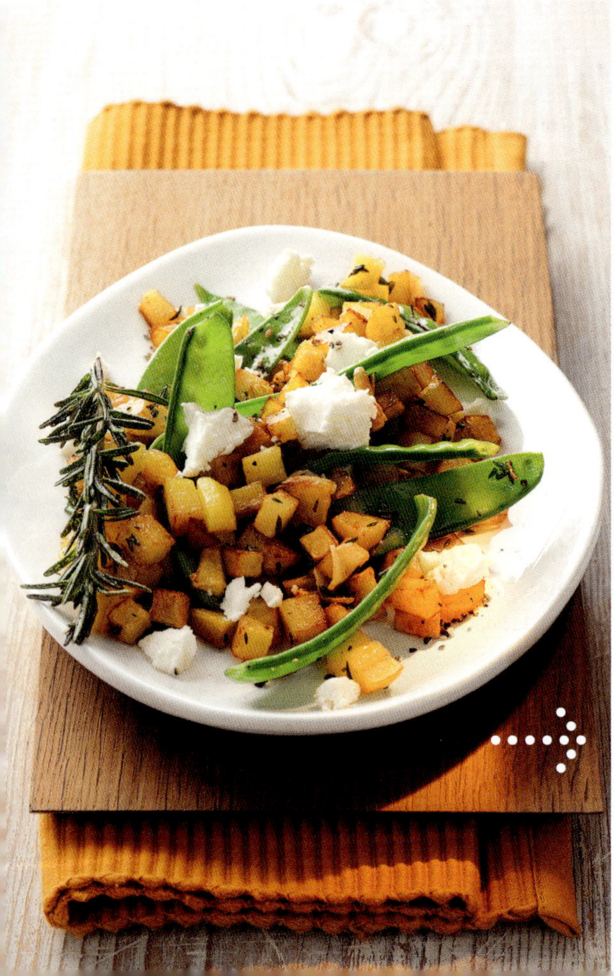

Bratkartoffeln mit Fetakäse

Saison: ganzjährig

Zutaten für 1 Portion

125 g festkochende Kartoffeln | 3 EL Rapsöl | 75 g Zuckerschoten | Meersalz | ½ Knoblauchzehe | 1 kleiner Rosmarinzweig | 1 Prise Thymian | frisch gemahlener Pfeffer | 50 g Schafskäse

PORTION:
521 kcal | 2181 kJ | 40 g F | 26 g KH | 14 g E

1 Kartoffeln schälen, in gleich große Stücke schneiden (nicht dicker als 1 cm) und trocken tupfen. Rapsöl in einer Pfanne erhitzen und die Kartoffelwürfelchen bei mittlerer Hitze 10 Minuten rundherum goldgelb braten.

2 Zuckerschoten waschen und in wenig Salzwasser 5–7 Minuten knackig garen.

3 Knoblauch schälen und in feine Scheiben schneiden. Mit den Zuckerschoten, dem Rosmarinzweig und dem Thymian zu den Kartoffeln in die Pfanne geben und kurz mitbraten.

4 Die Pfanne schräg halten, um das Gemüse vom Fett zu trennen; herausnehmen, auf einem Teller anrichten und nochmals mit Salz und Pfeffer abschmecken.

5 Den Schafskäse auf dem Gemüse zerbröseln und den Rosmarinzweig als Garnitur an den Tellerrand legen.

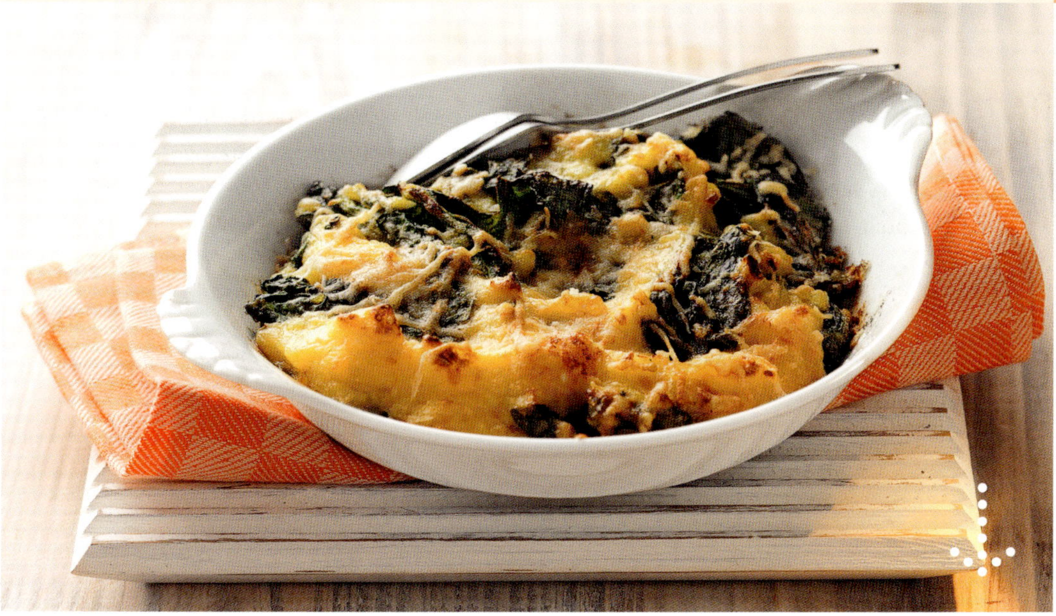

Kartoffelomelett

Saison: ganzjährig

Zutaten für 1 Portion

125 g festkochende Kartoffeln | Meersalz | 1 kleine Zwiebel | 1 Scheibe Schinkenspeck (ca. 20 g) | 1 EL Rapsöl | 1 EL süße Sahne | 1 EL gehackte Kräuter (z. B. Petersilie, Oregano) | frisch gemahlener Pfeffer | ½ Bund Schnittlauch

PORTION:

328 kcal | 1373 kJ | 21 g F | 21 g KH | 14 g E

1 Kartoffeln waschen und etwa 15 Minuten in Salzwasser gar kochen. Abgießen, abkühlen lassen, schälen und in Scheiben schneiden.

2 Zwiebel schälen und würfeln. Schinkenspeck ebenfalls in Würfel schneiden.

3 Rapsöl in einer Pfanne erhitzen. Zwiebel- und Schinkenspeck darin glasig dünsten. Kartoffelscheiben dazugeben.

4 Ei, Sahne, Kräuter, Salz und Pfeffer verquirlen und über die Kartoffeln gießen. Stocken lassen. Auf einen Teller gleiten lassen. Schnittlauch in Röllchen schneiden und aufstreuen.

Spinat-Kartoffel-Auflauf

Saison: ganzjährig

Zutaten für 1 Portion

175 g Kartoffeln | Meersalz | 175 g frischer Blattspinat | 1 TL Sojaöl | frisch gemahlener Pfeffer | 1 Msp. gemahlene Muskatnuss | 3 EL Milch | ½ TL Butter | 1 kleines Eigelb | 1 EL geriebener Parmesan oder Grana Padano

PORTION:

311 kcal | 1302 kJ | 12 g F | 33 g KH | 16 g E

1 Kartoffeln schälen, halbieren und in Salzwasser gar kochen. Backofen auf 200 Grad vorheizen.

2 Blattspinat verlesen, gründlich waschen, trocken schleudern und grob hacken.

3 Sojaöl erhitzen und den Spinat darin etwa 10 Minuten dünsten; mit Salz, Pfeffer und geriebener Muskatnuss abschmecken.

4 Kartoffeln abgießen. Mit Milch und Butter pürieren und mit etwas Muskat würzen. Eigelb, geriebenen Parmesan und Spinat unterziehen.

5 Die Masse in eine gefettete Auflaufform geben und im heißen Ofen 15–20 Minuten backen.

Burgunderkartoffeln mit Ingwer

Saison: ganzjährig

Zutaten für 1 Portion

200 g kleine feskochende Kartoffeln | 2 EL Rapsöl | 1 Tasse Rotwein | ½ kleine Fenchelknolle | 1 haselnussgroßes Stück frischer Ingwer | 4 grüne Pfefferkörner | 1 Prise gemahlene Koriandersamen | Meersalz | frisch gemahlener Pfeffer

PORTION:
445 kcal | 1859 kJ | 20 g F | 37 g KH | 6 g E

1 Die Kartoffeln mit Schale im Wasserbad sehr gut abbürsten, dann abtrocknen.

2 Rapsöl in einer Pfanne erhitzen und die Kartoffeln darin etwa 5 Minuten anbraten. Mit Rotwein ablöschen.

3 Fenchel waschen, putzen und würfeln. Ingwer schälen und in 6 hauchdünne Scheiben schneiden. Fenchelwürfel und Ingwerscheiben zu den Kartoffeln geben. Grüne Pfefferkörner und Koriander zufügen und alles bei geschlossenem Deckel 12–15 Minuten köcheln lassen; gelegentlich umrühren. Mit Salz und Pfeffer abschmecken.

Bretonischer Artischockentopf

Saison: ganzjährig, ideal Mai bis Juni, Oktober bis November

Zutaten für 1 Portion

1 Bund Frühlingszwiebeln | 2 mittelgroße, reife Tomaten (ca. 125 g) | 125 g festkochende Kartoffeln | 1 kleine Knoblauchzehe | 1 große Artischocke (oder 2 kleine Artischocken) | Saft von ½ Zitrone | 3 EL Walnussöl | 60 ml trockener Weißwein | Meersalz | frisch gemahlener Pfeffer

PORTION:
500 kcal | 3090 kJ | 31 g F | 31 g KH | 11 g E

1 Frühlingszwiebeln und Tomaten waschen. Frühlingszwiebeln in Ringe schneiden, die Tomaten entkernen und würfeln. Kartoffeln schälen und in 2 x 2 cm große Würfel schneiden. Knoblauch schälen und fein hacken.

2 Den Stiel von den Artischocken brechen und den Kopf vierteln. In einer flachen Schale mit einer Mischung aus 1 EL Zitronensaft und etwas Wasser übergießen.

3 Das Walnussöl in einer Pfanne erhitzen und den gehackten Knoblauch darin andünsten. Die

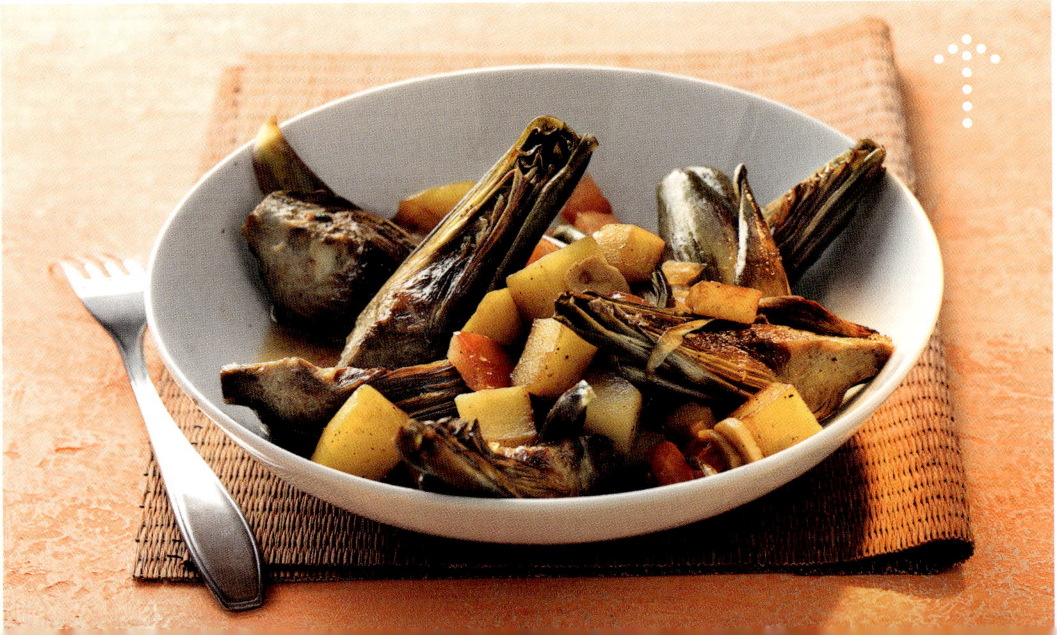

Frühlingszwiebelringe zugeben und unter Rühren kurz mitbraten. Nach Bedarf mit etwas Weißwein löschen.

4 Die Artischockenviertel aus der Flüssigkeit nehmen, in die Pfanne geben und anbraten. Die Kartoffelwürfelchen zufügen und ebenfalls kurz mitbraten. Mit dem restlichen Weißwein sowie Zitronensaft ablöschen, salzen, pfeffern und alles rund 18 Minuten weich garen. Bei Bedarf nochmals Flüssigkeit auffüllen.

5 Etwa 3 Minuten vor Ende der Garzeit die Tomatenstücke zugeben und unterrühren.

TIPP
Kochen Sie den Stiel der Artischocke in wenig Salzwasser aus und verwenden Sie das Kochwasser als Gemüsebrühe.

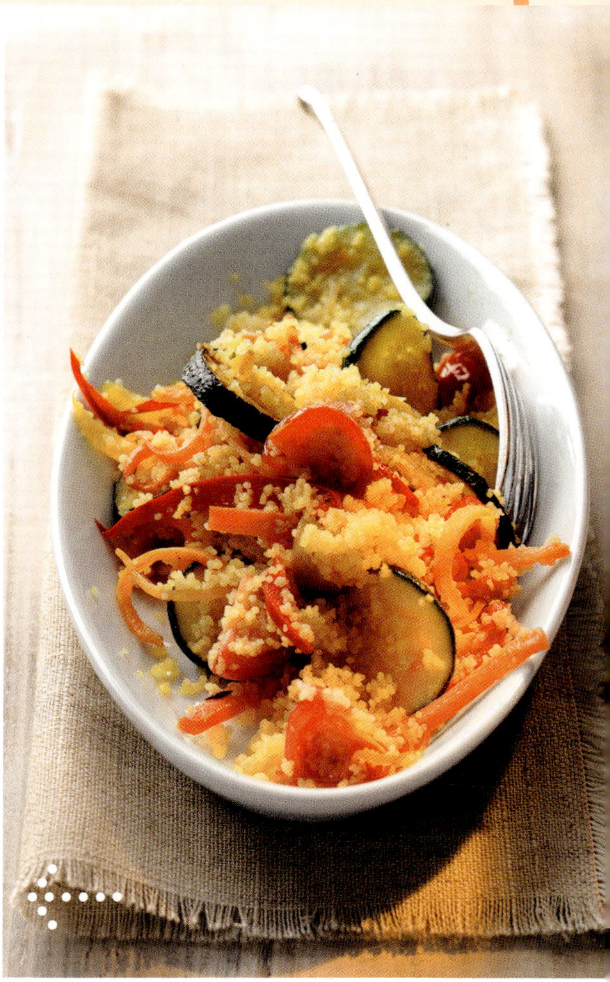

Gemüsecouscous

Saison: ganzjährig, ideal Mai bis September

Zutaten für 1 Portion

3 Frühlingszwiebeln | 1 kleine Zucchini (etwa 100 g) | je ½ rote und gelbe Paprikaschote | 4 Cherrytomaten | 1 Möhre (etwa 100 g) | 1 Schalotte | ¼ Peperoni | 1 haselnussgroßes Stück frischer Ingwer | 1 EL Sesamöl | 1 kleine Knoblauchzehe | Meersalz | frisch gemahlener Pfeffer | ½ TL Kurkuma | ½ Tasse Couscous

PORTION:
464 kcal | 1943 kJ | 13 g F | 69 g KH | 18 g E

1 Gemüse waschen und putzen. Die Frühlingszwiebeln in Ringe, die Zucchini in 3–5 mm dicke Scheiben und die Paprika in feine Streifen scheiden. Tomaten vierteln. Möhre schälen und in etwa 4 cm lange, feine Streifen schneiden.

2 Schalotte schälen. Wie die Peperoni in feine Ringe schneiden. Ingwer schälen und fein hacken.

3 Das Sesamöl in einer Pfanne erhitzen und alles Gemüse bis auf die Tomaten darin unter Rühren anbraten. Ingwer zufügen. Knoblauch schälen und ebenfalls dazupressen. Das Ganze bei geschlossenem Deckel und schwacher Hitze etwa 10 Minuten ziehen lassen (das Gemüse sollte noch Biss haben). Mit Salz, Pfeffer und Kurkuma abschmecken.

4 Couscous nach Packungsanweisung garen und zusammen mit den Tomatenstücken zum Gemüse geben. Vorsichtig unterheben und das Ganze nochmals 1 Minute stark erhitzen.

5 Gemüsecouscous auf einem vorgewärmten Teller anrichten und nochmals kräftig pfeffern.

Gegrillte Zucchini

Saison: ganzjährig, ideal Juni bis September

Zutaten für 1 Portion

250 g Zucchini (etwa 2 Stück) | ½ Chilischote | 1 Schalotte | 1 kleine Knoblauchzehe | 1 EL Sonnenblumenöl | 1 Tasse Gemüsefond | 1 EL Olivenöl | 1 EL Zitronensaft | Meersalz | frisch gemahlener Pfeffer | 1 Msp. gemahlener Rohrzucker | 1 Rosmarinzweig

PORTION:
252 kcal | 1055 kJ | 22 g F | 9 g KH | 5 g E

1 Zucchini waschen, putzen, der Länge nach vierteln und dann halbieren. Halbe Chilischote entkernen und in sehr feine Streifen schneiden (dabei am besten Einweghandschuhe tragen). Schalotte schälen und in feine Ringe schneiden. Knoblauch schälen und fein hacken. Backofen auf 290 Grad oder Grillstufe vorheizen.

2 Sonnenblumenöl in einer beschichteten Pfanne erhitzen und die Zucchini darin kurz anbraten. Mit Gemüsefond löschen, Chilistreifen und Schalotte zugeben und bei geschlossenem Deckel 3–5 Minuten ziehen lassen. Zucchini aus der Pfanne nehmen und abtropfen lassen.

3 Olivenöl, Zitronensaft, Salz, Pfeffer und Zucker unter die in der Pfanne verbliebene Flüssigkeit rühren. Gebratene Zucchini wieder hineingeben und 90 Minuten marinieren.

4 Zucchini aus der Marinade nehmen und nebeneinander auf ein Backblech oder in eine ausreichend große feuerfeste Form legen. Marinade darüber verteilen (eventuell weiteren Gemüsefond angießen, bis der Boden des Blechs mit Flüssigkeit bedeckt ist). Rosmarin dazulegen. Das Blech in den heißen Ofen schieben und die Zucchini unter Aufsicht ca. 3–5 Minuten grillen, bis sie goldgelb bis hellbraun sind. Gewaschene Rosmarinnadeln abzupfen und das Gericht damit garnieren.

Kürbis-Gnocchi

Saison: September bis Dezember

Zutaten für 1 Portion

250 g Speisekürbis | 50 g Sellerieknolle | 3 EL Vollkornmehl | 1 Ei | Meersalz | frisch gemahlener Pfeffer | 200 g saisonale Speisepilze (z. B. Champignons) | 1 Schalotte | 1 EL Rapsöl | 1 EL Olivenöl | 1–2 EL trockener Weißwein | 1 EL gehackte glatte Petersilie | 1 Scheibe luftgetrockneter Rohschinken

PORTION:
610 kcal | 2550 kJ | 29 g F | 52 g KH | 31 g E

1 Das Fruchtfleisch aus dem Kürbis herausschälen und entkernen. Den Sellerie waschen, schälen und würfeln. Beide Gemüse ohne Fett im geschlossenen Topf und unter gelegentlichem Rühren in 100 ml Wasser weich garen.

2 Die sämige Masse aus dem Topf nehmen, etwas abkühlen lassen und mit Mehl pürieren. Auf Raumtemperatur abkühlen lassen.

3 Ei zugeben und alles zu einem mittelfesten Teig kneten (gegebenenfalls noch etwas Mehl zugeben). Mit Salz und Pfeffer abschmecken.

4 Pilze sorgfältig putzen und in feine Scheiben schneiden. Schalotte schälen und fein hacken.

5 Raps- und Olivenöl in einer Pfanne erhitzen. Pilze und Schalotte bei mittlerer Hitze darin anbraten. Mit Weißwein ablöschen und bei geschlossenem Deckel auf kleiner Flamme kurz schmoren lassen. Mit Salz und Pfeffer abschmecken; gehackte Petersilie unterheben (dabei etwas Petersilie zur Dekoration beiseite legen).

6 In einem ausreichend großen Topf 1 Liter leicht gesalzenes Wasser mit der Schinkenscheibe zum Kochen bringen. Mit zwei Teelöffeln kleine Nocken aus dem Kürbis-Sellerie-Teig stechen und in das kochende Wasser geben. Die Hitze reduzieren und die Gnocchi ziehen lassen, bis sie an der Wasseroberfläche schwimmen.

7 Die fertigen Gnocchi mit einem Schaumlöffel aus dem Topf heben, abtropfen lassen und auf einen vorgewärmten Teller geben. Schalotten-Pilz-Sauce darüber verteilen und alles mit dem Rest der gehackten Petersilie garnieren.

Spinatlasagne

Saison: ganzjährig, ideal März bis Juni

Zutaten für 1 Portion

100 g frischer Blattspinat | 100 g Strauchtomaten | 1 kleine Knoblauchzehe | 1 Thymianzweig | 1–2 TL Rapsöl | Meersalz | frisch gemahlener Pfeffer | 1 Prise gemahlene Muskatnuss | ½ Tasse Tomatensaft | 75 g fettarmer Quark | 2 EL geriebener Grana Padano | 100 g Lasagneblätter aus Hartweizengrieß | 4–6 Basilikumblättchen

PORTION:
605 kcal | 2546 kJ | 13 g F | 88 g KH | 36 g E

1 Spinat gründlich waschen, abtropfen lassen und fein hacken. Strauchtomaten waschen, halbieren, entkernen und in kleine Stücke schneiden. Knoblauch schälen und fein hacken. Thymian waschen und die Blättchen abzupfen. Den Backofen auf 200 Grad vorheizen.

2 Rapsöl in einer Pfanne erhitzen und den Spinat kurz darin andünsten. Mit Salz, Pfeffer und Muskatnuss abschmecken.

3 In einem kleinen Topf Tomaten, Tomatensaft, Knoblauch, Thymian und etwas Öl zugedeckt 15–20 Minuten köcheln lassen.

4 Quark mit 1 EL Grana Padano vermengen; mit Salz und Pfeffer abschmecken.

5 Die Hälfte des Spinats in eine kleine ofenfeste Form geben. Die Hälfte der Lasagneblätter darauf verteilen (eventuell so zurecht brechen, dass der Spinat gut bedeckt ist). Die Hälfte der Quarkmasse darübergeben und diese mit dem restlichen Spinat bedecken. Die letzten Lasagneblätter verteilen und alles mit der Tomatensauce sowie der restlichen Quarkcreme übergießen. Den restlichen Grana Padano aufstreuen.

6 Die Lasagne in den heißen Ofen schieben und etwa 30 Minuten backen. Vor dem Servieren mit Basilikum garnieren.

TIPP

Damit die Lasagne schön knusprig wird, stellen Sie den Ofen die letzten 3 Minuten auf Grill.

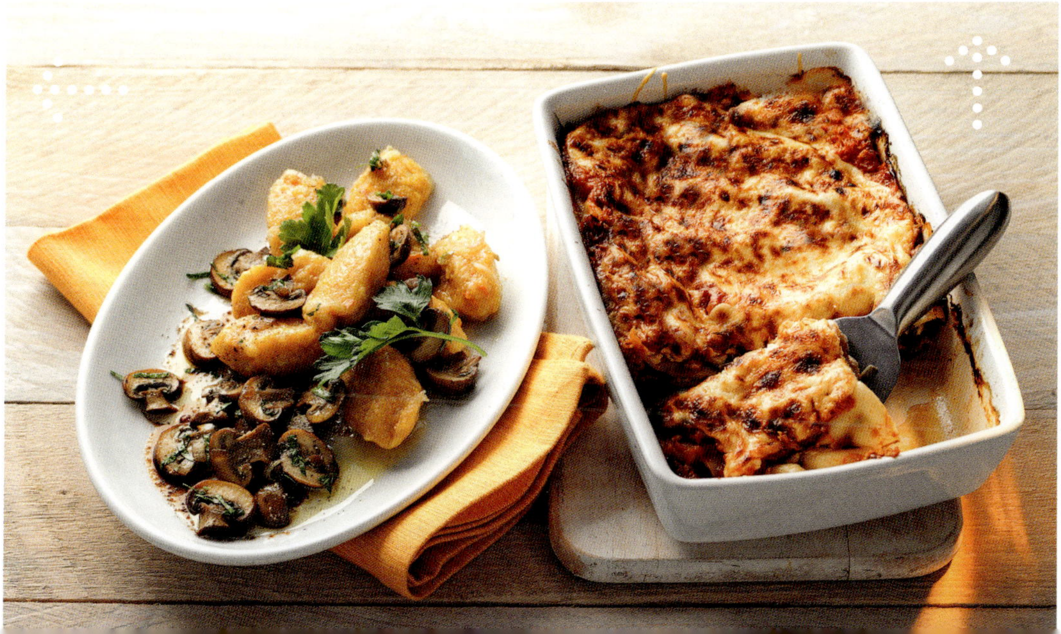

Asia-Tofu

Saison: ganzjährig, ideal Juli bis September

Zutaten für 1 Portion

1 TL fein gehackter Ingwer | 1 TL Tomatenmark | ½ TL mittelscharfer Senf | 1 EL Sojasauce | 1 EL Rapsöl | 1 kleine Knoblauchzehe | 100 g Tofu | 50 g Vollkornreis | 1 Stange Staudensellerie (etwa 75 g) | ½ gelbe Paprikaschote (etwa 75 g) | 100 g Möhren | 50 g frische feine Bohnen | Meersalz | frisch gemahlener Pfeffer

PORTION:
620 kcal | 2592 kJ | 37 g F | 53 g KH | 18 g E

1 Für die Marinade den Ingwer schälen und fein hacken. Mit Tomatenmark, Senf, Sojasauce und 1 TL Rapsöl verrühren. Knoblauch schälen und dazupressen.

2 Tofu in etwa 2x2 cm große Würfel schneiden und für etwa 20–25 Minuten in die Marinade geben. Zwischendurch ab und zu durchrühren.

3 Vollkornreis nach Packungsanweisung garen.

4 Staudensellerie und Paprikaschoten waschen, putzen und in dünne Ringe beziehungsweise Streifen schneiden. Möhren schälen und der Länge nach ebenfalls in feine Streifen schneiden.

5 Bohnen waschen, putzen und in 2–3 cm lange Stücke schneiden. In Salzwasser etwa 5 Minuten bissfest garen.

6 Das restliche Öl in einem Wok oder einer Pfanne mit hohem Rand erhitzen. Die Tofuwürfel aus der Marinade heben und darin anbraten.

7 Restliche Marinade, Reis und Gemüse zum Tofu geben und unter Rühren einige Minuten mitbraten. Mit Salz und Pfeffer abschmecken.

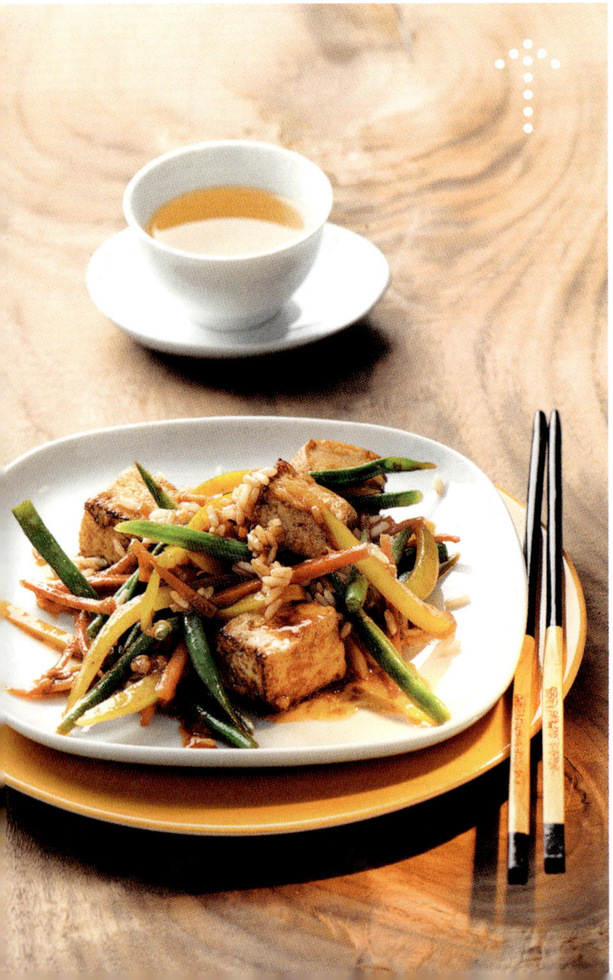

Sojapuffer

Saison: ganzjährig

Zutaten für 1 Portion

1 Tasse Gemüsebrühe oder -fond | 40 g Sojagranulat (aus dem Bioladen oder Reformhaus) | 2 eingelegte getrocknete Tomaten | 1 Frühlingszwiebel | 1 Thymianzweig | 1 TL gehackte Petersilie | 1 kleine Knoblauchzehe | ½ Ei | 1 EL Mehl | Meersalz | frisch gemahlener Pfeffer | 1 Msp. Chilipulver | 1 EL Rapsöl

PORTION:
457 kcal | 1913 kJ | 27 g F | 25 g KH | 29 g E

1 Gemüsebrühe oder -fond in einem Topf zum Kochen bringen. Sojagranulat zugeben und 5–6 Minuten darin garen. Kochen. Die Temperatur herunterschalten und das Granulat noch 30 Minuten quellen lassen. Anschließend in einem Sieb gründlich abtropfen lassen.

2 Eingelegte getrocknete Tomaten kalt abbrausen, abtropfen lassen und sehr fein würfeln. Frühlingszwiebel waschen, putzen und in feine Ringe schneiden. Thymianblättchen abzupfen.
3 Gehackte Petersilie, Thymian und Zwiebelringe zur Sojamasse geben. Knoblauch schälen und dazupressen. Ei und Mehl in einem Schüsselchen verrühren und ebenfalls unter die Sojamasse mischen. Mit Salz, Pfeffer und Chilipulver würzig abschmecken.
4 Rapsöl in einer Pfanne erhitzen. Aus dem Teig mit einer Gabel oder einem Löffel Portionen abstechen, ins heiße Öl geben und flach drücken. Die Puffer von jeder Seite bei mittlerer Hitze etwa 5 Minuten braten. Auf Küchenkrepp abtropfen lassen und heiß servieren.

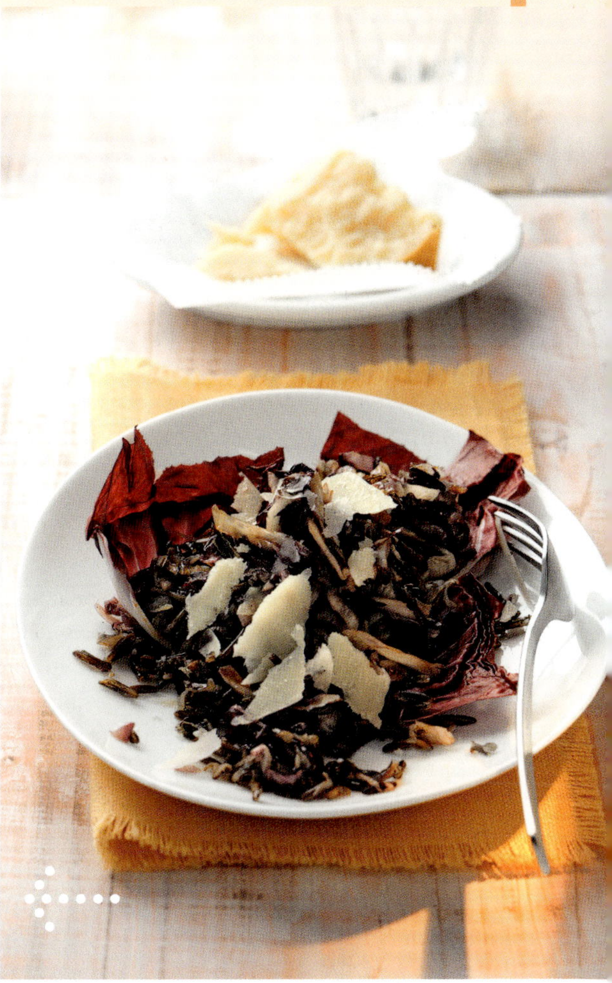

Radicchio-Risotto

Saison: ganzjährig, Oktober bis Mai

Zutaten für 1 Portion

1 Radicchio | 1 Schalotte | 1 TL Butter | 100 g Wildreis | 4 EL trockener Weißwein | 200 ml Gemüsebrühe | Meersalz | frisch gemahlener Pfeffer | 1 EL geriebener Grana Padano

PORTION:
550 kcal | 2303 kJ | 11 g F | 87 g KH | 20 g E

1 Vom Radicchio die äußeren Blätter ablösen, waschen, abtropfen lassen und in feine Streifen schneiden. Das Salatherz in Stücke schneiden. Die Schalotte schälen und sehr fein würfeln.
2 Die Butter in einem Topf erhitzen und die Schalottenwürfel darin glasig dünsten. Den Wildreis dazugeben und unter Rühren kurz anbraten. Die Radicchiostreifen unterheben und ebenfalls einige Minuten dünsten.
3 Mit Weißwein löschen und die Gemüsebrühe nach und nach in kleinen Portionen dazugeben, bis der Reis nach 25–35 Minuten gar ist (er sollte gerade noch Biss haben). Erst jetzt mit Salz und Pfeffer abschmecken.
4 Das klein geschnittene Radicchioherz mit dem Grana Padano unter das Wildreisrisotto heben. Sofort in einem vorgewärmten Suppenteller servieren.

TIPP
Wenn Sie den Radicchio über Nacht in einer Schüssel mit lauwarmem Wasser wässern, schmeckt er weniger bitter.

Ratatouille-Galettes

Saison: ganzjährig

Zutaten für ca. 6 Galettes

125 g Buchweizenmehl | ½ Ei | 1 ½ EL Olivenöl | Meersalz | 250 ml Mineralwasser | ½ Paprikaschote | ½ Zucchini | 1 Tomate (etwa 75 g) | 1 Schalotte | 1 Thymianzweig | 1 kleine Knoblauchzehe | 1 Lorbeerblatt | 1 TL gehackte glatte Petersilie | frisch gemahlener Pfeffer | 2 EL Rapsöl |

PORTION (pro Stück bei 6 Galettes)
839 kcal | 3513 kJ | 41 g F | 98 g KH | 19 g E

1 Buchweizenmehl in eine Schüssel geben, in der Mitte eine Mulde formen und dahinein das Ei, 1 EL Olivenöl, ½ TL Meersalz und 2–3 EL Mineralwasser geben. Die Zutaten vorsichtig verrühren. Dann unter Zugabe des restlichen Wassers 3–5 Minuten bei höchster Stufe des Handmixers gut verrühren. Den Teig mindestens 2 Stunden kühl stellen.

2 Für die Ratatouille Paprika, Zucchini und Tomaten waschen, putzen und in kleine Würfel schneiden. Schalotte schälen und ebenfalls fein würfeln. Thymianblätter vom Zweig zupfen.

3 Restliches Olivenöl in einer Pfanne erhitzen. Erst die Zwiebeln darin andünsten, dann auch das Gemüse zugeben. Knoblauch schälen und dazupressen. Thymian, Lorbeer und Petersilie zufügen, mit Salz und Pfeffer abschmecken und alles bei mäßiger Hitze und unter vorsichtigem Rühren in 8–10 Minuten bissfest garen.

4 In einer flachen, beschichteten Pfanne das Rapsöl erhitzen. Mit einer kleinen Suppenkelle etwas Teig hineingeben und diesen gleichmäßig dünn in der Pfanne verteilen. Nach ca. 2 Minuten die Galette an den Seiten lösen und wenden und weitere 2 Minuten backen. Galette aus der Pfanne nehmen und im vorgewärmten Backofen (50 Grad) warm halten. Die restlichen Galettes ebenso backen.

5 Die heiße Ratatouille auf die Galettes verteilen und sofort servieren.

TIPP

Je dünner die Galettes sein sollen, umso mehr Wasser ist erforderlich. Geben Sie aber nicht gleich zu Beginn alles Wasser in den Teig, sondern prüfen Sie zwischendurch die Konsistenz. Verläuft der Teig in der Pfanne nicht einwandfrei, ist er zu fest.

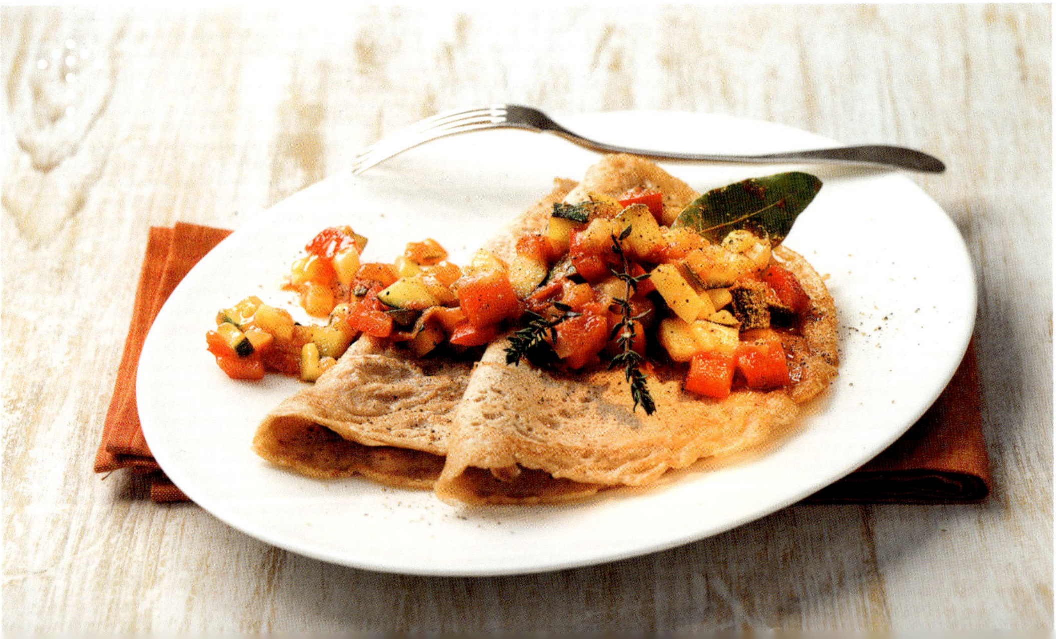

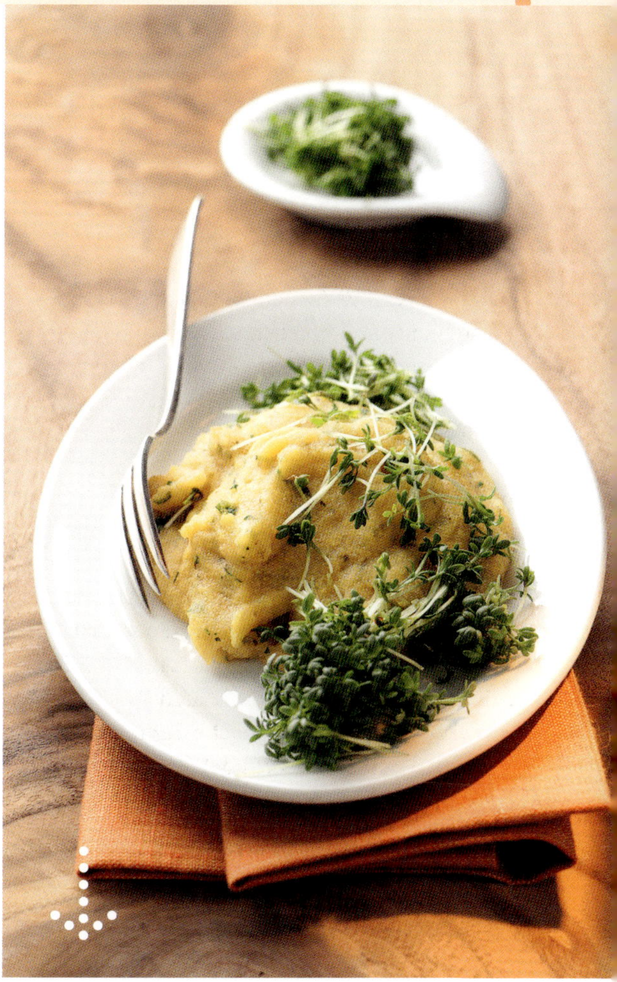

Pikanter Mangold

Saison: ganzjährig, ideal Mai bis Oktober

Zutaten für 1 Portion

300 g Mangold | ½ Chilischote | 1 Schalotte | 1 Knoblauchzehe | 1 EL Rapsöl | 1 Tasse Gemüsebrühe | 1 Prise gemahlener Rohrzucker | 1 TL Balsamicoessig | Meersalz | frisch gemahlener Pfeffer | 1 EL Sonnenblumenkerne

PORTION:
252 kcal | 1051 kJ | 19 g F | 10 g KH | 11 g E

1 Mangold waschen, verlesen und in Streifen schneiden, die zum Strunk hin schmaler werden.
2 Chilischote entkernen, Schalotte und Knoblauchzehe schälen. Alles sehr fein aufschneiden.
3 Das Rapsöl in einem ausreichend großen Topf erhitzen. Chili, Knoblauch und Schalotte 3 Minuten darin anschwitzen. Die dünneren, weißen Mangoldstreifen zugeben und unter Rühren einige Minuten mitdünsten.
4 Mit Gemüsebrühe ablöschen, Zucker, Balsamicoessig und grüne Mangoldstreifen zugeben. Bei geschlossenem Deckel etwa 10 Minuten garen. Mit Salz und Pfeffer abschmecken.
5 Sonnenblumenkerne ohne Fett in einer Pfanne rösten. Mangold auf einen Teller geben und die Sonnenblumenkerne darüberstreuen.

Kräuterpolenta

Saison: ganzjährig, ideal Mai bis Juli

Zutaten für 1 Portion

300 ml Gemüsebrühe | 1 EL gehacktes Selleriekraut | 75 g Polenta | 1 Thymianzweig | 1 Msp. getrockneter Oregano | 1 EL Kürbiskernöl | 1 EL geriebener Parmesan | 1 EL Gartenkresse

PORTION:
411 kcal | 1721 kJ | 15 g F | 55 g KH | 14 g E

1 Die Gemüsebrühe mit dem gehackten Selleriekraut in einem Topf zum Kochen bringen. Polenta vorsichtig einrühren. Unter stetigem Rühren einmal aufkochen lassen, dann die Hitze reduzieren und die Polenta bei geschlossenem Deckel 6–8 Minuten leise köcheln lassen. Hin und wieder umrühren.
2 Den Topf von der Kochstelle nehmen. Abgezupfte Thymianblättchen, getrockneten Oregano, Kürbiskernöl und geriebenen Parmesan unterrühren und die Masse bei geschlossenem Deckel nochmals 10 Minuten ziehen lassen.
3 Kräuterpolenta auf einem vorgewärmten Teller anrichten und mit Gartenkresse garnieren.

Zucchini im Kartoffelmantel

Saison: ganzjährig, ideal Juli bis September

Zutaten für 1 Portion

2 Zucchini (etwa 200 g) | Meersalz | frisch gemahlener Pfeffer | 3 EL Rapsöl | ½ TL getrockneter Rosmarin | 200 g große, festkochende Kartoffeln | 4–6 Blatt frisches Basilikum

PORTION:
448 kcal | 1876 kJ | 31 g F | 34 g KH | 7 g E

1 Zucchini waschen, putzen und mit dem Sparschäler schälen. Das Fruchtfleisch rundherum salzen und pfeffern. Getrockneten Rosmarin zerstoßen und aufstreuen. Zum Schluss die Zucchini mit etwas Rapsöl einstreichen.

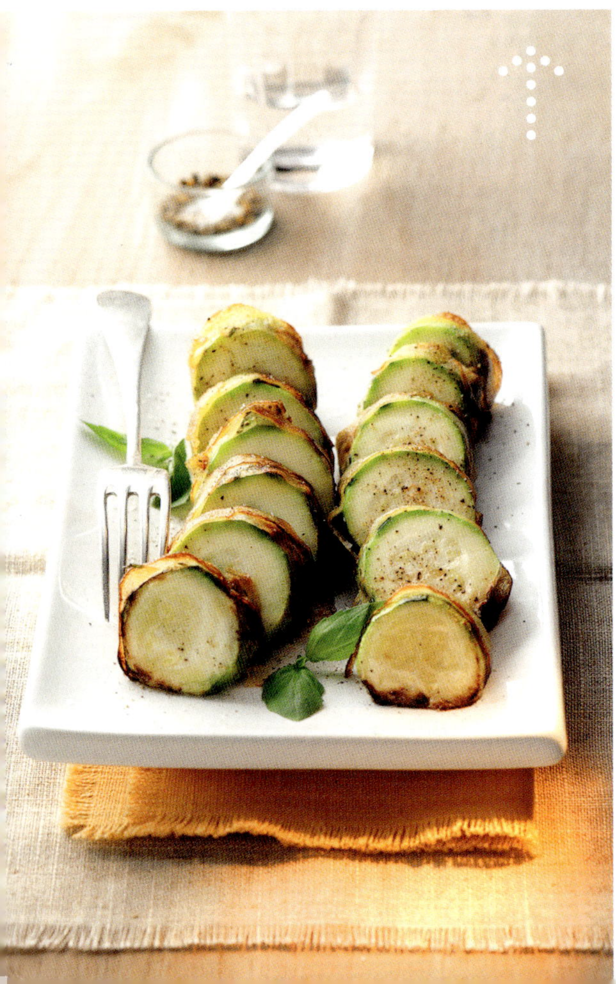

2 Kartoffeln schälen und in hauchdünne Scheiben hobeln. Sofort in eine Schüssel Wasser geben, damit sie sich nicht verfärben.
3 Die Kartoffelscheiben abtropfen lassen und um die Zucchini wickeln.
4 Restliches Rapsöl in einer Pfanne erhitzen und die eingewickelten Zucchini bei mittlerer Flamme 15–20 Minuten bissfest garen. In Scheiben schneiden und auf einem vorgewärmten Teller anrichten. Mit Basilikum garnieren.

TIPP
Dazu schmeckt eine Wein-Pesto-Vinaigrette: 1 TL Bio-Pesto (Fertigprodukt) mit 1 EL trockenem Weißwein und einigen Tropfen Zitronensaft verrühren. Die warmen Zucchini der Länge nach aufschneiden, und die Schnittfläche mit der Vinaigrette beträufeln.

Grüne Bohnen mit Tomaten

Saison: ganzjährig, April bis September

Zutaten für 1 Portion

250 g frische grüne Bohnen | 1 Schalotte | 1 große reife Tomate (etwa 125 g) | 1 EL Rapsöl | 1 EL Olivenöl | Meersalz | frisch gemahlener Pfeffer | ½ TL gemahlener Rohrzucker

PORTION:
300 kcal | 1256 kJ | 21 g F | 20 g KH | 8 g E

1 Bohnen waschen, putzen und in 3–4 cm lange Stücke schneiden. Schalotte schälen und sehr fein würfeln. Tomate waschen, vierteln, entkernen und ebenfalls in Würfel schneiden.
2 In einer Pfanne 1 TL Rapsöl erhitzen und die Schalottenwürfeln darin anschwitzen. Bohnen, Tomatenwürfel, das restliche Raps- sowie das Olivenöl und ½ Tasse Wasser zugeben; mit Salz, Pfeffer und Zucker abschmecken. Die Bohnen bei schwacher Hitze etwa 20 Minuten bissfest garen.

Frühlingsfrittata

Saison: ganzjährig

Zutaten für 1 Portion

2 Frühlingszwiebeln | 40 g Salatgurke | 1 Ei | 2 EL fettarme Milch | 1 EL Mineralwasser | 2 TL gehackte, gemischte Küchenkräuter (z. B. Petersilie, Schnittlauch, Oregano) | Meersalz | frisch gemahlener Pfeffer | 1 TL Walnussöl | 1 Scheibe Vollkornknäckebrot

PORTION:
186 kcal | 779 kJ | 12 g F | 10 g KH | 10 g E

1 Die Frühlingszwiebel waschen, putzen und in feine Ringe schneiden. Gurke in dünne Scheiben hobeln.

2 Ei mit Milch, Mineralwasser, Zwiebelringen und gehackten Kräutern schaumig rühren. Mit Salz und Pfeffer würzen.

3 Das Walnussöl in einer kleinen beschichteten Pfanne erhitzen und die Eimasse hineingießen. Die Temperatur herunterregeln, den Deckel auf de Pfanne setzen und die Eimasse einige Minuten stocken lassen.

4 Wenn die Frittata gleichmäßig fest ist, auf einen Teller gleiten lassen und mit den Gurkenscheiben garnieren. Mit Knäckebrot servieren.

Bohnen-Tagliatelle mit Pesto

Saison: ganzjährig

Zutaten für 1 Portion

40 g extra feine Brechbohnen | 1 kleine Kartoffel (etwa 40 g) | Meersalz | 100 g Tagliatelle | 1 EL Bio-Pesto (Fertigprodukt) | 1 EL geriebener Parmesan oder Grana Padano | 2–3 frische Basilikumblättchen

PORTION:
456 kcal | 1909 kJ | 12 F | 65 KH | 21 E

1 Die Bohnen waschen, putzen und in 3–4 cm lange Stücke schneiden. Die Kartoffel schälen und klein würfeln.

2 In einem kleinen Topf Salzwasser zum Kochen bringen. Bohnen und Kartoffeln etwa 10 Minuten bissfest garen. In ein Sieb abgießen, 2 EL Kochwasser abschöpfen und mit dem Pesto verrühren.

3 Tagliatelle nach Packungsanweisung in reichlich Salzwasser al dente garen. Die Nudeln in ein Sieb abgießen.

4 Tagliatelle vorsichtig mit der Bohnen-Kartoffel-Pesto-Mischung vermengen. Mit dem geriebenen Parmesan oder Grana Padano bestreuen und mit den Basilikumblättchen garnieren.

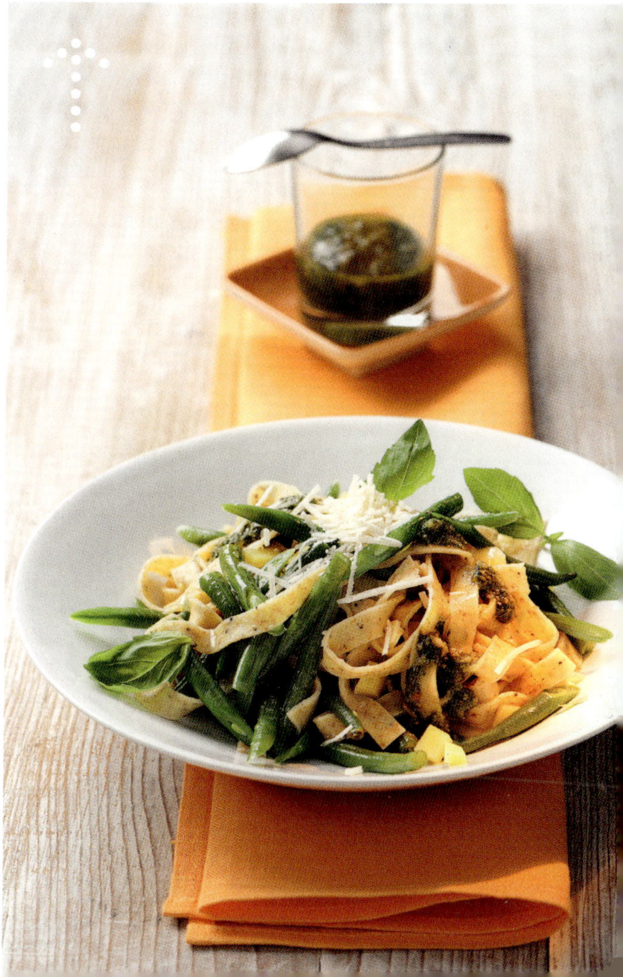

Glossar

abdominelle Fettleibigkeit: bauchbetontes Übergewicht (»Apfeltyp«)

Adenoviren: Viren, die hauptsächlich Erkrankungen der Atemwege verursachen

adipös: fettleibig

Adipokine: Fettgewebshormone

Adipozyten: Zellen des Fettgewebes

Akute-Phase-Proteine: im Blutplasma gelöste Eiweißstoffe, die teilweise ganz unterschiedliche Fähigkeiten in die Immunantwort mit einbringen. Prominentester Vertreter ist das → CRP

Aminosäuren: kleinste Bausteine der → Proteine

anaphylaktischer Schock: sehr heftige allergische Allgemeinreaktion, bei der der Blutdruck massiv abfällt, der Kehlkopf zuschwillt und die Bronchien verkrampfen

angeborenes Immunsystem: Teil des → Immunsystems, mit dem jeder Mensch von Geburt an ausgestattet ist

Antibiotikum: Arzneistoffe in der Behandlung von Infektionskrankheiten

Antigen: Steckbrief mit den charakteristischen Merkmalen der verdauten Erreger, die → Makrophagen, → Monozyten und/oder → dendritische Zellen an ihrer Zelloberfläche tragen

anti-inflammatorisch: anti-entzündlich

Antikörper: reagieren mit den → Antigenen und leiten damit die Ausschaltung des Antigens ein; werden von den → B-Zellen gebildet

apathogen: unschädlich

Arachidonsäure: Abbauprodukt der → Omega-6-Fettsäure Linolsäure; Ausgangssubstanz, aus der unser Körper die entzündungsfördernden → Eicosanoide baut.

Arterien: Gefäße, die das Blut vom Herzen weg führen

Arteriosklerose: Systemerkrankung der → Arterien, die zu Ablagerungen von Blutfetten, Blutgerinnseln, Bindegewebe und in geringeren Mengen auch Kalk in den Gefäßwänden führt

basophile Granulozyten: Gruppe der → Granulozyten, die auf die Vernichtung von Parasiten spezialisiert sind, aber auch bei der Entwicklung von allergischen Reaktionen eine Rolle spielen

Betazellen: Zellen der Bauchspeicheldrüse, die → Insulin produzieren

B-Gedächtniszellen: Untergruppe der → B-Zellen, die sich aus ehemaligen → Plasmazellen rekrutieren und über ein Antigen-Gedächtnis verfügen

Breitspektrumantibiotikum: → Antibiotikum, das gegen sehr viele Bakterien hilft

B-Zellen: die einzigen Immunzellen, die Antikörper bilden können. Kommen sie in Kontakt mit »ihrem« Antigen, wandeln sie sich in → Plasmazellen um, um mit dem Blutstrom zum Ort der Infektion zu reisen; werden im Knochenmark gebildet

Calor: durch vermehrte Durchblutung entstehende Überwärmung des Gewebes; eines der fünf Entzündungszeichen

Chemokine: Gruppe der → Zytokine; werden von Makrophagen gebildet und sind die Lockstoffe des Immunsystems, die den Immunzellen den Weg hinein in den Entzündungsherd und auch wieder hinaus weisen. Einige Chemokine sind zudem in der Lage, Immunzellen direkt zu aktivieren

Colitis ulcerosa: chronisch-entzündliche Erkrankung des Mast- und Dickdarms

Cortisol: Stresshormon, das in der Nebennierenrinde gebildet wird

CRP: C-reaktives Protein, wichtigster Vertreter der → Akute-Phase-Proteine; CRP lokalisiert die Entzündung und verhindert gemeinsam mit dem → Immunsystem, dass sich eine → Infektion ausbreitet

Defensine: → Aminosäuren, die auf der Haut und in der (Darm-)Schleimhaut anzutreffen sind und auf die Vernichtung von Bakterien spezialisiert sind

dendritische Zellen: Besonders effektive Fresszellen im Gewebe (vor allem in Haut und Schleimhäuten), die größtenteils aus → Monozyten entstehen. Können feindliche Mikroorganismen identifizieren, schlucken und den → T-Zellen die Antigen-Stückchen präsentieren. Stehen in Kontakt mit den → B-Zellen und den natürlichen → Killerzellen

Dolor: durch Gewebshormone entstehender lokaler Schmerz; eines der fünf Entzündungszeichen

Eicosanoide: Gewebshormone aus langkettigen Fettsäuren, die an zahlreichen Stoffwechselgeschehen im Körper beteiligt sind. »Schlechte« Eicosanoide baut der Körper aus → Arachidonsäure. Für die »guten« Eicosanoide braucht er dagegen viel → Omega-3-Fettsäuren

Endothel: feine geschmeidige Auskleidung der → Intima

eosinophile Granulozyten: Gruppe der → Granulozyten, die auf die Vernichtung von Parasiten spezialisiert sind, aber auch bei der Entwicklung von allergischen Reaktionen eine Rolle spielen

Epithelzellen: Oberflächenzellen der Darmschleimhaut

Exsudat: meist entzündliche Absonderung

freie Radikale: aggressive Sauerstoffmoleküle

Fresszellen: Zellen des körpereigenen → Immunsystems, die Erreger abtöten, indem sie die Feinde in sich aufnehmen und dann in ihrem Zellinneren verdauen

Functio laesa: gestörte Funktion eines Gewebes beziehungsweise eines Körperteils oder Organs; eines der fünf Entzündungszeichen

Glukose: Traubenzucker

Gluten: in vielen Getreidesorten vorkommendes Klebereiweiß

Granulozyten: Zahlenmäßig größte Untergruppe der weißen Blutkörperchen; Granulozyten leben nur einige Stunden, produzieren keine → Zytokine und können auch keine → Antikörper präsentieren

Histamin: Entzündungsstoff, der bei einer Entzündung direkt im Entzündungsherd gebildet wird und seine Wirkung im Wesentlichen dort entfaltet. Erweitert unter anderem die kleinen Blutgefäße, damit die größeren Abwehrzellen durch die Blutgefäßwände wandern können. Zudem ist Histamin an der Entstehung von starken Schwellungen beteiligt, da es den Flüssigkeitsaustritt aus den Blutgefäßen ins Gewebe ankurbelt. Darüber hinaus ist Histamin für die unangenehmen und mitunter sogar gefährlichen Beschwerden bei allergischen Reaktionen verantwortlich

humorale Abwehr: Teil der → angeborenen Immunität

Immunglobulin: → Antikörper

Immunglobulin A (IgA): Antikörper, der darauf spezialisiert ist, mit den Antigenen in den Schleimhäuten von Nase, Augen, Mund, Lunge und Darm Immunkomplexe zu bilden

Immunglobulin D (IgD): Antikörper, die vor allem auf der Oberfläche von → B-Zellen sitzen und diese aktivieren

Immunglobulin E (IgE): Antikörper auf der Oberfläche von → Mastzellen, die nach dem Kontakt mit dem Antigen → Histamin ausschütten und so allergische Reaktionen hervorrufen. Außerdem werden IgE zur Bekämpfung von Würmern und Parasiten produziert

Immunglobulin G (IgG): machen rund 80 Prozent der Antikörper aus; werden bei einer Erstinfektion nach dem → Immunglobulin gebildet, sodass es drei Wochen dauert, bis sie zur Verfügung stehen. Bei einer erneuten Infektion mit demselben Erreger werden sie dann zuerst gebildet und sind sofort präsent

Immunglobulin M (IgM): die am schnellsten produzierten Antikörper haben nur eine kurze Lebensdauer von etwa sieben Tagen. Da eine Infektion in dieser Zeit oft nicht vollständig abgeklungen ist oder sich noch Infektionsherde im Körper befinden, werden parallel weitere Antikörper (IgG, IgA) produziert

Immunreaktion: Reaktion des → Immunsystems auf von ihm als »fremd« identifizierte Organismen oder Substanzen

Immunsystem: körpereigenes Abwehrsystem

Immunzellen: Zellen des → Immunsystems

Infektion: Eindringen von Erregern in den Körper, zum Beispiel durch Berühren, Schlucken, Einatmen oder auch durch eine Verletzung

Insulin: in der Bauchspeicheldrüse produziertes Hormon, das die Zellen für die Energie (Eiweiß, Fett und Zucker) aus der Nahrung öffnet

Insulinresistenz: Unempfindlichkeit der Zellen für Insulin

Interferone alpha, beta und gamma (IFN-a, IFN-b, IFN-gamma): Gruppe der → Zytokine; auf den Fang von Viren spezialisiert

Interleukine: Gruppe der → Zytokine; einige wie IL-1, IL-2-, IL-6, IL-8 oder IL-12 wirken entzündungsfördernd, andere wie IL-4 oder IL-10 dämpfen die Entzündungsreaktion

Intima: innerste Schicht der Arterienwand

Kallikrein-Kininsystem: hochkomplexes System aus mehreren Entzündungsregulatoren, etwa Faktoren der Blutgerinnung, bestimmte Enzyme (zum Beispiel Plasmin), die verschiedene → Proteine im Blutplasma spalten und abbauen können

Karotisstenose: infolge von → Arteriosklerose verengte Halsschlagader

Kinine: Entzündungsstoffe, wie ähnlich wie → Prostaglandine wirken

Koloniestimulierende Faktoren (CSF): Wachstumsfaktoren, die vor allem die Bildung von weißen und roten Blutkörperchen anregen. Gruppe der → Zytokine

Komplementsystem: Teil der → humoralen Abwehr

Laktat: Milchsäure

Leptin: Eiweißhormon, das u. a. die Aktivität zahlreicher appetitverändernder Moleküle im Gehirn aufeinander abstimmt, wodurch Appetit und Sättigung geregelt werden

Leukotriene: Gruppe der → Eikosanoide; sind nicht nur Botenstoffe von entzündlichen, sondern auch von allergischen Reaktionen, vor allem bei Asthma

Leukozyten: weiße Blutkörperchen

Lipoproteine: Fett-Eiweiß-Verbindungen

lokale Entzündung: Das Geschehen beschränkt sich im Wesentlichen auf den Ort der → Infektion. Begleitende Beschwerden können allerdings den ganzen Körper betreffen wie vorübergehendes Fieber und Abgeschlagenheit

Makrophagen: große → Fresszellen, die aus → Monozyten heranreifen und in allen Geweben sowie der Lymphflüssigkeit vorkommen. Können auch relativ große Erreger schlucken, setzen → Zytokine frei und präsentieren → Antigene

Mastzellen: körpereigene Abwehrzellen

metabolisches Syndrom: Kombination aus → abdomineller Fettleibigkeit, Bluthochdruck, veränderten Bluttfettwerten und → Insulinresistenz

Mitochondrien: Energiekraftwerke der Zellen

Monozyten: kleine → Fresszellen, die im Knochenmark gebildet werden und sich primär in den Blutbahnen aufhalten; produzieren → Zytokine und können den → T-Zellen Antigene präsentieren. Wandern sie ins Gewebe, werden sie zu → Makrophagen

Morbus Crohn: chronische Entzündung an allen Schichten der Darmwand; typische Symptome sind schwere Krämpfe im Bauch, chronische Durchfälle, Fieberschübe und Müdigkeit

multiple Sklerose: chronische Entzündung des zentralen Nervensystems

Mutation: Fehler bei der Teilung von Körperzellen

Natürliche Killerzellen (NK): Zellen, die darauf spezialisiert sind, gegen Zellen vorzugehen, die durch Viren infiziert oder tumorartig verändert sind

Neurotransmitter: Botenstoffe des Nervensystems

Neutrophile Granulozyten: Gruppe der → Granulozyten, die von allen Zellen am schnellsten auf eine Infektion reagieren

Omega-3-Fettsäure: mehrfach ungesätigte Fettsäure, die vor allem in fettem Seefisch, Leinöl, Rapsöl oder Walnüssen steckt.

Omega-6-Fettsäure: mehrfach ungesättigte Fettsäure, die nicht nur in Fleisch- und Milchprodukten, sondern auch in Brot, Nudeln, Cornflakes, Kuchen oder Plätzchen, in Margarine, Weizenkeim-, Sonnenblumen-, Distel- oder Maiskeimöl steckt. Zu viel davon fördert Entzündungen

Parodontitis: bakteriell bedingte Entzündung des Zahnhalteapparats

periphere arterielle Verschlusskrankheit: Durchblutungsstörung der → Arterien in den Beinen

Peptid: kleiner Eiweißstoff

Plasmazellen: Zellen des Immunsystems, die der Produktion und Sekretion von → Antikörpern dienen

pro-inflammatorisch: pro-entzündlich

Propolis: antibiotisch wirkendes Bienenprodukt; Haupteinsatzgebiete sind Entzündungen der Mundhöhle wie Aphthen oder auch Zahnfleischentzündungen

Prostaglandine: Gruppe der → Eicosanoide; weiten Gefäße, steigern die Gefäßdurchlässigkeit und aktivieren die Schmerzrezeptoren

Proteine: Eiweiße

Psoriasis: Schuppenflechte

Regulatorische T-Zellen: kontrollieren die Immunreaktion, indem sie die Zytokinausschüttung von → Immunzellen zur Ankurbelung der → Immunreaktion hemmen oder indem sie einsatzbereite → B-Zellen daran hindern, aktiv zu werden

resistent: unempfindlich

Rezeptor: für spezifische Reize empfindliche Einrichtung eines Organs oder einer Zelle

Rheumatoide Arthritis: chronische Entzündung der Gelenke und des Bindegewebes

Rubor: durch eine vermehrte Durchblutung entstehende Rötung des Gewebes; eines der fünf Entzündungszeichen

Schaufenster-Krankheit: → periphere arterielle Verschlusskrankheit

Schmalspektrumantibiotikum: → Antibiotikum, das nur gegen einzelne Bakterien hilft

Sepsis: Blutvergiftung

systemische Entzündung: Die Entzündungsreaktion ist nicht auf einen Bereich begrenzt, sondern spielt sich im gesamten Körper ab.

Die schwerste systemische Entzündungsreaktion ist eine → Sepsis

T-Gedächtniszellen: speichern die einmal gelernte spezielle Immunreaktion, indem sie sich die Form des Antigens merken. Wird der Körper wieder mit demselben Antigen konfrontiert, lösen die T-Gedächtniszellen eine gezielte Abwehrreaktion aus

T-Helferzellen: die eigentlichen Initiatoren und Strippenzieher des erworbenen → Immunsystems. Nachdem sie die → Antigene auf antigenpräsentierenden Zellen identifiziert haben, regen sie durch Freisetzung von → Zytokinen andere Abwehrzellen zur Vermehrung an

TIA: transitorische ischämische Attacke; kleiner Schlaganfall

T-Killerzellen: → zytotoxische T-Zellen

Toxine: giftige Substanzen

Triglyzeride: Neutralfette

T-Suppressorzellen: → Regulatorische T-Zellen

Tumor: Schwellung; eines der fünf Entzündungszeichen

Tumor-Nekrose-Faktoren alpha und beta (TNF-a und TNF-b): Gruppe der → Zytokine; beide bekämpfen Krebszellen. Von allen Zytokinen haben sie das breiteste Wirkspektrum: Sie entwickeln ihre Aktivitäten sowohl direkt im Entzündungsherd als auch weit davon entfernt in anderen Organen des Körpers

T-Zellen: in der Thymusdrüse gereifte Abwehrzellen zur Identifizierung von → Antigenen

Ulcus arteriosum: Hautveränderung bis hin zu offenen Geschwüren infolge einer → peripheren arteriellen Verschlusskrankheit

vegetatives Nervensystem: Teil des Nervensystems, der sich nicht willentlich beeinflussen lässt

Virostatika: Arzneimittel, die die Vermehrung von Viren unterdrücken

Viszeralfett: Fett im Bauchraum

zelluläres Immunsystem: Komplex der Abwehrzellen

Zöliakie: chronische Entzündung der Dünndarmschleimhaut aufgrund einer Überempfindlichkeit gegen Bestandteile von → Gluten, das in vielen Getreidesorten vorkommende Klebereiweiß

Zytokine: → Peptide, die das Immunsystem dazu veranlassen, eine Entzündungsreaktion in Gang zu setzen, und die Immunantwort wieder beenden, wenn die Eindringlinge eliminiert wurden

zytotoxische T-Zellen: auf die Abwehr von Viren und Krebszellen spezialisierte → T-Zellen. Sie werden auch T-Killerzellen genannt, weil sie Eindringe sehr effektiv eliminieren können, indem sie die Hülle der befallenen Zellen durchlöchern

Bücher, die weiterhelfen

GESUNDHEIT UND PRÄVENTION

Bannasch, Dr. Lutz/Junginger, Beate: **Die Körper-Geist-Formel:** Ganzheitliche Heilung aus dem Immunsystem. GRÄFE UND UNZER VERLAG, München

Bopp, Annette/Breitkreuz, Dr. Thomas/Fried, Dr. Dr. Andreas: **Das Herz stärken.** GRÄFE UND UNZER VERLAG, München

Berg, Prof. Dr. Aloys/Stensitzky, Andrea/König, Prof. Dr. Daniel: **Cholesterin senken mit Wirkstoffen aus der Natur.** GRÄFE UND UNZER VERLAG, München

Coy, Dr. Johannes/Franz, Maren: **Die neue Anti-Krebs-Ernährung.** GRÄFE UND UNZER VERLAG, München

Egger, Gerd: **Die akute Entzündung.** Springer Verlag, Wien/New York

Fritzsche, Doris: **GU Kompass – Histamin-Intoleranz.** GRÄFE UND UNZER VERLAG, München

Froböse, Prof. Ingo: **Versteckte Krankheiten. Wie Sie sie stoppen, bevor sie ausbrechen.** GRÄFE UND UNZER VERLAG, München

Gröber, Uwe: **Mikronährstoffe für die Kitteltasche.** Wissenschaftliche Verlagsgesellschaft, Stuttgart

Grohs, Dr. Ursula: **Mühelos rauchfrei.** GRÄFE UND UNZER VERLAG, München

Hien, Peter/Böhm, Bernhard O.: **Diabetes-Handbuch. Eine Anleitung für Praxis und Klinik.** Springer Verlag, Berlin

Loisl, Daniela/ Puchner, Rudolph: **Diagnose Rheuma. Lebensqualität mit einer entzündlichen Gelenkerkrankung.** Springer Verlag, Wien

Schaenzler, Dr. Nicole/Bieger, Dr. Wilfried P.: **Der große GU Kompass – Laborwerte.** GRÄFE UND UNZER VERLAG, München

Schaenzler, Dr. Nicole/Riker, Dr. Ulf: **Der große GU Kompass – Medizinische Fachbegriffe.** GRÄFE UND UNZER VERLAG, München

Schaenzler, Nicole/Koppenwallner, Dr. Christoph: **Magen und Darm natürlich behandeln.** GRÄFE UND UNZER VERLAG, München

Schleip, Thilo/Hoffbauer, Dr. Gabi: **Reizdarm.** GRÄFE UND UNZER VERLAG, München

Schmetzer, Oliver: **Basics Immunologie.** Urban & Fischer Verlag, München

Thomas, Lothar: **Labor und Diagnose.** TH-Books, Frankfurt/M.

Vollmar, Angela/Dingermann, Theodor/Rickl, Veronika: **Immunologie.** Wissenschaftliche Verlagsgesellschaft, Stuttgart

Wirth, Alfred/Hauner, Hans (Hrsg.): **Das metabolische Syndrom.** Springer & Vogel, München

ERNÄHRUNG

Betz, Andrea: **GU-Kompass – Die richtige Ernährung bei Bluthochdruck, Übergewicht, Diabetes, Gicht, Cholesterin.** GRÄFE UND UNZER VERLAG, München

Elmadfa, Prof. Ibrahim/Aign, Waltraute/Muskat, Prof. Erich/Fritsche, Doris Fritzsche: **Die große GU Nährwert Kalorien Tabelle.** GRÄFE UND UNZER VERLAG, München

Fritzsche, Doris/Bohlmann, Friedrich: **Das große Diabetiker Kochbuch.** GRÄFE UND UNZER VERLAG, München

Grillparzer, Marion: **Die neue Glyx-Diät. Abnehmen mit Glücks-Gefühl.** GRÄFE UND UNZER VERLAG, München

Kraske, Dr. Eva-Maria: **Säure-Basen-Balance für Körper & Seele.** GRÄFE UND UNZER VERLAG, München

Pape, Dr. Detlef/Schwarz, Dr. Rudolf/ Heßmann, Gabriele/Trunz-Carlisi, Elmar/Gilessen, Helmut: **Schlank im Schlaf. Das Kochbuch.** GRÄFE UND UNZER VERLAG, München

Pollmer, Udo/Warmuth, Susanne: **Lexikon der populären Ernährungsirrtümer.** Piper Verlag, München

Watzl, Bernhard/Leitzmann, Claus: **Bioaktive Substanzen in Lebensmitteln.** Hippokrates, Stuttgart

ENTSPANNUNG

Engels, Sybille/Esswein, Jan: **Meditation für Neugierige und Ungeduldige.** GRÄFE UND UNZER VERLAG, München

Grasberger, Dr. Delia: **Autogenes Training (mit CD).** GRÄFE UND UNZER VERLAG, München

Hainbuch, Dr. Friedrich: **Progressive Muskelentspannung (mit CD).** GRÄFE UND UNZER VERLAG, München

Hinterthür, Petra: **Qi Gong nach den fünf Elementen (mit DVD).** GRÄFE UND UNZER VERLAG, München

Mannschatz, Marie: **Meditation. Mehr Klarheit und innere Ruhe (mit CD).** GRÄFE UND UNZER VERLAG, München

Mertens, Wilhelm/Oberlack, Helmut: **Qi Gong (mit CD).** GRÄFE UND UNZER VERLAG, München

Rief, Winfried/Birbaumer, Niels: **Biofeedback: Grundlagen, Indikationen, Kommunikation, Vorgehen.** Schattauer GmbH, Stuttgart

Schirner, Markus: **Atemtechniken. Zahlreiche einfache Atem-Übungen zur Selbstheilung, Verjüngung und Harmonisierung.** Schirner Verlag, Darmstadt

Kobayashi, Petra/Kobayashi, Toyo: **T'ai Chi Ch'uan: Einswerden mit dem Ta.** Südwest Verlag, München

Trökes, Anna: **Yoga. Kraft für die Seele.** GRÄFE UND UNZER VERLAG, München

Trökes, Anna: **Yoga zum Entspannen (mit CD).** GRÄFE UND UNZER VERLAG, München

Waesse, Harry/Kyrein, Martin: **Yoga für Einsteiger.** GRÄFE UND UNZER VERLAG, München

Adressen, die weiterhelfen

DEUTSCHLAND

Bundesministerium für Gesundheit
Rochusstr. 1
53123 Bonn
www.bmg.bund.de
Internetauftritt des Bundesministeriums für Gesundheit; u. a. Infos über das Gesundheitssystem und Infektionskrankheiten.

Deutscher Allergie- und Asthmabund e. V. (DAAB)
Fliethstr. 114
41061 Mönchengladbach
www.daab.de
Ausführliche Informationen zu den Themen Allergien, Asthma und Neurodermitis.

Deutsche Antisepsis Stiftung
Prof. Dr. med. Eugen Faist
Chirurgische Klinik und Poliklinik der LMU München
Campus Großhadern
Marchioninistr. 15
81377 München
www.deutsche-antisepsis-stiftung.de
Ziel der Deutschen Antisepsis Stiftung ist es, das zunehmend bedrohliche Krankheitssyndrom zu beherrschen und die Sterblichkeitsrate im Verbund mit zahlreichen anderen Wissenschaftsorganisationen zu halbieren.

Deutsche Diabetes-Gesellschaft
Reinhardtstr. 31
10117 Berlin
www.deutsche-diabetes-gesellschaft.de
Wissenschaftliche Fachgesellschaft. Sie widmet sich der Erforschung und Behandlung des Diabetes mellitus (Zuckerkrankheit).

Deutsche Gesellschaft für Autoimmunerkrankungen (DGfAE) e. V.
Hopfenstr. 1d
24114 Kiel
www.autoimmun.org.
Hier erfahren Sie alles über Autoimmunerkrankungen, Ursachen, Hintergründe, Behandlung, verschiedene Krankheitsbilder und aktuelle Nachrichten.

Deutsche Gesellschaft für Endokrinologie (DGE)
c/o EndoScience Endokrinologie Service GmbH
Mozartstr. 23
93128 regenstauf
www.endokrinologie.net
Wissenschaftliche Fachgesellschaft und Interessenvertretung all derer, die im Bereich der Endokrinologie forschen, lehren und ärztlich tätig sind.

Deutsche Gesellschaft für Ernährung e. V. (DGE)
Godesberger Allee 18
53175 Bonn
www.dge.de
Die DGE beschäftigt sich mit allen auf dem Gebiet der Ernährung auftretenden Fragen und stellt Forschungsbedarf fest. Sie unterstützt die ernährungswissenschaftliche Forschung ideell, informiert über neue Erkenntnisse und Entwicklungen und macht diese durch Publikationen und Veranstaltungen verfügbar.

Deutsche Gesellschaft für Kardiologie – Herz- und Kreislaufforschung e. V.
Achenbachstr. 43
40237 Düsseldorf
www.dgk.org
Ziel der Deutschen Gesellschaft für Kardiologie ist die Förderung der Wissenschaft auf dem Gebiet der kardiovaskulären Erkrankungen, die Ausrichtung von Tagungen, die Aus-, Weiter- und Fortbildung ihrer Mitglieder und die Erstellung von Leitlinien.

Deutsche Gesellschaft für Rheumatologie e. V.
Köpenicker Str. 48/49
Aufgang A
10179 Berlin
www.dgrh.de
Die Ziele der Gesellschaft sind die Erforschung rheumatischer Erkrankungen sowie der fachliche Austausch über wissenschaftliche Erkenntnisse und praktische Erfahrungen.

Deutsche Gesellschaft zur Bekämpfung von Fettstoffwechselstörungen und ihren Folgeerkrankungen DGFF (Lipid-Liga) e. V.
Waldklausenweg 20
81377 München
www.lipid-liga.de
Unabhängige Ansprechpartner für Fragestellungen auf dem Gebiet des Fettstoffwechsels und der Arteriosklerose.

Deutsche Gesundheitshilfe e.V. (DGH)
Hausener Weg 61
60489 Frankfurt/M.
www.gesundheitshilfe.de
Allgemeine Gesundheitsaufklärung, medizinisch-wissenschaftliche Informationen und Förderung von Vorsorge und Prophylaxe; Direktservice für Patienten und Interessierte.

Deutsche Krebsgesellschaft e. V.
Straße des 17. Juni 106–108
10623 Berlin
www.krebsgesellschaft.de
Größte wissenschaftlich-onkologische Fachgesellschaft in Deutschland.

Deutsches Krebsforschungszentrum
Im Neuenheimer Feld 280
69120 Heidelberg
www.dkfz.de
Aktuelle Informationen zu verschiedenen Krebserkrankungen.

Deutsche Herzstiftung e. V.
Vogtstr. 50
60322 Frankfurt am Main
www.herzstiftung.de
Zu den Hauptaufgaben der Deutschen Herzstiftung gehört es, Patienten in unabhängiger Weise über Herzkrankheiten aufzuklären.

Deutsche Morbus Crohn/ Colitis Ulcerosa Vereinigung DCCV e. V.
Reinhardtstr. 18
10117 Berlin
www.dccv.de
Selbsthilfeverband für die über 320 000 Menschen mit einer chronisch-entzündlichen Darmerkrankung (CED).

Deutscher Neurodermitis Bund e. V.
Baumkamp 18
22299 Hamburg
www.neurodermitis-bund.de
Infos für Betroffene; Adressen von Selbsthilfegruppen in ganz Deutschland.

Deutsche Rheuma-Liga Bundesverband e. V.
Maximilianstr. 14
53111 Bonn
www.rheuma-liga.de
Aufgaben sind Angebote der Hilfe und Selbsthilfe, Aufklärung der Öffentlichkeit, Vertretung der Interessen Rheumakranker sowie die Förderung von Forschung.

Deutsche Schlaganfall-Gesellschaft (DSG)
Reinhardtstr. 14
10117 Berlin
www.dsg-info.de
Ziel der Gesellschaft ist, die Forschung und Weiterbildung im Bereich des Schlaganfalls.

Deutsche Sepsis Gesellschaft e. V.
Universitätsklinikum Jena
Erlanger Allee 101
07747 Jena
www.sepsis-gesellschaft.de
Medizinische Fachgesellschaft, die das Verständnis für das Krankheitsbild Sepsis bilden und schärfen will.

Exzellenz-Zentrum Entzündungsmedizin UK S-H

Arnold-Heller-Str. 3/Haus 5
24105 Kiel
www.entzuendungsmedizin.uk-sh.de
Neu gegründete klinische und wissenschaftliche Abteilung des Universitätsklinikums Schleswig-Holstein.

Gastro-Liga e. V.

Friedrich-List-Str. 13
35398 Gießen
www.gastro-liga.de
Gesellschaft zur Bekämpfung der Krankheiten von Magen, Darm und Leber sowie von Störungen des Stoffwechsels und der Ernährung.

Robert Koch-Institut (RKI)

Postfach 65 02 61
13302 Berlin
www-rki.de
Bundesinstitut für Infektionskrankheiten und nicht übertragbare Krankheiten.

Zentralverband der Ärzte für Naturheilverfahren und Regulationsmedizin e. V.

Promenadenplatz 1
72250 Freudenstadt
www.zaen.org
Größter und ältester ärztlicher Fachverband für Naturheilverfahren und Komplementärmedizin europaweit.

ÖSTERREICH UND SCHWEIZ

Österreichische Gesellschaft für Ernährung (ÖGE)

Spargelfeldstr. 191
A-1220 Wien
www.oege.at
Ausführliche Informationen über alle neuen ernährungswissenschaftlichen Erkenntnisse und Entwicklungen.

Österreichische Rheumaliga

Dorfstr. 4
A-5761 Maria Alm
www.rheumaliga.at
Die Österreichische Rheumaliga (ÖRL) ist eine österreichweite, ehrenamtlich arbeitende Selbsthilfeorganisation.

Rheumaliga Schweiz

Josefstr. 92
CH-8005 Zürich
www.rheumaliga.ch
Die Rheumaliga Schweiz fördert die Bekämpfung von rheumatischen Erkrankungen.

Schweizerische Gesellschaft für Ernährung (SGE)

Schwarztorstrasse 87
Postfach 8333
CH-3001 Bernwww.sge-ssn.ch
Informationen. Ratgeber und Tests rund um die gesunde Ernährung.

INTERNETADRESSEN

www.dgbfb.de
Internetseite der Deutschen Gesellschaft für Biofeedback; mit Therapeutensuche.

www.dgk
Homepage des Deutschen Grünen Kreuzes mit ausführlichen Informationen über verschiedene Entzündungskrankheiten.

www.fet-ev.eu
Fachgesellschaft für Ernährungstherapie und Prävention (FET) e. V. zur unabhängigen Patienteninformation.

www.qigong-gesellschaft.de
Wissenswertes über die alte chinesische Methode der Lebenspflege und Gesundheitsförderung.

www.yogawelten.de
Ausführliche Information über die verschiedenen Richtungen des Yoga: Adressen von Yogaschulen und -lehrern in ganz Deutschland

www.taijiquan-qigong.de
Der Zusammenschluss von Tai Chi Chuan- und Qi Gong-Praktizierenden in Deutschland fördert die Vielfalt und Verbreitung des Taijiquan und Qigong als gesundheitsfördernden und persönlichkeitsbildenden Weg.

Register

REZEPTREGISTER

DANK

Unser besonderer Dank gilt dem Ernährungsexperten Damian Gerber für seine köstlichen anti-entzündlichen Rezeptideen und Fanny Gerber für ihre wertvolle Hilfe bei der Berechnung von Kalorien und Nährwerten.

IMPRESSUM

Projektleitung: Barbara Fellenberg
Lektorat: Sylvie Hinderberger
Bildredaktion: Caroline Davis
Umschlaggestaltung und Layout: independent Medien-Design, Horst Moser, München
Herstellung: Petra Roth
Satz: Christopher Hammond
Lithos: Longo AG, Bozen
Druck und Bindung: Druckhaus Kaufmann, Lahr

ISBN 978-3-8338-2054-0

1. Auflage 2011

UMWELTHINWEIS

Dieses Buch ist auf PEFC-zertifiziertem Papier aus nachhaltiger Waldwirtschaft gedruckt. Um Rohstoffe zu sparen, haben wir auf Folienverpackung verzichtet.

GRÄFE UND UNZER

Ein Unternehmen der
GANSKE VERLAGSGRUPPE

BILDNACHWEIS

Food-Fotoproduktion: Kramp + Gölling Fotodesign, Hamburg

Weitere Fotos: Agentur Focus: S. 2, 3, 5/9, 56/57 (Gschmeissner), 94 (Sidney Moulds); Bildagentur Online: S.10; F1 Online: S. 86; Getty Images: S. 22, 58, 106; GU: S. 5, 104/105 (Marcel Weber); Image Source: S. 6; Jump: Cover Innenklappe vorne li., U4 m.; masterfile: U1; Medicalpicture: S. 74 (Frank Schäper); Plainpicture: S. 36; StockFood: Cover Innenklappe hinten re., U4 li.

Illustrationen: Luitgard Kellner

Syndication: www.jalag-syndication.de

WICHTIGER HINWEIS

Die Gedanken, Methoden und Anregungen in diesem Buch stellen die Meinung bzw. Erfahrung der Verfasser dar. Sie wurden von den Autoren nach bestem Wissen erstellt und mit größtmöglicher Sorgfalt geprüft. Sie bieten jedoch keinen Ersatz für persönlichen kompetenten medizinischen Rat. Jede Leserin, jeder Leser ist für das eigene Tun und Lassen auch weiterhin selbst verantwortlich. Weder die Autoren noch der Verlag können für eventuelle Nachteile oder Schäden, die aus den in diesem Buch gegebenen praktischen Hinweisen resultieren, eine Haftung übernehmen.

DAS ORIGINAL GU MIT GARANTIE

Unsere Garantie

Alle Informationen in diesem Ratgeber sind sorgfältig und gewissenhaft geprüft. Sollte dennoch einmal ein Fehler enthalten sein, schicken Sie uns das Buch mit dem entsprechenden Hinweis an unseren Leserservice zurück. Wir tauschen Ihnen den GU-Ratgeber gegen einen anderen zum gleichen oder ähnlichen Thema um.

Liebe Leserin und lieber Leser,

wir freuen uns, dass Sie sich für ein GU-Buch entschieden haben. Mit Ihrem Kauf setzen Sie auf die Qualität, Kompetenz und Aktualität unserer Ratgeber. Dafür sagen wir Danke! Wir wollen als führender Ratgeberverlag noch besser werden. Daher ist uns Ihre Meinung wichtig. Bitte senden Sie uns Ihre Anregungen, Ihre Kritik oder Ihr Lob zu unseren Büchern. Haben Sie Fragen oder benötigen Sie weiteren Rat zum Thema? Wir freuen uns auf Ihre Nachricht!

Wir sind für Sie da!
Montag – Donnerstag: 8.00 – 18.00 Uhr;
Freitag: 8.00 – 16.00 Uhr
Tel.: 0180-5005054*
Fax: 0180-5012054*
E-Mail: leserservice@graefe-und-unzer.de
*(0,14 €/Min. aus dem dt. Festnetz/Mobilfunkpreise maximal 0,42 €/Min.)

P.S.: Wollen Sie noch mehr Aktuelles von GU wissen, dann abonnieren Sie doch unseren kostenlosen GU-Online-Newsletter und/oder unsere kostenlosen Kundenmagazine.

GRÄFE UND UNZER VERLAG
Leserservice
Postfach 86 03 13
81630 München